노인 물리치료학

Geriatric

Physical

Therapy

정락수
김명철
남형천
손현우
송영화
이건철
이제혁
조유미

노인 물리치료학

Geriatric Physical Therapy

첫째판 1쇄 인쇄	2013년 8월 20일
첫째판 1쇄 발행	2013년 8월 31일
첫째판 2쇄 발행	2017년 1월 16일
둘째판 1쇄 발행	2018년 8월 10일
둘째판 2쇄 발행	2020년 2월 21일
둘째판 3쇄 발행	2023년 8월 15일

지 은 이 정락수 외 7인
발 행 인 장주연
출 판 기 획 이민영
편집디자인 이미나
표지디자인 김영민
발 행 처 군자출판사(주)
　　　　　등록 제4-139호(1991. 6. 24)
　　　　　본사 (10881) 경기도 회동길 338(서패동 474-1)
　　　　　전화 (031) 943-1888 팩스 (031) 955-9545
　　　　　홈페이지 | www.koonja.co.kr

ⓒ 2023년, 노인 물리치료학 / 군자출판사(주)
본서는 저자와의 계약에 의해 군자출판사에서 발행합니다.
본서의 내용 일부 혹은 전부를 무단으로 복제하는 것은 법으로 금지되어 있습니다.

* 파본은 교환하여 드립니다.
* 검인은 저자와의 합의 하에 생략합니다.

ISBN 979-11-5955-342-4

정가 35,000원

저자 소개

정락수 __ 신구대학교 물리치료과 교수

김명철 __ 을지대학교 물리치료학과 교수

남형천 __ 경북전문대학교 물리치료과 교수

손현우 __ 신구대학교 물리치료과 겸임교수

송영화 __ 동남보건대학교 물리치료과 교수

이건철 __ 경남정보대학교 물리치료학과 교수

이제혁 __ 신구대학교 물리치료과 겸임교수

조유미 __ 신성대학교 물리치료과 교수

우리나라는 2000년에 노인 인구비가 7.2%로 고령사회에 들어갔으며 2010년에는 11%(545만 명), 2018년 14.3%, 2030년 24.3%, 2060년 40.1%(1762만 명)로 3배 이상 증가될 것으로 예상되고 되고 있다. 고령화는 미국, 프랑스 등 기타 선진국에 비해 훨씬 빠른 속도로 진행되어 고령 인구의 비율이 14%에서 20%에 도달하는데 걸리는 시간이 8년에 불과할 것으로 예상되어 노인 질환에 관련된 물리치료 프로그램이 필요하다고 생각합니다.

우리나라의 노인 복지는 삼국시대부터 시작되어 지금까지 이루어지고 있고, 2007년에 노인장기요양법이 제정되는 등 현재 고령화 시대에 맞춰 여러 가지 제도적 개선이 이루어지고 있으며, 최근 물리치료 분야에서도 노인전문병원, 요양원, 노인복지관 등 노인 관련 요양시설이 늘어남에 따라 물리치료사의 새로운 취업처로 자리잡고 있습니다. 이에 물리치료사들은 노인에 대한 특성을 이해해야 하며 노인 질환의 예방, 특성, 치료에 대한 지식을 갖추어야 한다고 생각합니다. 대학에서도 교과목을 개설하고 학생을 가르치고 있으나 대부분의 교재가 미국 서적을 번역하여 사용하고 있어 우리의 현실과 맞지 않는 문제점이 있음을 공감한 전공 교수들이 모여 우리나라 실정에 맞는 교재를 만들었습니다.

이 교재의 전반부는 우리나라의 노인 복지 현황과 노인 증가에 따른 사회적 파장을 언급하였고, 중반부는 노인의 병태생리학과 약리학 그리고 후반부는 노인 질환으로 구성하였습니다.

이 교재가 노인 물리치료를 공부하는 학생에게 참고가 되기 바라며, 동시에 물리치료사에게는 노인 물리치료에 대한 관심과 공감대를 형성하면서 노인 물리치료 분야의 발전과 확산을 위한 적극적인 계기가 되기를 간절히 바랍니다.

끝으로 이책이 나올 수 있도록 격려와 수고를 아끼지 않는 저자 교수님 그리고 군자 출판사 관계자 여러분께 감사드립니다.

2018년 8월
저자 일동

CONTENTS

CONTENTS

01 | 노인 인구의 변화와 사회적 영향

1-1 노인 인구

1. 한국인의 기대수명 추이

　기대수명이란 어떤 사람이 출생 후 통계적으로 평균해서 몇 년을 살 수 있는가를 나타내는 연도의 수를 뜻하며, 이를 평균 수명이라고도 한다.

　기대수명은 시대의 변화, 경제적 수준의 향상, 의학의 발전 및 건강에 대한 관심이 커지면서 국가별로 증가를 가져오고 있다. 우리나라의 경우 2016년 출생 시 남녀 전체 기대수명은 82.4년으로 대부분 연령층(1세~80대)의 고른 사망률 감소가 기대수명 증가에 영향을 주었다. 1970년 기대수명은 62.3년, 2010년은 80.2년, 2015년은 82.1년 그리고 2016년에는 82.4년으로 증가되고 있다(표 1-1). 출생아의 남녀 기대수명 간 격차는 1985년(8.4년)까지 증가하다가 이후 감소하였으며, 2016년 6.1년 수준을 유지한다(그림 1-1).

표 1-1 출생 시 성별 기대수명 추이, 1970~2016년 (단위 : 년)

	1970	1980	1990	1996	2000	2006	2010	2015	2016	증감	
										'06 대비	'15 대비
남녀 전체	62.3	66.1	71.7	74.2	76.0	78.8	80.2	82.1	82.4	3.6	0.3
남자(A)	58.7	61.9	70.2	72.3	72.3	75.4	76.8	79.0	79.3	3.9	0.3
여자(B)	65.8	70.4	78.3	79.7	79.7	82.1	83.6	85.2	85.4	3.3	0.2
차이(B-A)	7.1	8.5	8.4	8.1	7.3	6.7	6.8	6.2	6.1	-0.6	-0.1

출처 : 통계청, 2016년 생명표

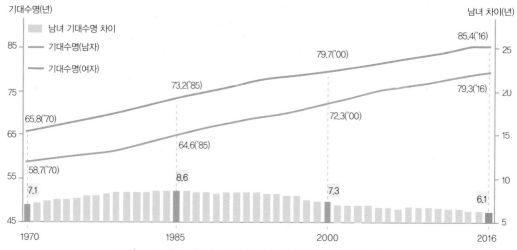

그림 1-1 성별 기대수명 및 남녀 기대수명 차이, 1970~2016년

출처 : 통계청, 2016년 생명표

2. 국가별 기대수명

OECD 국가들과의 비교에서 우리나라 남성의 기대수명(79.3년)은 OECD 평균(77.9년)보다 1.4년이 높고, 여성(85.4년)은 OECD 평균(83.2년)보다 2.3년이 높게 나타났다(그림 1-2).

OECD 국가들 중 기대수명이 가장 높은 나라와 비교하면, 남성(아이슬란드 81.2년)은 1.9년, 여성(일본 87.1년)은 1.7년 각각 높음을 보였고, 남녀 간 기대수명 차이는 6.1년으로 OECD 국가의 평균인 5.2년 보다 0.9년 높으며, 포루투갈, 슬로베니아와 유사한 수준을 보였다(표 1-2, 그림 1-3).

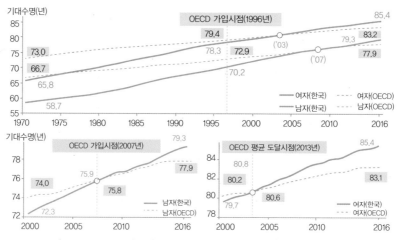

그림 1-2 OECD 평균과 한국의 성별 기대수명 추이, 1970~2016년

출처 : 통계청, 2016년 생명표

표 1-2 OECD 회원국의 성별 기대수명 (단위: 년)

국가 · 기준 연도		남자(A)		여자(B)		남녀 차이 (B-A)	
		기대수명	순위	기대수명	순위	차이	순위
대한민국	2016	79.3	15	85	4	6.1	9
일본	2015	80.8	2	87.1	1	6.3	6
스페인	2015	80.1	8	85.8	2	5.7	12
프랑스	2015	79.2	16	85.5	3	6.3	6
스위스	2015	80.8	2	85.1	5	4.3	24
이탈리아	2015	80.3	7	84.9	6	4.6	23
룩셈부르크	2015	80.0	10	84.7	7	4.7	21
호주	2015	80.4	5	84.5	8	4.1	26
핀란드	2015	78.7	20	84.4	9	5.7	12
포르투갈	2015	78.1	24	84.3	10	6.2	8
노르웨이	2015	80.5	4	84.2	11	3.7	30
스웨덴	2015	80.4	5	84.1	12	3.7	30
이스라엘	2015	80.1	8	84.1	12	4.0	27
슬로베니아	2015	77.8	25	83.9	14	6.1	10
캐나다	2015	79.6	13	83.8	15	4.2	25
아이슬란드	2015	81.2	1	83.8	15	2.6	35
오스트리아	2015	78.8	18	83.7	17	4.9	18
그리스	2015	78.5	22	83.7	17	5.2	16
벨기에	2015	78.7	20	83.4	19	4.7	21
아일랜드	2015	79.6	13	83.4	19	3.8	29
뉴질랜드	2015	79.9	11	83.4	19	3.5	33
네덜란드	2015	79.9	11	83.2	22	3.3	34
독일	2015	78.3	23	83.1	23	4.8	20
영국	2015	79.2	16	82.8	24	3.6	32
덴마크	2015	78.8	18	82.7	25	3.9	28
에스토니아	2015	73.2	31	82.2	26	9.0	2
칠레	2015	76.7	26	81.8	27	5.1	17
체코	2015	75.7	28	81.6	28	5.9	11
폴란드	2015	73.5	30	81.6	28	8.1	3
미국	2015	76.3	27	81.2	30	4.9	18
터키	2015	75.3	29	80.7	31	5.4	14
슬로바키아	2015	73.1	32	80.2	32	7.1	4
라트비아	2015	69.7	35	79.5	33	9.8	1
헝가리	2015	72.3	33	79.0	34	6.7	5
멕시코	2016	72.3	33	77.7	35	5.4	14
OECD	평균	77.9		83.2		5.2	

출처 : OECD. Stat. Health Status Data (2017. 11. 추출)
　　　OECD 평균은 자료 이용이 가능한 35개 국가의 가장 최근 자료를 이용하여 계산함.
　　　OECD 국가의 배열 순서는 여자 기대수명 내림차순임.
출처 : 통계청, 2016년 생명표

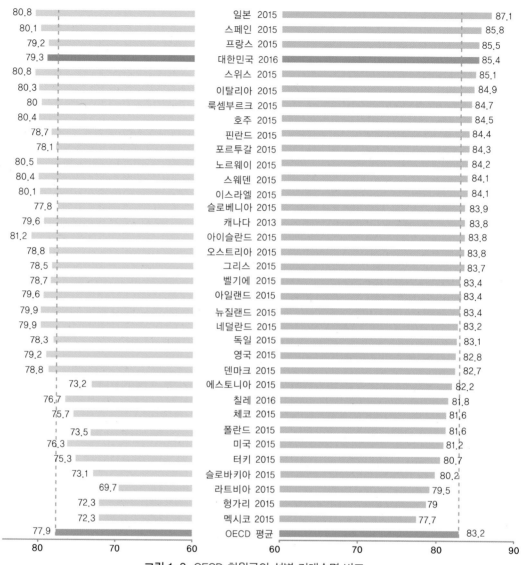

80.8	일본 2015	87.1
80.1	스페인 2015	85.8
79.2	프랑스 2015	85.5
79.3	대한민국 2016	85.4
80.8	스위스 2015	85.1
80.3	이탈리아 2015	84.9
80	룩셈부르크 2015	84.7
80.4	호주 2015	84.5
78.7	핀란드 2015	84.4
78.1	포르투갈 2015	84.3
80.5	노르웨이 2015	84.2
80.4	스웨덴 2015	84.1
80.1	이스라엘 2015	84.1
77.8	슬로베니아 2015	83.9
79.6	캐나다 2013	83.8
81.2	아이슬란드 2015	83.8
78.8	오스트리아 2015	83.8
78.5	그리스 2015	83.7
78.7	벨기에 2015	83.4
79.6	아일랜드 2015	83.4
79.9	뉴질랜드 2015	83.4
79.9	네덜란드 2015	83.2
78.3	독일 2015	83.1
79.2	영국 2015	82.8
78.8	덴마크 2015	82.7
73.2	에스토니아 2015	82.2
76.7	칠레 2016	81.8
75.7	체코 2015	81.6
73.5	폴란드 2015	81.6
76.3	미국 2015	81.2
75.3	터키 2015	80.7
73.1	슬로바키아 2015	80.2
69.7	라트비아 2015	79.5
72.3	헝가리 2015	79
72.3	멕시코 2015	77.7
77.9	OECD 평균	83.2

그림 1-3 OECD 회원국의 성별 기대수명 비교

출처 : OECD, Stat, Health Data (2017. 11 추출)

    OECD 국가의 배열순서는 여자 기대수명 내림차순임.

출처 : 통계청, 2016년 생명표

3. 노인 인구의 증가

1) 노인 인구비

노인 인구비(%)는 전체 인구 중에서 65세 이상 인구가 차지하는 비율을 말한다. 국제 연합에서는 노인 인구 비율에 따라 고령화 사회(7% 이상~14% 미만), 고령사회(14% 이상~20% 미만), 초고령화 사회(20% 이상)로 구분하고 있다.

우리나라 노인 인구비(65세 이상 인구)는 1965년 88만 명(3.1%)에서 지속적으로 증가, 2000년에 7.2로 고령화 사회에 들어갔으며, 2045년 1,818만 명(35.6%)으로 빠르게 증가하여, 2065년에는 1,827만 명(42.5%) 증가할 것이다. 세계 인구 중 65세 이상 비율은 2010년 7.6%로 2050년 16.2%로 증가할 것이다(표 1-3).

한국의 고령화는 미국, 프랑스 등 기타 선진국에 비해 훨씬 빠른 속도로 진행되어 노인 인구 비율이 14%에서 20%로 도달하는데 걸리는 시간이 8년에 불과할 것이다(표 1-4).

표 1-3 연령 계층별 인구, 2015~2065년 (단위: %)

	2000	2015	2025	2035	2045	2055	2065
구성비	100.0	100.0	100.0	100.0	100.0	100.0	100.0
0~14세	21.1	13.8	12.1	11.3	10.1	9.4	9.6
15~64세	71.7	73.4	68.0	60.0	54.3	51.5	47.9
65세 이상	7.2	12.8	20.0	28.7	35.6	39.2	42.5

출처 : 통계청, 장래 인구 추계(2015~2065년)

표 1-4 주요 국가별 인구 고령화 진전 현황 비교 (단위 : 연도, 연수)

국가	도달 연도			증가 소요 연수	
	7%	14%	20%	7%→14%	14%→20%
한 국	200	2018	2026	18	8
일 본	1970	1994	2006	24	12
프랑스	1864	1979	2018	115	39
이탈리아	1927	1988	2006	61	18
미 국	1942	2015	2036	73	21
독 일	1932	1972	2009	40	37

자료 : 통계청, 「장래 인구 추계」 2006

한편, 65세 이상 고령자가 가구주인 '고령 가구'의 비중은 2000년 11.9%에서, 2010년에는 17.4%로 10년 전보다 5.5% 증가하는 추세이다. 65세 이상 고령자가 홀로 사는 독거노인 가구의 경우, 2010년 총 가구 구성비의 6.0%를 차지했다(표 1-5).

65세 이상 고령 인구는 2015년 654만 명(12.8%)에서 빠르게 증가하여 2025년 1,051만 명(20%), 2040년 1,712만 명(30%), 2065년 1,827만 명(42.5%)으로 추정될 전망이다. 즉 65세 이상 인구가 2010년에 인구 10명 중 1명, 2060년에는 10명 중 4명꼴로 성장할 것이다(그림 1-4, 표 1-6).

고령 인구를 연령 계층별로(65~74세, 75~84세, 85세 이상) 구분해 보면 65~74세 인구는 고령 인구 전체에서 2015년에 12.8%, 2065년에는 42.5%로 증가, 75~84세 인구는 고령 인구 전체에서 2015년에 5.2%에서 2065년에 26.3%로 증가, 85세 이상 인구는 고령 인구 전체에서 2015년에 1.0%에서 2065년에는 11.7%로 10배 이상 증가할 것으로 예상된다. 특히, 85세 이상 인구는 2010년 37만 명(0.7%)에서 2065년 505만 명(11.7%)으로 17배 이상 증가할 것이다(표 1-6).

표 1-5 고령 가구[1] 추이   (단위: 가구, %)

	총가구	고령 가구[1]	(구성비)	독거노인 가구[2]	(구성비)
2000	14,507,010	1,733,525	11.9	543,522	3.7
2005	15,971,010	2,432,247	15.2	776,996	4.9
2010	17,152,277	2,982,240	17.4	1,021,008	6.0

자료 : 통계청, 장래 가구 추계 2007
주 : 1) 가구주의 연령이 65세 이상인 가구, 2) 가구주의 연령이 65세 이상이면서 혼자 사는 가구

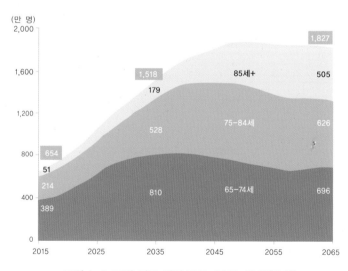

그림 1-4 고령 인구 연령 구조, 2015-2065(중위)

65세 이상 총인구 대비 고령 인구 구성비를 살펴보면 일본은 2015년 26.3%에서 2065년 36.5%, 이탈리아는 2015년 22.4%에서 2065년 33.8%, 독일은 2015년 21.2%에서 2065년 33.2%로 나타날 전망이다. 2015년 한국은 12.8%로 OECD 국가들에 비해 낮은 수준이나, 2065년 42.5%에는 가장 높아질 것으로 추정된다.

2) 노령화 지수

노령화 지수는 0~14세 유소년 인구에 대한 65세 이상 노인 인구의 비율을 의미하며, 또한 전체 인구 구성의 노령화를 나타내는 지표로 사용된다. 즉 유소년 인구 1백 명당 고령 인구를 의미한다. 노령화 지수는 2015년 93.1명에서 2017년 104.1명으로 증가하여 유소년과 고령자수가 같아지고, 2029년 203명, 2065년 442.3명으로 2015년 대비 4배 이상 증가할 것이다.

0~14세 유소년 인구는 1972년 1,386만 명(인구의 41.4%)을 정점으로 급감, 2015년 703만 명(13.8%), 2035년 598만 명(11.3%), 2065년 413만 명(9.6%)까지 감소한다.

표 1-6 총인구 대비 고령 인구 구성비, 2015~2065년 (단위: 만 명)

시나리오	구분		2015	2020	2025	2030	2035	2040	2045	2050	2055	2060	2065
중위	총인구		5,101	5,197	5,261	5,294	5,283	5,220	5,105	4,943	4,743	4,525	4,302
	고령 인구	65+	654	813	1,051	1,296	1,518	1,712	1,818	1,881	1,857	1,854	1,827
		75+	266	348	427	532	708	884	1,029	1,136	1,164	1,174	1,131
		85+	51	78	114	147	179	233	329	410	466	505	505
	구성비	65+	12.8	15.6	20.0	24.5	28.7	32.8	35.6	38.1	39.2	41.0	42.5
		75+	5.2	6.7	8.1	10.0	13.4	16.9	20.1	23.0	24.5	25.9	26.3
		85+	1.0	1.5	2.2	2.8	3.4	4.5	6.5	8.3	9.8	11.2	11.7

표 1-7 대한민국 노령화 지수 추이 (단위: 만 명, %)

중위 가정	2015년	2025년	2035년	2045년	2055년	2065년
총인구	5,101	5,261	5,283	5,105	4,743	4,302
0~14세 유소년 인구	703	635	598	515	443	413
65세 이상 노인 인구	654	1,051	1,518	1,818	1,857	1,827
노령화 지수	93.1	165.6	253.7	352.7	418.8	442.3

표 1-8 세계 및 한국의 노령화 지수

	2005년	2010년	2020년	2030년	2040년	2050년
〈세계〉	26	28	37	51	69	83
선진국[1]	90	97	117	146	164	170
개도국	17	20	28	40	57	72
아프리카	8	9	10	13	18	26
아시아	22	25	37	54	79	97
유럽	100	106	122	154	176	182
라틴아메리카	21	25	39	60	86	114
북아메리카	61	66	86	113	125	130
오세아니아	41	45	58	75	88	98
한국[2]	47	68	126	214	315	429
북한	36	46	51	66	103	109

주) : 1) UN에서 인구 통계 작성 시 분류하는 선진국에는 유럽, 북미, 호주, 뉴질랜드, 일본 등이 포함
   2) 통계청, 「장래 인구 추계 결과」, 2006
노령화 지수는 유소년 인구에 대한 고령 인구의 비=(고령 인구(65세 이상)÷유소년 인구(0-14세)×100)

2010년 세계 인구의 노령화 지수(0~14세 인구 100명당 65세 이상 인구 비율)는 28%이며, 선진국은 97%, 개도국은 20%으로 전망한다. 대륙별로 살펴보면, 유럽이 106%로 가장 높고 아프리카가 9%로 가장 낮을 것으로 전망되며 두 대륙 간 차이가 크다. 2050년 세계 인구의 노령화 지수는 83%로 높아질 전망이다(표 1-8).

2010년 한국의 노령화 지수는 68%로 선진국(97%)보다 낮으나 2020년에는 126%으로 선진국(117%)보다 높을 전망이며, 2050년 노령화 지수는 429%로 이는 선진국 평균 170% 보다 높다. 북한의 노령화 지수는 2010년 46%에서 2050년에 109%로 높아질 것으로 보이며 이는 아시아 평균(97%)보다 다소 높은 수준이다.

3) 부양비 및 노년 부양비

총부양비는 생산 가능 인구 1백 명당 부양할 인구(유소년, 고령 인구)를 의미하며, 우리나라는 2015년 36.2명에서 2037년에 70명을 넘고, 2059년에는 100명을 넘어 부양자보다 피부양자가 많아질 전망이다.

유소년 부양비는 1970~1990년대까지 급격히 감소, 2015년 18.8명에서 2065년 20.0명으로 소폭 늘어날 것으로 예상된다(표 1-9).

노년 부양비는 15~64세 청장년 인구가 부양해야 할 65세 이상 노인 인구의 비율을 의미하며,

노년 부양 지수라고도 한다. 노년 부양비는 2015년 17.5명에서, 베이비붐 세대의 고령 인구 진입 및 기대수명 증가로 인하여 2036년에는 50명을 넘고, 2065년에는 88.6명 수준으로 2015년 대비 5.1배 증가할 전망이다(그림 1-5).

UN 인구 추계에 따르면 65세 이상 인구는 한국이 2015년 10명 중 1.18명꼴, 10명 중 2.63명 수준인 일본, 이탈리아, 독일 등에 비해 현저히 낮으나, 2065년에는 10명 중 4명 이상으로 이탈리아, 독일보다도 높아질 전망이며, 15~64세 인구는 2010년 현재 10명 중 7.34명꼴로 주요 국가들 중 가장 높은 수준이나, 2065년에는 가장 낮은 수준이 될 전망이다. 한국의 총부양비는 2015년 현재 일본, 프랑스, 미국에 비해 낮은 수준이나, 2065년에는 일본과 함께 부양비가 가장 높은 나라가 될 전망이다(표 1-10).

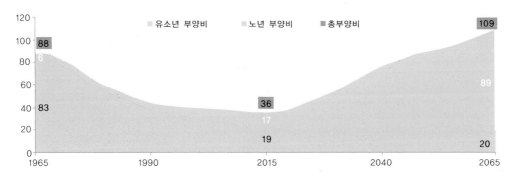

그림 1-5 총부양비, 유소년 부양비 및 노년 부양비, 1965-2065(중위)

통계청(2016), 「장래 인구 추계: 2015-2045년」

표 1-9 부양비 및 노령화 지수, 1965~2065   (단위 : 생산 가능 인구 1백 명당, 유소년 인구 1백 명당)

시나리오	구분	1965	1975	1985	1995	2005	2015	2025	2035	2045	2055	2065
중위	총부양비[1]	88.3	72.5	52.5	41.4	39.1	36.2	47.1	66.8	84.2	94.2	108.7
	유소년 부양비[2]	82.5	66.6	46.0	33.0	26.6	18.8	17.8	18.9	18.6	18.2	20.0
	노년 부양비[3]	5.8	6.0	6.5	8.3	12.5	17.5	29.4	47.9	65.6	76.1	88.6
	노령화 지수[4]	7.0	8.9	14.2	25.2	46.8	93.1	165.6	253.7	352.7	418.8	442.3

1) (0-14세 인구+65세 이상 인구)/15~64세 인구 × 100
2) (0~14세 인구/15~64세 인구) × 100
3) (65세 이상 인구/15~64세 인구) × 100
4) (65세 이상 인구/0~14세 인구) × 100

통계청(2016), 「장래 인구 추계: 2015~2045년」

표 1-10 OECD 국가별 연령 구조 및 총부양비, 2015~2065 　　　(단위 : %, 생산 가능 인구 1백 명당)

| | 연령 구조(구성비) | | | | | | | | | 총부양비 | | |
| | 2015년 | | | 2035년 | | | 2065년 | | | | | |
	0-14	15-64	65+	0-14	15-64	65+	0-14	15-64	65+	2015	2035	2065
한 국	13.8	73.4	12.8	11.3	60.0	28.7	9.6	47.9	42.5	36.2	66.8	108.7
그 리 스	14.6	64.0	21.4	11.6	60.2	28.2	12.1	53.0	34.9	56.2	66.1	88.6
네덜란드	16.5	65.2	18.2	15.7	57.4	27.0	15.4	56.5	28.0	53.3	74.3	76.9
노르웨이	18.0	65.7	16.3	17.4	60.9	21.6	16.7	57.8	25.5	52.2	64.1	72.9
뉴질랜드	20.2	64.9	14.9	17.7	59.6	22.6	15.9	58.0	26.2	54.0	67.7	72.4
덴 마 크	16.9	64.2	19.0	16.8	59.1	24.1	16.3	57.7	26.1	55.9	69.2	73.3
독　　일	12.9	65.9	21.2	12.9	56.3	30.8	13.3	53.6	33.2	51.8	77.7	86.7
라트비아	14.9	65.7	19.4	14.7	62.0	23.3	15.5	58.5	26.0	52.2	61.2	70.9
룩셈부르크	16.4	69.6	14.0	16.6	63.0	20.4	16.3	58.9	24.8	43.7	58.8	69.7
멕 시 코	27.6	65.9	6.5	20.5	67.2	12.3	14.9	59.7	25.4	51.7	48.8	67.5
미　　국	19.0	66.3	14.8	18.0	60.6	21.4	17.3	58.9	23.9	50.9	65.0	69.9
벨 기 에	16.9	64.8	18.2	16.1	59.2	24.7	16.0	56.8	27.2	54.2	68.8	76.1
스 웨 덴	17.3	62.8	19.9	17.3	59.2	23.5	17.2	57.9	24.9	59.3	68.9	72.8
스 위 스	14.8	67.2	18.0	15.0	59.3	25.8	15.3	55.7	29.1	48.8	68.8	79.6
스 페 인	14.9	66.3	18.8	11.8	59.4	28.8	12.7	53.8	33.6	50.8	68.3	86.0
슬로바키아	15.1	71.0	13.8	13.9	64.6	21.6	14.1	55.3	30.7	40.8	54.8	81.0
슬로베니아	14.8	67.2	18.0	13.4	58.7	27.9	14.6	54.3	31.1	48.7	70.3	84.2
아이슬란드	20.3	66.0	13.7	17.0	61.2	21.8	15.0	56.6	28.4	51.6	63.3	76.6
아일랜드	21.8	65.1	13.1	16.8	62.9	20.3	16.1	58.7	25.2	53.7	58.9	70.4
에스토니아	16.1	65.2	18.8	14.7	61.4	23.9	15.1	56.6	28.3	53.5	62.9	76.5
영　　국	17.8	64.5	17.8	16.9	60.1	23.1	16.2	57.6	26.2	55.1	66.5	73.6
오스트리아	14.2	67.0	18.8	14.2	58.4	27.5	14.3	53.9	31.8	49.2	71.3	85.7
이스라엘	27.8	60.9	11.2	23.9	61.4	14.7	20.0	60.5	19.5	64.1	62.8	65.3
이탈리아	13.7	63.9	22.4	12.5	56.1	31.4	13.3	52.9	33.8	56.5	78.4	89.1
일　　본	12.9	60.8	26.3	12.1	56.0	31.9	12.8	50.8	36.5	64.5	78.7	97.0
체　　코	15.0	66.9	18.1	13.7	62.5	23.8	14.6	55.5	29.9	49.5	59.9	80.1
칠　　레	20.1	68.9	11.0	16.1	63.6	20.3	13.7	54.6	31.7	45.2	57.2	83.1

표 1-10 OECD 국가별 연령 구조 및 총부양비, 2015-2065(계속)　　　(단위 : %, 생산 가능 인구 1백 명당)

	연령 구조(구성비)									총부양비		
	2015년			2035년			2065년					
	0-14	15-64	65+	0-14	15-64	65+	0-14	15-64	65+	2015	2035	2065
캐 나 다	16.0	67.9	16.1	15.1	60.2	24.6	15.1	56.8	28.0	47.3	66.1	75.9
터　키	25.7	66.8	7.5	19.2	66.8	14.0	15.1	59.3	25.6	49.7	49.6	68.7
포르투갈	14.1	65.2	20.8	11.2	59.1	29.6	11.7	53.1	35.2	53.5	69.1	88.4
폴 란 드	14.9	69.5	15.5	12.3	63.7	24.0	12.2	52.6	35.2	43.8	56.9	90.0
프 랑 스	18.5	62.4	19.1	16.9	58.0	25.1	16.3	57.0	26.6	60.3	72.5	75.4
핀 란 드	16.3	63.2	20.5	15.6	58.2	26.2	15.3	56.7	27.9	58.3	71.8	76.2
헝 가 리	14.6	67.6	17.8	13.8	64.0	22.1	14.2	57.1	28.7	47.9	56.1	75.0
호　주	18.7	66.3	15.0	17.8	61.9	20.3	16.7	58.8	24.5	50.9	61.5	70.2

자료: UN(2015), 「World Population Prospects: The 2015 Revision」
통계청(2016), 「장래 인구 추계: 2015-2065년」

1-2 노인 인구의 특성 변화

1. 시도별 노인 인구

전국직으로 65세 이상 고령 인구는 2015년 654만 명(12.8%), 2025년 1,000만 명을 넘어, 2045년 1,818만 명(35.6%)에 이를 전망이다.

2015년 65세 이상 고령 인구 비중은 호남권은 16%를 넘었고, 수도권은 11.1% 수준을 보였으며, 시 · 도 중 전남이 20.6%로 가장 높은 반면, 울산이 8.6% 로 가장 낮았다.

2045년 세종을 제외한 모든 시 · 도에서 고령 인구 비중이 30%를 초과할 전망이며, 전남(45.1%), 경북 · 강원(43.4%), 전북(42.0%) 순으로 높고, 세종(28.8%), 울산(32.1%), 경기(32.2%) 등은 상대적으로 낮을 것으로 예상된다(그림 1-6, 표 1-11).

2015년 대비 2045년의 고령 인구 증가율이 높은 시 · 도는 세종, 울산, 제주, 인천, 경기, 대전 순으로, 향후 30년 동안 고령 인구가 3배 이상 많아질 전망이다.

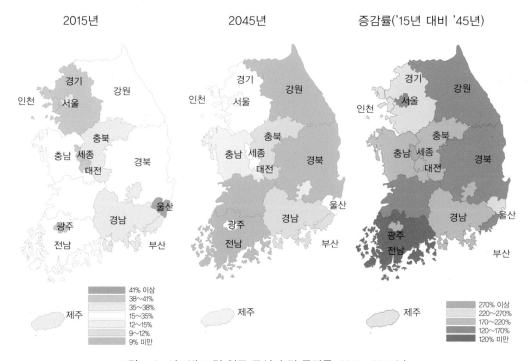

그림 1-6 시도별 고령 인구 구성비 및 증감률, 2015~2045년

통계청 (2016년) 「장래 인구 추계 시도편 : 2015년-2045년」

표 1-11 시도 및 시군구별 65세 이상 인구 비율(2010) (단위 : 만 명, %)

지역	2015년		2025년		2035년		2045년		2015년 대비 2045년	
	인구수	비율	인구수	비율	인구수	비율	인구수	비율	증감(인구수)	증감률(%)
전국	654	12.8	1,051	20.0	1,518	28.7	1,818	35.6	1,164	177.9
서울	121	12.2	186	19.5	252	27.2	292	33.1	171	141.6
부산	49	14.3	79	23.6	103	32.2	114	38.3	65	130.5
대구	31	12.5	49	20.5	70	30.0	79	36.7	48	156.7
인천	30	10.5	55	17.9	86	27.1	107	34.0	76	251.9
광주	16	10.9	26	17.4	38	25.8	45	32.7	29	174.7
대전	16	10.5	27	17.7	40	26.0	49	32.4	33	205.1
울산	10	8.6	19	16.3	30	25.8	36	32.1	26	258.5
세종	2	10.8	5	12.6	10	20.2	16	28.8	14	700.0
경기	128	10.3	231	16.9	356	25.5	436	32.2	308	240.5
강원	25	16.7	39	25.3	56	35.6	68	43.4	43	169.2
충북	23	14.4	36	21.6	54	31.0	66	38.5	43	189.5
충남	33	15.7	49	21.6	73	30.2	91	37.8	59	177.5
전북	32	17.5	45	24.8	61	34.2	73	42.0	41	127.4
전남	37	20.6	49	27.2	66	36.9	79	45.1	42	112.4
경북	47	17.4	68	25.4	96	35.6	112	43.4	66	141.2
경남	45	13.5	72	21.0	105	30.7	125	38.4	80	177.6
제주	8	13.7	14	19.0	22	27.9	29	36.1	21	253.3
수도권	279	11.1	472	18.0	694	26.3	835	32.7	556	198.9
중부권	99	14.3	157	21.0	234	30.0	291	37.4	192	193.3
호남권	94	16.3	133	22.9	187	32.1	226	39.8	132	140.8
영남권	182	13.9	288	22.1	403	31.5	466	38.6	284	156.4

통계청(2016), 「장래 인구 추계 시도편: 2015-2045년」

2. 연령 계층별 노인 인구

고령 인구를 연령 계층별(65~74세, 75~84세, 85세 이상) 변화 추이를 살펴보면, 65~74세 인구는 고령 인구 전체에서 2015년 12.8%, 2065년 42.5%로 증가하고, 75~84세 인구 비중은 5.2%에서 2065년 26.3로 증가하며, 85세 이상 초고령 인구 비중은 1.0%에서 2065년 11.7로 11.7배 이상 증가할 것이다(표 1-12). 또한 각 연령 계층별 고령인구의 비중은 베이비부머의 진입 시기에 급격히 증가하고 있다. 65~74세의 비중은 2020년 15.6%에서 2030년 24.5%로 증가하고, 75~84세의 비중은 2030년 10.0%에서 2040년 16.9%로 증가하며, 85세 이상의 비중은 2040년 4.5%에서 2050년 8.3%로 증가할 것이다.

65세 이상 인구는 1960년 73만 명(2.9%)에서 지속적으로 증가, 2015년 654만 명(12.8%), 2035년 1,518만 명(28.7%), 2065년 1,827만 명(42.5%) 수준으로 성장할 것이다. 특히, 85세 이상 인구는 2015년 51만 명(1.0%)에서 2065년 505만 명(11.7%)로 10배 이상 증가할 것이다.

고령 인구 규모는 진입하는 코호트(Cohort)의 규모와 기대수명 향상 속도에 따라 변하며, 고령 인구는 2020년까지 연평균 약 4% 정도 성장, 베이비부머가 고령층에 접어드는 2020년~2060년 사이에는 연평균 5% 정도로 급증한 후 둔화될 것이다.

3. 성별 노인 인구

2015년 65세 이상 인구의 성비(여자 인구 100명 당 남자의 수)는 72.5명, 2065년에는 93.6명으로 높아질 것으로 전망된다. 이는 의료 기술의 발달 및 건강에 대한 관심 고조로 남자 고령자의 65~74세의

표 1-12 연령 계층별 고령 인구, 구성비, 1960~2060　　　　　(단위 : 만 명, %, 여자 인구 1백 명당)

시나리오	구분		2015	2020	2025	2030	2035	2040	2045	2050	2055	2060	2065
중위	총인구		5,101	5,197	5,261	5,294	5,283	5,220	5,105	4,943	4,743	4,525	4,302
	고령 인구	65+	654	813	1,051	1,296	1,518	1,712	1,818	1,881	1,857	1,854	1,827
		75+	266	348	427	532	708	884	1,029	1,136	1,164	1,174	1,131
		85+	51	78	114	147	179	233	329	410	466	505	505
	구성비	65+	12.8	15.6	20.0	24.5	28.7	32.8	35.6	38.1	39.2	41.0	42.5
		75+	5.2	6.7	8.1	10.0	13.4	16.9	20.1	23.0	24.5	25.9	26.3
		85+	1.0	1.5	2.2	2.8	3.4	4.5	6.5	8.3	9.8	11.2	11.7

성비는 여자 1백 명당 남자 72.5명, 75~84세는 55명, 85세 이상은 33.9명이다. 남녀 간 사망률 격차가 감소하면서 고령자 성비는 점차 높아져, 65세 이상 고령 인구 성비는 2015년 72.5명에서 2065년 93.6명으로 증가하고, 85세 이상 성비도 2015년 55명에서 2065년 84.5명까지 증가하며, 출생 성비가 116명으로 남녀 간 불균형이 심했던 1990년생 전후 코호트가 고령 인구에 진입하는 2055년 경부터 고령자 성비는 급속히 증가할 것이다(표 1-13).

4. 고령자 가구, 이혼 및 재혼 건수

2017년 가구주 연령이 65세 이상인 고령자 가구는 399만 9천 가구로 전체 가구의 20.5%를 차지하였으며, 고령자 가구를 유형별로 보면 1인 가구 및 부부 가구는 각각 133만7천 가구(33.4%), 131만 가구(32.7%)이며, 부부와 자녀 가구는 39만3천 가구(9.8%), 부(모)와 자녀 가구는 22만1천 가구(5.5%)군임을 알 수 있다. 2045년에는 고령자 가구가 계속 증가하여 10,653만 가구로 47.7%가 될 전망이다(표 1-14).

2016년 우리나라의 총 이혼 건수(10만 7,328건) 중 65세 이상 남자는 6,101건으로 전체의 5.7%를, 65세 이상 여자는 2,910건으로 2.7%를 차지하며, 이는 2000년 65세 이상 남자 이혼 (1,321건)과 여자 이혼(423건)에 비해 남자는 5배, 여자는 7배 증가한 수치이다.

65세 이상 고령자의 재혼 건수도 증가 추세에 있으며, 2016년 재혼 건수는 남자 2,568건, 여자 1,109건으로 2000년에 비해 각각 2.6배, 5.5배 증가하며, 특히, '이혼 후' 재혼 건수가 크게 증가하였는데, 2000년과 비교하여 남자는 5.9배, 여자는 9.9배 늘어났다(표 1-15).

표 1-13 성별 구성 비율 노인 인구(65세 이상)

시나리오	구분		2015	2020	2025	2030	2035	2040	2045	2050	2055	2060	2065
중위	총인구		5,101	5,197	5,261	5,294	5,283	5,220	5,105	4,943	4,743	4,525	4,302
	성비	65+	72.5	76.1	80.1	83.0	84.5	85.5	85.9	86.8	88.3	91.3	93.6
		75+	55.0	60.0	65.0	69.4	73.8	76.4	77.4	78.7	79.8	81.9	84.5
		85+	33.9	37.7	43.7	48.8	54.2	58.5	62.1	64.3	66.0	68.4	70.4

표 1-14 고령가구 가구[1] 추이　　　　　　　　　　　　　　　　　(단위: 천 가구, %)

	총가구	고령자 가구	비중	고령자 가구 유형 및 구성비[2]							
				부부	구성비	부부+자녀	구성비	부(모)+자녀	구성비	1인 가구	구성비
2000	14,507	1,734	11.9	573	33.1	184	10.6	79	4.5	544	31.4
2005	16,039	2,350	14.7	796	33.9	243	10.3	116	4.9	746	31.7
2010	17,495	2,923	16.7	985	33.7	286	9.8	149	5.1	991	33.9
2017	19,524	3,999	20.5	1,310	32.7	393	9.8	221	5.5	1,337	33.4
2020	20,174	4,607	22.8	1,491	32.4	451	9.8	252	5.5	1,555	33.8
2025	21,014	5,944	28.3	1,897	31.9	596	10.0	325	5.5	1,990	33.5
2030	21,641	7,336	33.9	2,333	31.8	731	10.0	395	5.4	2,489	33.9
2035	22,067	8,656	39.2	2,705	31.3	837	9.7	448	5.2	3,003	34.7
2040	22,306	9,890	44.3	3,000	30.3	936	9.5	492	5.0	3,459	35.0
2045	22,318	10,653	47.7	3,103	29.1	980	9.2	510	4.8	3,719	34.9

자료 : 통계청, 장래 가구 추계 2017.04

주 : 1) 가구주의 연령이 65세 이상인 가구, 2) 고령자 가구 중 유형별 구성비

표 1-15 65세 이상 이혼 및 재혼　　　　　　　　　　　　　　　　　(단위: 건, %)

	이혼			재혼							
		65세 이상		남자				여자			
	전체	남자	여자	전체	65세 이상	사별 후	이혼 후	전체	65세 이상	사별 후	이혼 후
2000	119,455	1,321	423	43,370	971	607	364	48,132	202	109	93
2005	128,035	2,589	916	59,662	1,566	687	879	66,587	413	171	242
2010	116,858	4,346	1,734	53,043	2,099	624	1,475	57,451	702	186	516
2015	109,153	5,852	2,655	46,388	2,672	501	2,171	52,747	1,069	184	885
2016	107,328	6,101	2,910	43,286	2,568	436	2,132	48,899	1,109	184	925
전년 대비	-1.7	4.3	9.6	-6.7	-3.9	-13.0	-1.8	-7.3	3.7	0.0	4.5

자료 : 통계청,「인구 동태 통계 연보(혼인, 이혼편)」 각 연도

표 1-16 65세 이상 인구 중 대학 이상 학력자 구성비 추계, 2000-2050

구성비 (%)	한국	미국	프랑스	영국	독일	일본	인도	브라질	중국	러시아
2000	2.8	14.9	7.5	12.6	12.2	9.1	2.0	5.1	1.5	13.4
2010	7.3	20.3	11.2	16.3	16.9	12.5	3.4	6.8	2.8	18.9
2020	12.5	27.3	16.5	22.2	21.3	20.3	5.7	9.4	3.3	23.6
2030	22.6	28.4	20.5	25.6	24.4	31.1	7.2	10.2	4.7	26.6
2040	33.3	29.1	28.7	29.1	23.8	41.5	9.2	9.7	7.0	27.7
2050	39.4	28.7	34.8	31.8	21.1	47.8	10.4	9.0	8.9	27.9

자료: International Institute for Applied Systems Analysis (IIASA),(2010), Projection of populations by level of educational attainment, age, and sex for 120 countries for 2005-2050. Demographic Research: Volume 22, Article 15.

자료 : 통계청,「대한민국 인구 5천만 명(보도자료)」

5. 학력 노인 인구

한국은 2010년 현재 65세 이상 고령자 중 대학 이상 학력자 비중이 100명 중 7명(7.3%)이며, 2010년 선진국 중 고령자 학력 수준이 가장 높은 나라는 미국(20.3%)이며, 일본은 12.5%가 대졸이상 학력을 보유한다. 국제응용시스템분석연구소(IIASA)의 학력 수준별 인구 추계에 따르면, 한국의 고령자 중 대학 이상 학력자 비중은 향후 급속히 성장하여 2050년에는 10명 중 4명꼴(39.4%)로, 선진국 중 일본(47.8%) 다음으로 가장 높아질 것으로 전망한다(표 1-16).

6. 사망 원인별 노인 인구

2016년 65세 이상 고령자의 사망 원인은 악성 신생물(암)(796.2명), 심장질환(357.7명), 뇌혈관질환(286.9명) 순으로 나타났다. 악성 신생물(암), 뇌혈관질환으로 인한 사망률은 점차 감소하고 있으나, 폐렴, 심장질환으로 인한 사망률은 증가하고 있다. 사망 원인 5순위 중 심장질환을 제외한 나머지 원인에 의한 사망률은 남자가 여자보다 높게 나타났다(표 1-17, 그림 1-7).

2016년 65세 이상 고령자의 암 종류별 사망률을 보면, 폐암(207.8명), 간암(93.6명), 대장암(91.4명) 등의 순으로 나타났다. 성별로 보면, 남녀 모두 폐암 사망률이 가장 높고, 그 다음으로 남자는 간암, 여자는 대장암 사망률이 높게 나타났다. 위암으로 인한 사망률은 급격히 감소하고 있으며, 췌장암으로 인한 사망률은 조금씩 지속적으로 증가하는 상태이다(표 1-18, 그림 1-8).

표 1-17 사망 원인 및 사망률(65세 이상) (단위 : 인구 10만 명당)

	1위	2위	3위	4위	5위
2000	악성 신생물(암) (929.7)	뇌혈관질환 (785.3)	심장질환 (358.9)	당뇨병 (218.4)	만성 하기도 질환 (209.1)
2005	악성 신생물(암) (918.6)	뇌혈관질환 (585.8)	심장질환 (328.1)	당뇨병 (198.9)	만성 하기도 질환 (160.8)
2010	악성 신생물(암) (882.4)	뇌혈관질환 (409.4)	심장질환 (344.0)	당뇨병 (153.1)	폐렴 (127.6)
2015	악성 신생물(암) (803.0)	심장질환 (351.0)	뇌혈관질환 (311.1)	폐렴 (209.1)	당뇨병 (133.2)
2016	악성 신생물(암) (796.2)	심장질환 (357.7)	뇌혈관질환 (286.9)	폐렴 (225.1)	당뇨병 (119.5)
남 자	악성 신생물(암) (1153.4)	심장질환 (354.3)	뇌혈관질환 (300.5)	폐렴 (268.0)	만성 하기도 질환 (142.3)
여 자	악성 신생물(암) (535.9)	심장질환 (360.3)	뇌혈관질환 (277.0)	폐렴 (193.8)	당뇨병 (115.2)

자료 : 통계청, 「사망 원인 통계」각년도

주 : 1) '만성 하기도 질환'은 기관지염, 천식, 폐기종 등 만성적으로 호흡에 장애를 주는 폐질환의 총칭

　　2) '심장질환'은 허혈성 심장질환과 기타 심장질환을 포함

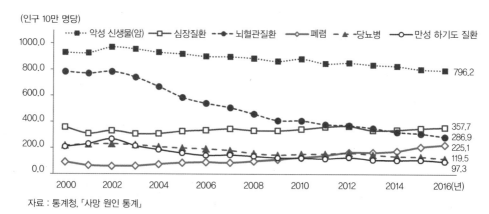

자료 : 통계청, 「사망 원인 통계」

그림 1-7 주요 사망 원인 별 사망률 추이

표 1-18 고령자 암 종류별 사망률(65세 이상) (단위 : 인구 10만 명당)

	65세 이상	위암	대장암	간암	췌장암	폐암	유방암	자궁암	전립선암
2000	929.7	194.1	75.4	113.5	47.5	221.6	8.0	18.6	14.4
2010	882.4	121.5	100.0	107.6	55.6	221.1	9.7	13.1	22.5
2011	847.8	114.6	97.2	102.1	54.7	217.0	10.7	11.9	23.2
2012	852.9	106.9	102.7	104.9	58.2	220.5	10.1	10.7	23.3
2013	836.6	99.5	98.2	103.5	55.7	217.7	10.7	10.3	24.8
2014	827.4	95.7	96.6	102.3	57.6	215.1	10.7	10.0	24.7
2015	803.0	86.8	92.8	99.1	59.3	206.7	11.2	10.9	24.2
2016	796.2	82.1	91.4	93.6	59.5	207.8	11.8	9.4	23.7
남 자	1,153.4	121.5	113.6	144.6	66.7	365.4	0.3	–	56.1
여 자	535.9	53.5	75.3	56.4	54.3	93.0	20.1	16.3	–

자료 : 통계청, 「사망 원인 통계」 각년도

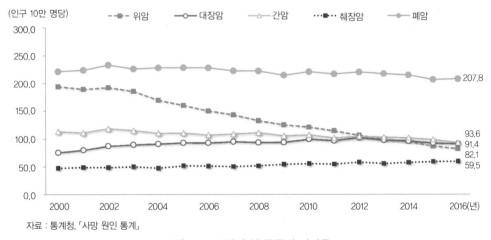

자료 : 통계청, 「사망 원인 통계」

그림 1-8 고령자 암 종류별 사망률

1-3 노인 인구 증가에 따른 사회적 파장

노인 인구의 증가는 평균 수명의 연장으로 이어지며 이는 인류의 최대 축복이면서 동시에 국가에 많은 문제점을 일으킨다. 이와 같은 노인 인구의 증가에 따른 사회적 파급 효과를 살펴보면 다음과 같다.

1) 노동 시장에서는 생산 연령 인구의 비율과 수를 감소시켰으며, 노동 공급의 감소를 초래하였다.

즉 인구 고령화로 인하여 나타나는 노동력 부족과 노동 생산성의 저하로 인한 노동 공급의 감소를 상쇄할 만한 생산성 증가가 없는 한 노동 시장의 변화와 경제 성장의 둔화 현상이 나타날 수 있다. 자본 시장에서는 청장년기보다 노년기의 저축 성향이 낮으므로 총저축이 감소되어 가용 자금 감소와 투자 위축 등 경제 성장의 둔화 요인으로 작용할 것이다.

2) 연금 혜택 등 경제적 여유가 있는 노인 인구의 증가는 건강식품이나 약품, 실버산업, 노인 레저 산업, 금융 서비스 등 상품 구매력이 높아질 것이며, 이는 고령 친화 산업 분야의 성장으로 산업 구조의 변화가 나타날 것이다. 또한 인구 고령화에 대응하지 못하는 산업 분야나 기업은 쇠퇴할 가능성이 높다.

3) 노년기에 가구 구성의 형태 변화에 의해 부동산 시장의 침체가 예상되며, 노인들이 거주하기에 적합한 지역은 노인복지 시설을 갖춘 주거 시설들이 지속적으로 확대될 것이다. 이는 부동산 시장이 활성화는 지속적인 부동산 가격의 상승과 주택 연금(역모기지론, reverse mortgage loan) 제도의 변화가 나타날 것이다.

4) 노인 인구 증가로 인해 노동력은 감소하고 노인에 대한 부양 부담의 증가로 저축률이 줄어들게 될 것이다. 금융 시장의 변화는 가용 자금 축소, 투자 위축, 경상수지 악화, 경제 성장 둔화로 이어질 것이다.

5) 노인 인구의 증가는 연금, 의료 및 복지 등의 사회 보장 제도의 확충과 재정 부담 증가로 국가의 재정위기와 정책 우선 순위 결정에 있어 혼선이 초래될 수 있다.

6) 도시와 농촌 지역 간에 불균형적인 발전에 있어 문제가 야기될 수 있다.

7) 노인을 위한 연금이나 복지 예산의 증가는 이를 낮추려는 생산 연령과 노인 세대간의 갈등이 심화될 가능성이 높다.

8) 노인의 정치적 영향력 확대로 인한 정치 구조의 재편, 교육 제도의 재편 등에 따른 파급 효과가 나타날 것이다.

02 노인 복지와 노인 복지 정책

2-1 노인 복지 개요

2018년 현재 통계청 자료에 따르면 우리나라는 65세 이상 인구가 14.3%로 이미 고령사회에 진입하였으며 2025년에는 65세 이상의 인구가 20.0%에 도달하여 초고령사회로 진입한다고 장래인구를 추이하고 있다(통계청, 2018).

전통 사회에서는 가족이 노인을 부양하면서 야기되는 욕구나 문제들을 해결하였으며, 노인 복지에 대한 책임을 다해 왔다. 그러나 현대화 이후 가족의 기능이 약화되면서 노인의 부양 기능 또한 약화되고, 사회 구조적 모순으로 발생하는 문제가 급속히 증가하면서 국가가 노인의 복지를 위해 당연히 적극 개입해야 하는 것으로 받아들여지게 됨에 따라 1981년 노인 복지법 제정으로 국가의 노인 복지 정책이 빠르게 확대되었고, 지속적으로 노인 복지를 확대해 가고 있다.

1. 개념

인간으로서 행복하게 살아간다는 것은 어떤 상태를 말하는 것인가? 행복이란 상대적인 개념으로, 상식적으로는 몸과 마음이 건강하고 안전하며, 경제·사회적으로 크게 부족함이 없는 상태가 보장되는 것이 그 시작이라고 할 수 있다.

노인 복지란 사회 복지의 한 분야로 노인 생활에서의 복지를 도모하고자 하는 것이다. 노인 복지는 노인의 생활을 안정시키고 복리(well-being)를 증진시키기 위해 사회가 공동으로 노력하는 사회 복지 실천의 한 분야이다. 노인 복지는 '모든 노인이 최저 수준 이상의 생활을 유지하고 사회적 욕구 충족과 생활상의 문제를 예방·해결하며, 노후 생활에 대한 적응과 사회 통합을 이루는데 필요한 급여와 서비스를 제공하는 공공과 민간 부문의 조직적이고 전문적인 제반 활동'이라고 정의할 수 있다.

2. 목적

대한민국 헌법 제 34조에서 사회 복지 기본권으로 규정하고 있는 사회 보장 내용을 보면, '모든 국민은 인간다운 생활을 할 권리를 가지며, 국가는 사회 보장·사회 복지의 증진에 노력할 의무를 진다. 또한 국가는 노인과 청소년의 복지 향상을 위한 정책을 실시할 의무를 진다'고 규정되어 있다. 헌법 제 10조에서는 '모든 국민은 인간으로서의 존엄과 가치를 가지며, 행복을 추구할 권리를 가진다'고 하여 사회 복지 사업법의 총 25개 법안의 근거가 되고 있다. 노인 복지법 제 2조에서는 '노인은 후손의 양육과 국가 및 사회의 발전에 기여하여 온 자로서 존경받고 건강하고 안정된 생활을 보장받아야 하며, 그 능력에 따라 적당한 일에 종사하고 사회적 활동에 참여할 기회를 보장받아야 하며, 노령과 심신의 변화를 자각하여 항상 심신의 건강을 유지하고 그 지식과 경험을 활용하여 사회의 발전에 기여하도록 노력해야 한다'는 노인 복지의 기본 이념을 제시하고 있다.

이와 같이 헌법과 노인 복지법에서 명시한 것처럼 노인 복지의 목적은 인간다운 생활을 영위하는 것이며, 이러한 목적을 달성하기 위해서는 노인이 안정된 생활을 유지하고 자아실현을 위한 욕구를 충족하며 사회 통합을 유지할 수 있도록 기회를 주어야 한다.

노인 복지의 첫 번째 목표인 노인의 안정된 생활 유지란 사회 복지에서는 국민적 최적 수준 이상 또는 최적 수준의 경제생활의 보장이다. 노인 복지의 두 번째 목표인 자아실현의 욕구 충족이란 노인 복지를 통해 기본적인 생리적 욕구의 충족뿐만 아니라 자아실현과 같은 성장에 대한 욕구 충족을 지원하는 것을 목표로 한다. 노인 복지의 세 번째 목표인 사회 통합의 유지란 노년기에 은퇴 등으로 인한 지위와 역할 상실로 주변인으로의 전락 가능성이 매우 높아지므로 노인 복지는 노인의 사회적 소외를 완화하고 주류 사회의 구성원으로서의 지위와 역할을 부여하여 노인들이 사회 활동에 적극적으로 참여할 수 있게 하여 국가와 사회 발전에 기여할 수 있는 기회를 부여하는데 있다.

3. 발달

우리나라 노인 복지의 시작은 삼국 시대로 민생 구휼 행정이 역사 속에서 뚜렷이 나타나고 있다. 오랜 사회 복지의 역사를 지니고 있는 우리나라 노인 복지 제도를 삼국 시대부터 조선 시대, 일제 강점기부터 노인 복지법 제정 이전인 1970년대, 제정 이후인 1980~90년대 그리고 고령화 사회 진입 이후로 구별하여 특징들을 설명하고자 한다.

1) 삼국 시대~조선 시대

삼국 시대부터 조선 시대 말까지는 전통 사회에서 근대 사회로 변화하는 기간으로 볼 수 있다. 이 기간 동안의 노인 복지 문제는 전통적인 경로 효친 사상에 따라 개인과 가족 차원에서 해결할 수 있었고 사회적 문제로 크게 대두되지는 않았을 것으로 본다.

삼국 시대의 노인 복지 사업은 유교적 경로사상에 고무되어 국왕이 전국을 순회할 때 노인을 모아 곡물과 의류 등의 물자를 하사하고 향연을 베풀어 경로하고, 노부모에게 효성이 극진한 사람에게는 벼슬을 주었으나 국가 차원의 제도적인 노인 복지는 아직 없었다. 고려 시대에 접어들면서 건국 초기부터 효도를 정치의 기본 이념으로 삼아 노인을 공경하고 어려움을 보살펴 주는 많은 정책을 실천했다. 또한 불교의 자비 사상이 노인 구제 등의 보호 사업에 영향을 미쳤으며 양로 사업도 다양하게 나타났다. 성종과 현종 및 충렬왕은 왕명으로 경로 효친을 강조하였으며 문종은 부양할 자식이나 친척이 없는 노인을 위해 동서대비원(東西大悲院)에서 의료 구제를 실시하였다.

한편, 조선 시대에는 유교 사상에 의해 노인 복지 사업이 이루어졌다. 태조, 숙종, 영조는 기노소(耆老所)*에 나가서 70세 이상 정2품 이상의 문관들과 봄·가을에 잔치를 베풀었고, 정종과 태종은 양민원(養民院)을 설치·운영하여 부양자 없는 노인을 보호하였으며, 특히 세종대왕 때는 경로 사업이 활발하여 양노법(養老法)을 왕명으로 제정하였다.

2) 일제 강점기~1970년대: 노인 복지법 제정 이전 시기

노인 복지법이 제정되기 이전까지는 주로 요보호 노인을 대상으로 한 구호 사업이 주로 이루어졌다. 일제 강점기와 6.25 전쟁을 겪으면서 경제 상황은 더욱 악화되어 노인 복지도 상대적으로 위축되었다.

일제 강점기 시대에는 1921년 명목상 조선 총독부에 사회과를 두어 사회 사업을 관장하게 하였고 1944년에 조선 구호령에 의하여 65세 이상 노인에게 명목적인 생활 부조 서비스를 제공하였다. 양로 사업은 대체적으로 종교 단체에서 비영리로 의지할 곳이 없는 노인들을 수용하여 1933년에는 6개의 양로 시설에 58명이 수용되었다.

1948년 대한민국을 건국한 이후 정치적 혼란과 전쟁으로 인해 나라는 더욱 황폐해지고 전쟁 고아, 상이 군인, 미망인이 대거 발생하였다. 1949년 12개소이었던 양로 시설은 1959년에 41개소로 증가하였지만 국가적으로 이들을 수용하기에는 역부족이었다. 이에 외국의 사회사업 단체들의 도움을 많이 받게 되었다. 이후 1960년대 경제 개발 5개년 계획이 수립되면서 본격적으로 경제 개발 정책이 이루어지게 되고 이 시기에 노인 복지와 관련된 법률의 필요성이 제기되었지만 당시 경제 발전 논리와 노인 복지 재정 투자를 소비적 투자로 간주하는 사회적 분위기로 인해 외면당했다.

1970년대에 들어서면서 노인 문제가 사회문제화 되기 시작했다. 전통적인 경로 효친 사상은 점차 퇴조해 가고 있고, 대가족 제도에서 점점 핵가족화 되고 있었다. 그러나 노인 복지는 여전히 명목적인 시책만 있을 뿐이고 노인 복지의 제도적 기반이 구축되지는 못하였다. 개인이나 가족적 차원

---

* 현재의 양로 시설에 해당한다.

에서 노인 복지 문제를 해결할 수 없게 되었고 결국 노인 복지 문제는 사회적 문제로 인식하게 되면서 1970년대 후반에 노인 복지법 제정을 위한 국회 청원이 이어졌다. 이를 통해 1980년대 보건 사회부의 노인 복지법 제정의 기틀이 마련되었다.

3) 1980~90년대: 노인 복지법 제정 이후 시기

1980년대는 노인 복지 제도의 기반이 확충된 시기이다. 제5공화국은 출범 당시 '복지 사회 건설'을 국정 지표 중의 하나로 내걸었다. 1981년 6월에 노인 복지법이 제정되고, 1982년 시행령과 시행 규칙이 공포되었다. 그러나 노인 복지법은 아직까지 국가의 노인 복지 책임을 최소화하려 하였으며, 의무적 복지가 아니라 거의 임의적인 것으로 실현 가능성이 매우 낮았다. 1982년 12월 전문 개정으로 다양한 노인 복지 정책이 추진될 수 있는 근거를 마련하였다.

1980년대 실시된 노인 복지 사업으로 1980년 5월에 70세 이상 노인을 대상으로 철도, 목욕, 이발 등 8개 업종에 대한 경로 우대제가 시행되었고, 1982년에는 경로 헌장을 제정하여 지역별로 경로 주간에 다양한 경로 잔치를 베풀었다. 또한 1981년 노인 능력 은행, 1983년 무료 노인 건강 진단 제도, 1986년 노인 공동 작업장 등의 사업이 실시되었다.

1990년대는 노인 복지 제도가 확대 및 발전된 시기라고 할 수 있다. 이 시기에 노인 복지과(1990)와 노인 보건과(1999)를 신설하여 노인 복지 전달 체계를 확대 개편하였고, 소득 보장, 건강 보장, 주거 보장, 사회 서비스와 같은 노인 복지의 기본 체계를 완비하였다.

4) 2000년~현재: 고령화 사회 진입 이후 시기

2000년 노인 인구가 7.1%에 달하는 고령화 사회로 진입하면서 노인 인구 및 노인 문제에 대해 사회적 관심이 급격히 증가하기 시작하였다. 2000년대는 노인 복지 제도에 발전과 변혁이 동시에 이루어진 시기로, 새롭게 실시된 노인 복지 사업으로는 거동이 불편한 저소득 재가 노인 식사 배달 사업(2000), 노인 보호 전문 기관 운영(2004), 13개 노인 복지 사업 지방 이양(2004), 노인 복지 시설 인권 보호 및 안전 관리 지침 제정(2006), 치매 극복의 날 제정(2007), 기초 노령 연금 급여(2008), 노인 장기 요양보험 급여(2008) 등이 있다.

또한 2000년대는 새롭게 제정된 법들이 있는데, 저출산·고령사회 기본법, 고령 친화 산업 진흥법, 기초 노령 연금법, 노인 장기 요양보험법, 농어촌 지역 주민의 보건 복지 증진을 위한 특별법, 효행 장려 및 지원에 관한 법률 등이 있다. 기존의 각종 노인 복지 관련 법률들도 개정을 통해 노인 복지 급여와 서비스의 확대에 필요한 법적 기반이 확충되었다.

4. 기본 원칙

노인 복지의 목표를 달성하기 위해 지켜야 할 바람직한 원칙들이 있다. 노인을 위한 국제연합(UN) 원칙과 노인 복지 향상을 위한 국제 행동 계획 실천을 위한 원칙들이 있다. 1990년 국제연합 총회에서 매년 10월 1일을 '국제 노인의 날(The International Day For the Elderly)'로 제정하였으며, 우리나라는 1997년에 '노인의 날'을 매년 10월 2일로 제정하였다. 1991년 유엔 총회에서 채택한 노인을 위한 국제연합 원칙(The United Nation Principles for Older Person)에 가장 잘 반영되어 있는데, 대한민국 또한 국제연합의 일원이므로 가능한 이 원칙들을 적용해야 할 것이다. 총 18개의 노인을 위한 국제연합 원칙을 다섯 항목으로 정리하여 세부적으로 살펴보면 다음과 같다.

1) 자립의 원칙(The Independence Principles)
- 소득, 가족과 지역 사회의 지원 및 자조를 통하여 적절한 식량, 물, 주거, 의복 및 건강 보호에 접근할 수 있어야 한다.
- 일할 수 있는 기회를 제공받거나, 다른 소득을 얻을 수 있는 기회에 접근할 수 있어야 한다.
- 직장에서 언제 어떻게 그만둘 것인지에 대한 결정에 참여할 수 있어야 한다.
- 적절한 교육과 훈련 프로그램에 접근할 수 있어야 한다.
- 개인의 선호와 변화하는 능력에 맞추어, 안전하게 적응할 수 있는 환경에서 살 수 있어야 한다.
- 가능한 한 오랫동안 가정에서 살 수 있어야 한다.

2) 참여의 원칙(The Participation Principles)
- 노인은 사회에 통합되어 노인 복지 정책 수립과 시행 과정에 적극 참여하고, 평생 동안 축적된 지식과 기술을 젊은 세대와 함께 나눌 수 있어야 한다.
- 지역 사회 봉사를 위한 기회를 찾고 개발하여야 하며, 그들의 흥미와 능력에 알맞은 자원봉사자로서 봉사할 수 있어야 한다.
- 노인들을 위한 사회 운동과 단체를 형성할 수 있어야 한다.

3) 보호의 원칙(The Care Principles)
- 자신이 속해 있는 문화적 가치관에 따라 적절한 가정 보호와 지역 사회의 지원을 받을 수 있어야 한다.
- 최적의 신체적, 정신적, 정서적 건강을 유지하고, 질병을 예방할 수 있는 건강 보호를 받을 수 있어야 한다.
- 노인 자신의 자율성과 필요한 보호 또는 지지를 확보하기 위하여 사회적, 법률적 서비스를

받을 수 있어야 한다.

- 안전하고 인간적인 시설에 입소하여 적절한 보호, 재활, 사회적 또는 정신적 서비스를 제공받을 수 있어야 한다.
- 노인이 보호 시설이나 치료 시설에 거주할 때에도 존엄, 신념, 욕구와 사생활을 존중받아야 하며, 자신들의 건강 보호와 삶의 질을 결정하는 권리도 존중받는 것을 포함하여 인간의 권리와 기본적 자유를 누릴 수 있어야 한다.

4) 자아실현의 원칙(The Self-Fulfillment Principles)

- 본인이 가지고 있는 잠재 능력을 충분히 발휘할 수 있는 기회를 가질 수 있어야 한다.
- 지역 사회에서 제공하는 교육, 문화, 종교, 여가 프로그램 등을 이용할 수 있어야 한다.

5) 존엄성의 원칙(The Dignity Principles)

- 노인은 존엄성을 유지하고 안정된 생활을 가져야 하며 신체적, 정서적 학대나 착취를 당해서는 안 된다.
- 노인은 연령, 성별, 종족, 인종, 심신 장애, 경제 수준의 정도에 따라 차별받지 않고 항상 공정한 대우를 받아야 한다.

국제연합에서는 이러한 원칙을 재확인하고 전 세계적으로 진행되고 있는 인구고령화에 보다 효과적으로 대처하기 위해 2002년 4월에 스페인의 마드리드에서 제2차 세계 고령화 회의를 개최하고 '마드리드 고령화 국제 행동 계획(Madrid International Plan of Action on Ageing)'을 채택하여 더욱 구체적인 과제와 세부 목표 및 행동 지침을 제시하였다. 이 국제 행동 계획에서는 '노인과 발전, 노년기까지의 건강과 안녕 증진, 역량을 강화하고 지원하는 환경의 확보'라는 세 가지 방향을 설정하고, 그 아래 18개 분야의 과제를 선정해서 분야별 세부 목표와 행동 지침을 제시하고 전 세계 국가에 이를 권고하고 있다(보건복지부, 2008).

2-2 노인 복지 구성 체계

노인 복지 제도는 노인 문제를 예방하고 해결하기 위한 공공 부문과 민간 부문의 조직적 체계라고 할 수 있다. 노인 복지는 사회 복지의 한 분야로서 사회 복지의 구성 체계와 동일하다. 따라서 노인 복지의 구성 체계를 파악하기 위해서는 사회 복지의 구성 체계를 살펴볼 필요가 있다. 사회 복지의 구성 체계는 ⅰ) 사회 복지의 목적과 가치, 원칙, ⅱ) 사회 복지의 대상 체계, ⅲ) 사회 복지의 주체, ⅳ) 법, 행정, 재정, 인력을 포함하는 사회 복지의 제도 체계, ⅴ) 사회 복지의 방법 체계로 구분할 수 있다.

이러한 노인 복지의 구성 체계 중에서 노인 복지의 대상 체계는 노인이며, 노인 복지의 목적과 원칙, 주체에 대해서는 이 장의 제1절에서 이미 살펴보았고, 이 절에서는 법적 기반, 제도, 전달 체계, 재정에 대해 논의하고자 한다.

1. 노인 복지의 법적 기반

모든 노인 복지 정책들은 노인 복지 관련법에 근거하여 이루어지기 때문에 노인 복지 관련법에 대해 고찰해 볼 필요가 있다.

노인 복지법은 노인의 질환을 사전 예방 또는 조기 발견하고 질환 상태에 따른 적절한 치료·요양으로 심신의 건강을 유지하고, 노후의 생활 안정을 위하여 필요한 조치를 강구함으로써 노인의 보건 복지 증진에 기여함을 목적으로 한다(제1조).

우리 사회의 전통적 가족 제도에서 이어지고 있는 경로 효친의 미풍양속을 유지·발전시켜 나아가는 한편 노인을 위한 건강 보호와 시설의 제공 등 노인 복지 시책을 효과적으로 추진함으로써 노인의 안락한 생활을 북돋우어 주며 나아가 사회 복지의 증진에 기여하기 위해 1981년 6월 5일 노인 복지법이 제정되었다.

노인 복지법에 포함된 주요 노인 복지 사업을 살펴보면, ⅰ) 국가 또는 지방 자치 단체는 매년 5월에 경로 주간을 설정하여 경로 효친의 사상을 앙양하도록 하며, ⅱ) 노인의 복지를 위한 상담 및 지도 업무를 담당하게 하기 위하여 시·군·구에 노인 복지 상담원을 둘 수 있도록 하고, ⅲ) 65세 이상의 노인으로서 신체·정신·환경·경제적 이유로 집에서 보호받기가 곤란한 자를 노인 복지 시설에 입소시키거나 입소를 위탁하도록 하고, ⅳ) 65세 이상의 노인에 대하여 건강 진단 또는 보건 교육을 실시할 수 있도록 하며, ⅴ) 65세 이상의 노인에 대하여는 수송 시설, 기타 공공 시설 및 민간 서비스 사업의 이용료를 무료로 하거나 할인 우대할 수 있도록 하며, ⅵ) 노인 복지 시설을 양로 시설·노인 요양 시설·유료 양로 시설 및 노인 복지 센터 등으로 구분하고, ⅶ) 사회 복지 법인, 기타 비영리 법인은 도지사의 허가를 받아 노인 복지 시설을 설치할 수 있도록 하며, ⅷ) 국가 또는 지방 자치 단체는 노인 복지 시설에 대하여 그 설치 또는 운영에 필요한 비용을 보조할 수 있도록 하였다.

노인 복지법은 노인 복지 증진의 당위성을 제시하였다는 점에서는 큰 의의가 있지만, 노인 복지를 노인의 권리로 규정했다기 보다는 국가의 자선적 시혜로 보는 시각이 강하며, 복지보다는 경제 성장을 더욱 우선시하고 있으며, 국가 개입을 최소로 줄이는 대신 노인 개인이나 가족의 책임을 더욱 중시한 문제점을 지니고 있다.

1980년대는 노인 복지 기반 조성 단계로 국가의 노인 복지에 대한 책임을 좀 더 강조하고 있으며 노후 소득 보장, 고용 보장, 재가 노인 복지 사업, 여가 증진, 노인 복지 시설 범위의 확대 등과 같은 더욱 적극적인 복지 조치가 이루어질 수 있는 토대를 마련하였다.

1990년대는 노인 복지 정비 단계로 3차 개정을 통해 민간 기업이나 개인이 유료 노인 복지 시설을 설립·운영할 수 있도록 함으로써 고령 친화 사업의 발전을 위한 계기를 마련하였다는 점에서 큰 의의를 지닌다. 3차 개정의 또 다른 의의는 가정 봉사원 파견 사업에 국한되어 있던 재가 노인 복지 사업의 범위를 주간 보호, 단기 보호로 확대함으로써 재가 노인 복지 사업의 활성화를 위한 기반을 구축하였다. 1997년 5차 전문 개정에서 국민연금의 적용을 받지 못하는 빈곤 노인에게 지급되던 노령 수당을 경로 연금으로 개정하였다. 또한 치매 및 중증 질환 노인을 보호할 수 있는 시설의 운영 지원, 재가 복지 시설 설치에 관한 규제 완화 등의 새로운 법조항을 신설하는 등 전면적인 법 개정이 이루어졌다.

2000년대는 노인 복지의 성숙 단계로서 농촌 지역의 고령화 문제를 완화하고 농촌 노인의 삶의 질을 향상시키는데 기여할 목적으로 복합 노인 복지 시설의 설치, 요양 지원 등을 주요 내용으로 하는 농어촌 지역 주민의 보건 복지 증진을 위한 특별법이 2004년 제정되었고, 또한 2005년 자녀의 출산 및 양육이 원활하게 이루어지고 노인이 중요한 사회적 행위자로서 건강하고 활력 있는 사회생활을 영위할 수 있도록 저출산·고령사회 정책의 기본 방향과 추진 체계에 관한 사항 등을 규정한 저출산·고령사회 기본법이 제정되었다. 2007년에는 노인 장기 요양보험법이 제정되면서 요양 보호사 자격 제도가 도입되었다.

2018년 시행되는 노인 복지법 개정은 노인 학대를 예방하고 노인 인권을 제고할 수 있도록 대통령령으로 정하는 노인 복지 시설의 설치·운영자 및 종사자, 이용자에 대하여 인권 교육을 실시(제 6조의 3)하도록 하고, 노인의 생업 지원을 위하여 국가, 지방 자치 단체, 그 밖의 공공 단체 중 대통령령으로 정하는 기관은 소관 공공시설에 식료품, 사무용품, 신문 등 일상생활 용품의 판매를 위한 매점이나 자동판매기의 설치를 허가 또는 위탁할 때는 65세 이상 노인의 신청이 있는 경우 우선 반영하도록 하고, 청소, 주차 관리 및 매표 등의 사업을 위탁하는 경우에는 65세 이상 노인을 100분의 20 이상 채용한 사업체를 우대할 수 있도록 하고 있다(제 25조). 관련 민원의 투명하고 신속한 처리와 일선 행정 기관의 적극 행정을 유도하기 위하여, 노인 주거 복지 시설, 노인 의료 복지 시설, 노인 여가 복지 시설, 재가 노인 복지 시설 설치의 신고, 변경 신고 및 폐지,

휴지 신고가 수리가 필요한 신고임을 명시하며, 노인 학대 행위를 발견할 개연성이 높은 국민 건강 보험 공단의 요양직 직원 등을 노인 학대 신고 의무자로 추가(제 39조의 6)하는 등 현행 제도의 운영상 나타난 일부 미비점을 개선·보완하려는 것이다.

또한 국가 또는 지방 자치 단체의 독거 노인 지원 사업(제 27조의 3)과 노인성 질환에 대한 의료 지원 사업에 대하여 비용을 지원할 수 있도록 근거를 명시(제 27조의 4)하며, 노인 복지 주택 입소 자격자가 부양하는 가족의 주거 안정을 도모하기 위하여 입소 자격자 사망 등의 경우 보건 복지부령으로 정하는 기간 내에서 퇴소(제 33조의 2)하도록 하는 등 현행 제도의 운영상 나타난 일부 미비점을 개선·보완하려는 것이다(법제처, 2018).

2. 노인 복지 제도

노인들이 인간다운 삶을 영위하기 위해서는 의식주에 대한 욕구, 건강 보호의 욕구, 문화적 욕구 등을 충족시킬 수 있는 사회적 장치들이 필요하다. 따라서 노인들을 위한 복지 정책과 서비스는 소득 보장, 의료 보장, 주택 보장, 시설 보호, 기타 서비스 등으로 구분할 수 있다.

1) 기초 연금 제도

기초 연금은 국가 연금의 하나로서, 처음에는 노인 복지와 삶의 질 향상을 위해 기초 노령 연금 으로 시작되었고, 일정 나이 이상의 노인들에게 매월 지급되는 복지 급여 형태였다. 이러한 기초 노령 연금은 2008년 1월부터 시행되어 70세 이상 노인에게 연금을 지급하였고, 2008년 7월부터 65세 이상 노인으로 연금 지급 대상을 확대하였다. 그러나 2014년 7월부터 기초 노령 연금 제도 가 폐지되고 기초 연금 제도로 시행되었다. 노인들의 안정된 노후 생활을 위해 1988년부터 국민 연금 제도가 시행되었지만, 제도 시행이 오래되지 않아 국민연금에 가입하지 못한 경우와 가입 기간이 짧아 충분한 연금을 받지 못하는 경우가 있으므로 노후 생활을 돕고 연금 혜택을 공평하 게 하기 위해 기초 연금을 지급하는 제도를 시행하는 것이다. 우리나라 노인 빈곤율은 OECD 국 가 중 1위로 매우 심각한 상황에서 2019년 1월부터는 기준 연금액을 25만 4750원으로 인상이 예 정에 있으며, 현재 46.5% 수준인 노인 상대 빈곤율이 44.6%로 약 1.9% 감소할 것으로 기대하고 있다(보건복지부, 2018).

2) 국민 기초 생활 보장 제도

국민 기초 생활 보장법은 구(舊)생활 보호법을 대체한 법률로 1999년 9월 7일 제정되고, 2000년 10월 1일부터 시행되고 있다. 지난 40여 년간의 시혜적 단순 보호 차원의 생활 보호 제도로부터 저소득층에 대한 국가 책임을 강화하는 종합적 빈곤 대책으로 전환됨을 의미하는 것으로, 국가의 보호를 필요로 하는 최저 생계비 이하의 저소득층에 대한 기초 생활을 국가가 보장하되 종합적 자립

【생애주기별 일반 수급자 분포】

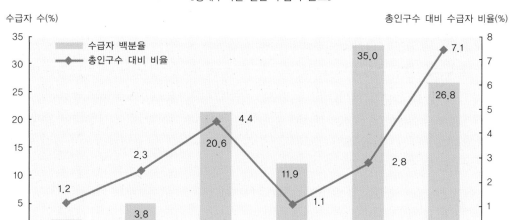

그림 2-1 생애주기별 일반 수급자 분포

자활 서비스 제공으로 생산적 복지 구현 서비스를 제공하는 공적 부조이다. IMF 경제 위기로 인하여 생계 유지가 어려운 저소득층의 생활 안정을 위하여 생활 보호, 실업 급여, 공공 근로, 노숙자 보호, 한시 생활 보호, 생업 자금 융자 등 사회 안전망 사업을 실시하고 있으며, 많은 저소득층이 사회 보장의 혜택을 전혀 받지 못하는 사각지대가 존재하여 국가가 모든 국민의 기본적인 생활을 제도적으로 보장해야 할 필요성이 대두되었다. 2016년 기초 생활 보장 수급 가구 수는 2015년의 맞춤형 기초생활 보장 제도 개편에 따라 100만 가구 대인 103만5천 가구로 급증하였다. 기초 생활 보장 일반 수급자는 여자가 남자보다 많고, 1인 가구가 전체의 60.8%를 차지하고, 혼자 살고 있는 독거노인 수는 127만 명으로 노인 인구의 18.8%를 차지하고 있으며, 국민연금 가입자 대비 수급 비율은 '96년 12.1%에서 '16년 20.1%로 증가, 평균 수명이 길어짐에 따라 갈수록 높아질 것으로 전망된다(보건복지부, 2018).

3) 노인 장기 요양 보험 제도

노인 장기 요양 보험 제도는 국민연금, 건강 보험, 산재 보험, 고용 보험에 이은 다섯 번째 사회 보험으로서, '고령이나 노인성 질병 등의 사유로 일상생활을 혼자서 수행하기 어려운 노인 등에게 신체 활동 또는 가사 활동 지원 등의 장기 요양 급여를 제공하여 노후의 건강증진 및 생활 안정을 도모하고 그 가속의 부담을 널어줌으로써 국민의 삶의 질을 향싱하도록 힘을 목적으로 시행하는 사회 보험 제도'이다.

주요 특징을 살펴보면 건강 보험 제도와는 별개의 제도로 도입 · 운영되고 있지만 제도 운영의 효율성을 도모하기 위하여 보험자 및 관리 운영 기관을 국민 건강 보험 공단으로 일원화하고 있다. 또한 국고 지원이 가미된 사회 보험 방식을 채택하고 있고 수급 대상자에는 65세 미만의 장애인이 제외되어 노인을 중심으로 운영되고 있다. 노인 장기 요양 보험 제도를 건강 보험 제도와 분리 운영하는 경우 노인 등에 대한 요양 필요성 부각이 비교적 쉽고 새로운 제도 도입에 용이하며, 건강 보험 재정에 구속되지 않아 장기 요양 급여 운영, 장기 요양 제도의 특성을 살릴 수 있도록 국민 건강 보험법과는 별도로 노인 장기 요양 보험법을 제정하였다. 국민 건강 보험 제도와의 차이를 살펴보면 국민 건강 보험은 질환의 진단, 입원 및 외래 치료, 재활 등을 목적으로 주로 병·의원 및 약국에서 제공하는 서비스를 급여 대상으로 하는 반면, 노인 장기 요양 보험은 고령이나 노인성 질병 등으로 인하여 혼자의 힘으로 일상생활을 영위하기 어려운 대상자에게 요양 시설이나 재가 기관을 통해 신체 활동 또는 가사 지원 등의 서비스를 제공하는 제도이다. 또한 기존의 노인 복지 서비스와의 차이를 살펴보면 기존 노인 복지법 상의 노인 요양은 주로 국민 기초 생활 보장 수급자 등 특정 저 소득층을 대상으로 국가나 지방 자치 단체가 공적 부조 방식으로 제공하는 서비스 위주로 운영되어 왔으나, 노인 장기 요양 보험법상 서비스는 소득에 관계없이 심신 기능 상태를 고려한 요양 필요도에 따라 장기 요양 인정을 받은 자에게 서비스가 제공되는 보다 보편적인 체계로 운영되고 있다(표 2-1)(국민 건강 보험 공단, 2018).

표 2-1 노인 장기 요양 보험 제도와 기존 노인 복지 서비스 체계 대조표

구분	노인 장기 요양 보험 제도	기존 노인 복지 서비스 체계
관련법	노인 장기 요양 보험법	노인 복지법
서비스 대상	• 보편적 제도 • 장기 요양이 필요한 65세 이상 노인 및 치매 등 노인성 질병을 가진 65세 미만자	• 특정 대상 한정(선택적) • 국민 기초 생활 보장 수급자를 포함한 저소득층 위주
서비스 선택	수급자 및 부양가족의 선택에 의한 서비스 제공	지방 자치 단체장의 판단(공급자 위주)
재원	장기 요양 보험료+국가 및 지방 자치 단체 부담+이용자 본인 부담	정부 및 지방 자치 단체의 부담

4) 노인 건강 보장 제도

건강 보장은 국민이 질병, 부상, 분만, 사망 등의 요인으로 인한 생활상의 불안을 예방하거나, 이미 발생한 질병을 치료하여 신체 및 정신적으로 건강한 생활을 유지할 수 있도록 국가가 개입하여 보장해 주는 제도이다. 건강 보장은 각 나라의 역사적·사회적 특수성에 따라 다양한 형태를 갖추고 있다. 재원 조달 방식은 별도의 비용을 수납하지 않고 국가가 조세에 의해 재원을 조달

하는 공적 부조 방식과 서비스 이용자가 일정액의 보험료를 납부하고 일부 금액을 본인이 부담하는 건강 보험의 형태가 있다.

우리나라의 경우 두 가지 건강 보장 방식을 모두 채택하고 있는데, 공적 부조 방식의 건강 보장은 전 국민을 대상으로 한 보편적 서비스를 제공하는 유럽 국가와 달리 저소득층 노인이라는 일부 계층만을 대상으로 하는 잔여적 성격이 강한 보장 방식이다.

우리나라의 노인 건강 보장 체계는 건강 보험, 의료 급여, 노인 건강 지원 서비스, 치매 지원 서비스, 노인 장기 요양 보험 제도, 장사 서비스로 분류할 수 있다. 그러나 현재의 노인 의료 보장 제도는 심각한 노인 의료 문제를 해결하는데 많은 어려움과 문제점을 가지고 있다. 따라서 보다 많은 정책적 지원과 다양한 서비스를 제공할 필요가 있다.

3. 노인 복지 전달 체계

노인 복지 전달 체계는 노인 복지 급여와 서비스가 전달되는데 관련되는 조직적인 체계로서 중앙 정부와 지방 정부, 노인 복지 기관 및 시설을 포함하는 모든 공공 및 민간 조직의 서비스 전달을 위한 네트워크라 할 수 있다. 현대 사회에서 노인 복지는 공식적으로 조직된 활동이고 법률에 의하여 제도화한 것이므로 조직 체계를 통하여 전달되어야 한다.

노인 복지 전달 체계는 중앙 행정 체계와 지방 행정 체계로 나눌 수 있다. 중앙 행정 체계(그림 2-2)의 주무부처는 보건복지부이며, 노인 복지 업무를 관장하는 부서는 인구정책실이다. 이 인구정책실 노인정책관 산하의 노인정책과, 노인지원과, 요양보험제도과, 요양보험운영과, 치매정책과가 노인 복지 업무의 담당 부서이며 업무 분장을 살펴보면 표 2-2와 같다(보건복지부, 2018).

지방 정부의 노인 복지 전달 체계는 중앙의 보건 복지부의 해당 부처의 지도·감독을 받아서 시행되고 있는데, 노인 복지 관련 업무(표 2-3)가 자치 단체별로 전달 체계가 다르고 각 업무마다 담당 부서가 다르다(각 시·도청 홈페이지, 2018).

민간 노인 복지 전달 체계에는 모든 노인 복지 시설과 기관, 관련 단체가 속하지만 대표적인 전달 체계는 노인 복지 시설과 노인 복지관이라고 할 수 있다. 노인 복지 시설은 원장, 사무국장, 사회 복지사 각 1인에 다수의 요양 보호사 등이 노인에게 직접적인 서비스를 제공하고 있으며, 간호팀, 요양 보호팀 등 업무 영역별로 담당 체제로 운영하는 경우가 대부분이다(그림 2-3).

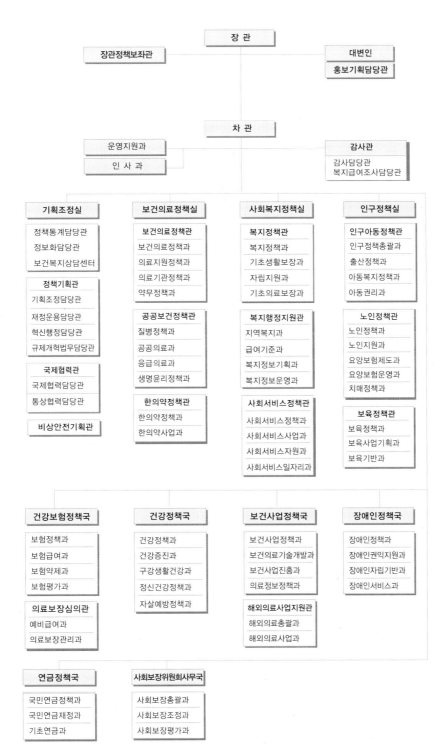

그림 2-2 보건복지부 조직도

표 2-2 보건복지부 노인 복지 담당 부서의 업무 분장(보건복지부 조직도>부서 안내)

부서	주요 담당 업무
노인정책과	1. 노인 보건 복지에 관한 종합 계획의 수립 · 조정 및 조사 · 연구 2. 노인 보건 복지 관련 법령에 관한 사항 3. 노인 실태 조사에 관한 사항 4. 경로 효친 사상 앙양 및 경로 우대제에 관한 사항 5. 노인의 안전 및 권익 향상에 관한 사항 6. 노인 관련 법인 · 단체의 지원 및 육성 7. 노인 보건 복지 관련 국제 협력에 관한 사항 8. 독거노인 보호 및 노인 돌봄 서비스 사업에 관한 사항 9. 노인 여가 · 교육 등 사회 참여 활성화에 관한 사항 10. 노인 주간 및 노인의 날 행사 지원 11. 노인 학대 예방에 관한 사항
노인지원과	1. 노인 일자리 지원에 관한 사항 2. 노인 자원봉사 활성화에 관한 사항 3. 매장 · 화장 · 묘지 등 장사에 관한 다음 각 목의 사항 　가. 장사 정책 관련 종합 계획 수립 및 조정 　나. 장사 관련 법령에 관한 사항 　다. 장사 시설 확충 및 지원에 관한 사항 　라. 국립 망향의 동산 관리소 및 장사 관련 법인 지도 · 감독에 관한 사항 　마. 장사 정보 시스템의 구축 및 운영 　바. 묘지 실태 조사에 관한 사항
요양보험제도과	1. 노인 장기 요양 보험에 관한 종합 계획의 수립 · 조정 및 장기 요양 사업 관리 기관의 관리 · 감독에 관한 사항 2. 노인 장기 요양 보험 관련 법령에 관한 사항 3. 노인 요양 보장 제도의 외국 동향 분석 및 국제 협력 4. 장기 요양 위원회의 운영에 관한 사항 5. 노인 장기 요양 보험 재정의 운영 및 정책에 관한 사항 6. 노인 장기 요양 보험의 가입자 관리 및 지원 정책의 수립 및 조정 7. 노인 장기 요양 보험 대상자 선정 기준 및 등급 판정에 관한 사항 8. 노인 장기 요양 보험과 지역 보건 복지 서비스 연계에 관한 사항 9. 노인 장기 요양 보험에 관한 조사 · 연구 · 홍보 및 통계 관리에 관한 사항 10. 장기 요양 급여 관련 이용 지원에 관한 사항 11. 장기 요양 급여 비용의 본인 일부 부담 기준 수립 12. 노인 장기 요양 보험 관련 전문 인력의 양성 및 제도화에 관한 사항 13. 요양 보호사 교육 기관의 평가 · 관리에 관한 사항 14. 장기 요양 급여의 개발, 급여 기준 및 급여 비용의 산정에 관한 사항 15. 장기 요양 급여의 청구, 심사 및 지불 체계에 관한 사항 16. 장기 요양 심판위원회의 운영 및 권리 구제에 관한 사항 17. 고령 친화 산업과 관련된 종합 계획의 수립 · 조정 18. 고령 친화 산업 관련 규제 완화를 위한 관련 법령 정비의 총괄 · 조정 19. 고령 친화 산업 관련 전문 인력의 양성 총괄 · 조정 20. 고령 친화 산업의 개발 · 지원 21. 고령 소비자의 안전 및 보호 기준에 관한 사항

표 2-2 보건복지부 노인 복지 담당 부서의 업무 분장(보건복지부 조직도>부서 안내)(계속)

부서	주요 담당 업무
요양보험운영과	1. 장기 요양 기관 확충 계획의 수립 및 시행에 관한 사항 2. 장기 요양 기관의 지정 · 변경 · 지정 취소 및 운영 지원에 관한 사항 3. 노인 주거 복지 시설 · 노인 의료 복지 시설 · 재가 노인 복지 시설의 지원 및 육성에 관한 사항 4. 노인 주거, 의료 복지 시설 및 재가 노인 복지 시설 관련 법령 제정 · 개정에 관한 사항 5. 영주 귀국 사할린 한인 동포 지원에 관한 사항 6. 노인 복지 시설, 장기 요양 기관의 통계 생성 및 관리에 관한 사항 7. 장기 요양 기관의 관리 · 감독 및 관련 계획 수립 · 시행에 관한 사항 8. 장기 요양 기관 현지 조사에 관한 계획의 수립 · 시행 및 행정 처분에 관한 사항 9. 장기 요양 기관의 평가에 관한 사항 10. 장기 요양 급여의 사후 관리에 관한 사항
치매정책과	1. 치매 종합 대책의 수립 · 조정에 관한 사항 2. 치매 노인 실태 조사에 관한 사항 3. 치매 관련 법령에 관한 사항 4. 치매 환자 및 그 가족 지원에 관한 사항 5. 치매의 예방 및 관리 등 노인 건강증진에 관한 사항 6. 치매 관리를 위한 전달 체계의 구축 및 운영에 관한 사항 7. 공립 치매 병원의 확충 및 지원에 관한 사항 8. 치매 상담 전화 센터의 운영 및 관리에 관한 사항 9. 치매 극복의 날 행사 지원 10. 치매 관련 연구 및 교육 · 홍보에 관한 사항

자료 : 보건복지부(www.mw.go.kr)

표 2-3 광역 자치 단체의 노인 복지 담당 부서

지역	담당 부서	담당과
서울특별시	복지본부	어르신복지과
부산광역시	복지건강국	고령화대책과
대구광역시	보건 복지국	어르신복지과
인천광역시	여성가족국	노인정책과
광주광역시	복지건강국	고령사회정책과
대전광역시	보건 복지국	노인보육과
울산광역시	복지여성국	노인장애인복지과
경기도	보건 복지국	노인 복지과
강원도	보건 복지여성국	경로장애인과
충청북도	보건 복지국	노인장애인과
충청남도	복지보건국	저출산고령화대책과
전라북도	복지여성보건국	노인장애인복지과
전라남도	보건 복지국	노인장애인과
경상북도	복지건강국	노인효복지과
경상남도	복지보건국	서민복지노인정책과
제주특별자치도	보건 복지여성국	노인장애인복지과

자료 : 각 시 · 도청 홈페이지(2018년)

자료 : 서울노인복지센터(www.seolunion.or.kr)

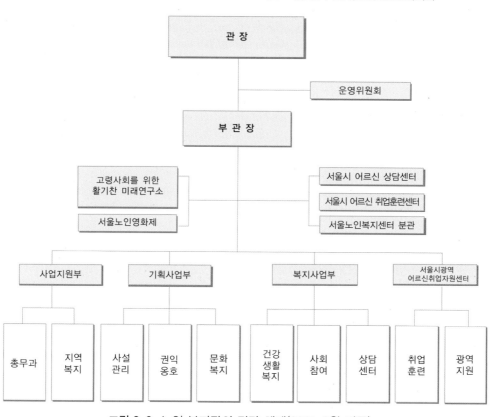

그림 2-3 노인 복지관의 전달 체계(2017. 8월 기준)

4. 노인 복지 재정

　노인 복지 예산은 노인 복지 행정 조직이 노인 복지 증진을 위해 필요한 재원을 동원하고 분배하여, 효율적으로 사용하고 관리하는 과정을 의미한다. 따라서 이는 노인 복지 활동에 사용되는 비용과 직접적으로 관련되어 노인 복지 활동을 결정하는 기능을 지닌다.

　우리나라는 OECD 회원국으로 가입한 이래 매년 사회 복지 지출(Social Expenditure) 추계 연구를 하고 있다. 사회 복지 지출은 사회적 위험에 대한 정부의 보장 수준을 나타내는 지표로서, 우리나라는 1990년부터 2007년까지 연구 결과를 국내에 공표하고 OECD에 제출하였다. 사회 복지 지출은 국민 계정의 국민 소득처럼 한 국가의 복지 지출의 흐름을 규모와 추이뿐만 아니라 기능별, 재원별, 제도별로 분석하는데 의미를 두고 있다(보건복지부, 2011).

　OECD에서 정의하는 사회 복지 지출은 공공 부문의 급여와 법정 민간 부문의 급여로 구성되어 있으며, 가구와 개인이 복지에 불리한 환경에 처해 있는 동안 공적 제도에 의해 조달되는 사회적 급여나 재정적 지원이다. 사회적 급여나 재정 지원 중에서 특정 재화와 서비스의 직접적인 지급이나 개별 계약 또는 이전은 포함하지 않는다(OECD, 2006). 사회 복지 지출의 정의에 따르면 급여는 공적 제도에 의해 기관을 통해 제공되어야 하므로 가구 간 이전이나 개인의 후원 등은 사회 복지 지출에 포함되지 않는다. 또한 사회 지출은 근로에 대한 임금을 포함하지 않으며 교섭에 의한 임금도 포함하지 않는다. 따라서 기업에서 제공하는 교통 수당, 휴일 수당, 보너스 등은 사회 지출에 포함되지 않는다. OECD 작성 기준의 우리나라 사회 복지 지출은 2009년 약 111조 원으로 추계되었으며, 이는 경상 GDP 대비 10.38% 수준에 이른다. 1990년 3.08%에서 2009년 10.38%로 향상(GDP 대비)되었다. 이는 국민 기초 생활 보장 및 사회 보장 제도의 도입과 확충 등 사회 안전망의 기본틀 구축으로 국민 복지 수준이 향상되었음을 알 수 있다.

2-3 노인 복지 정책

1. 노인 복지 정책 개요

노인 복지 정책이란 노인의 욕구를 해결하기 위해 정부 차원에서 시행하는 정책을 말한다. 여기에는 빈곤한 노인의 소득을 보장해 주기 위한 소득 보장 정책, 건강을 보호해 주기 위한 의료 보장 정책, 주거를 보장해 주기 위한 주거 보장 정책, 노인의 역할 상실, 고독, 소외 문제 등을 예방하기 위한 노인 복지 서비스 정책 등이 있다.

노인 복지 정책의 접근 방법은 노인 인구를 특수한 인구 집단으로 따로 분리하여 접근하는 방법과 노인이 지닌 문제를 중심으로 접근하는 방법이 있다. 이러한 두 가지의 접근 방법은 상호 보완적인 개념으로서 인구 중심 접근 방법은 노인 복지법에 근거를 두고 노인만을 대상으로 급여와 서비스를 제공하고 있다. 문제 중심의 접근 방법은 노년기의 빈곤, 질병, 고독과 소외, 무위의 문제들에 대하여 급여와 서비스를 제공한다. 현재 우리나라의 노인 복지 정책에서는 의식주 등 기본 생계를 해결하는 데 어려움이 있는 빈곤 문제는 소득 보장 및 주거 보장으로, 질병과 보호 부양의 어려움 등과 같은 건강 문제는 건강 보장으로, 고독과 소외, 무위(無爲)의 문제는 고용 보장과 사회 서비스를 통하여 해결하려 하고 있다.

2. 노인 복지 정책의 목표

노인 복지 정책의 핵심적인 법적 근거는 노인 복지법이다. 노인 복지법의 목표는 노인의 건강을 유지하고 노후의 생활 안정을 위하여 필요한 조치를 강구하여 노인의 보건 복지 증진에 기여하는 것이다(노인 복지법 제1조). 노인 복지법의 기본 정책은 점차 고령화되어 가는 사회의 변화를 반영하여 생활 보호 대상 노인 중심의 잔여적 서비스에서 일반 노인들을 대상으로 하는 보편적 서비스로, 가족 보호 원칙에서 국가 보호를 강화하는 것으로, 수용 시설에서 재가 복지를 강조하는 것으로, 노인 학대에 대한 법적 장치를 마련하여 노인 인권을 강화하는 것으로 바뀌어 왔다.

그러나 노인 복지법만으로는 저출산과 관련된 급속한 고령화에 대비하기 어렵고 전반적인 경제와 사회 시스템을 변화시켜야 한다는 판단 하에 2005년 저출산·고령사회 기본법이 제정되었다. 이 법에 따르면 가족 친화적 인구 대책을 통해 출산 안정을 도모하고, 고용 확대를 통해 성장 기반을 강화하며, 누구나 안심할 수 있는 노후 생활 보장 체계를 만들고 고령 친화적인 재정·금융 정책을 마련하는 것을 목표로 하고 있다.

3. 노인 복지 정책의 방향

국가의 적극적 노인 복지 책임 이행 의지가 아직 낮은 수준에 머물러 있고 저출산·고령사회에 나타날 것으로 예상되는 노인 복지 수요와 복지 환경의 변화에 대응하기 위하여 2005년 5월 제정된 저출산·고령사회 기본법 제4조에 의거하여 소위 새로마지 플랜 2010으로 불리는 '제1차 저출산·고령사회 기본 계획'이 수립되었다.

새로마지 플랜 2010은 '모든 세대가 함께 하는 지속 발전 가능 사회'라는 비전을 달성하기 위하여, 2006년~2010년까지 저출산·고령사회 대응 기반을 구축하고 2011~2020년까지 출산율 회복 및 고령사회에 대한 성공적 대응을 목표로 설정하고 있다. 이 플랜을 통하여 베이비붐 세대가 은퇴하여 본격적인 고령화가 시작되는 2020년 이전에 노후 생활 안정 대책과 후세대의 부담 완화 방안을 함께 마련하고자 하였다.

새로마지 플랜 2010에서 노인 복지와 직접적으로 연관된 정책 목표는 '고령사회 삶의 질 향상 기반 구축'이다. 즉 이 계획에서는 품위 있는 노후 생활 여건을 조성하고 노인이 생산적인 사회 구성원으로서의 역할을 수행하여 성공적 노후 생활을 영위할 수 있도록 고령사회에서의 삶의 질 향상을 위한 기반을 구축하고자 한다. 이러한 정책 목표를 달성하기 위하여 노인 복지 분야에서 세부 정책 과제와 실천 전략을 살펴보면, ⅰ) 노후 소득 보장 체계를 강화하기 위해 공적 연금 제도를 체계화하고 사적 소득 보장 체계를 확충하며, ⅱ) 건강하고 보호받는 노후 생활을 보장하기 위해 노후 건강 관리 기반을 조성하고 공적 노인 요양 보장 체계를 확립하며, ⅲ) 노후 준비와 사회 참여의 기반을 조성하기 위하여 노후 생활 설계 기반을 마련하고 생산적인 여가 문화 프로그램을 활성화하고, ⅳ) 고령 친화적 생활 환경을 조성하기 위해 고령 친화적인 주거·교통 환경을 조성하고 독거 노인의 보호 및 노인 권익을 향상할 것을 제시하고 있다.

2-4 노인 건강증진 정책

고령화 진전에 따른 노인 인구 증가, 만성 질병 중심의 질병 구조 변화 등으로 노인 건강의 중요성이 커지고 있으나, 노령기 건강 수준은 좋지 않아 중증 질병과 삶의 질 저하를 야기하고 있다. 또한 평균 수명은 증가하고 있지만 질병, 장애 등으로 건강 수명은 10년의 격차가 존재하고 노인 3명 중 1명은 활동 제한이 나타나는 등 급격한 삶의 질 저하를 경험하고 있는 것으로 나타났다.

세계 보건 기구는 2002년 제2차 세계 고령화 회의를 준비하면서 '활기찬 노화'라는 정책의 개념적 틀을 발표하였다. 우리 사회 역시 베이비붐 세대의 노인 복지 제도 구축의 방향에서 '활기찬 노화'에 대한 관심을 표명하기 시작했다.

활기찬 노화란 고령사회 정책과 프로그램 개발을 위한 하나의 접근 방법으로 노화 과정에서 삶의 질을 높이기 위해 건강(health), 참여(participation), 안전(security)의 기회를 최대화하는 과정을 말한다.

활기찬 노화는 문화적 가치와 전통, 성(gender), 경제적 요인, 개인적 요인, 건강과 사회 서비스, 사회적 요인, 신체적 조건 등 복합적 요인들에 의해 결정되며, 이러한 요인들이 노인의 삶에 영향을 미치는 방식을 통해 참여, 건강, 안전이라는 세 정책 영역을 설정하였다. 즉 노인의 건강과 관련된 정책은 삶의 질을 위하여 질병의 예방과 효과적인 치료, 노인 친화적인 환경, 사회적 지지, 건강한 식사, 영양, 신체 활동, 깨끗한 환경과 더불어 노인 부양자에 대한 지원, 지역사회와 가정에서의 노인에 대한 서비스 제공 등을 포함하고 있다.

노인 건강을 중재하는 가장 효과적인 방법 중의 하나는 기능장애의 개선보다는 건강증진을 통해 현 상태를 유지 또는 회복에 중점을 두는 것이고, 이것보다 더 중요한 요소는 예방을 통해 노인의 삶의 질을 증진시키는 것이다. 건강을 증진시키는 요소들로 유전적 요인, 신체 활동, 식습관, 사회 참여와 사회적 지원, 직업 참여, 정신건강과 정신력 등의 요소들이 있다. 이러한 노인 건강증진을 위해 2011년 보건복지부는 국민 건강증진 종합 계획(National Health Plan 2020, HP 2020)을 발표하였다. 국민 건강증진 종합 계획은 국민 건강증진법(제4조)에 따라 국민 건강증진 및 질병 예방을 위해 매 5년마다 수립하는 국가 종합 계획이다. 2002년 제1차 계획(2002~2005) 수립, 2005년 제2차 계획(2006~2010) 수립, 2010년 제3차 계획은 국민 건강증진법 개정안에 따라 2011~2020년에 이르는 10년 계획 수립이고, 2015년 제4차 계획(2016~2020)은 제3차 HP 2020의 중간 수정의 형태로 수립되었다.

HP 2020 구성에 대한 기본 방향은 첫째, WHO의 건강증진의 개념, 둘째, HP 2010에 대한 개괄적 평가, 셋째, 건강 문제와 관련된 우리나라의 환경 변화에 대한 전망을 통해 설정한다고 발표하였다. WHO에서 제시한 "건강"은 포괄적인 건강의 시각(신체적, 정신적, 사회적, 안녕의 상태)을 가진다. 즉 건강을 질병이나 장애가 없는 것 뿐만 아니라 신체적, 정신적, 사회적으로 안정된

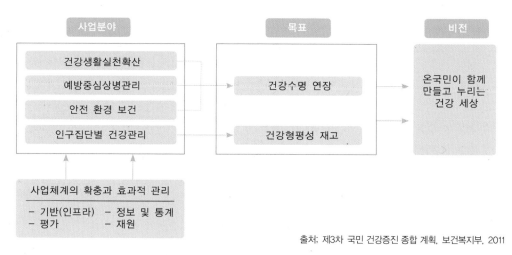

출처: 제3차 국민 건강증진 종합 계획, 보건복지부, 2011

그림 2-4 국민 건강증진 종합 계획의 기본

상태를 가리키고 있다. 또한 건강을 모든 사람의 기본권으로서 인종, 성, 언어, 종교를 초월한 기본권으로 제안하였다. 그리고 위에서 제시한 세 번째 항목이 바로 고령화와 노인 인구 증가, 만성 질환 등 노인 관련 사항들이 포함된 항목이다. 국민의 건강증진에 있어 중요한 변수 중에 하나는 환경 변화에 있으며, 이 중 고령화로 인한 사회 변화에 대처하는 능력이 결국 건강한 수명 연장을 이끌 수 있다는 비전을 제시하고 있다. 그림 2-4는 국민 건강증진 종합 계획의 기본틀을 보여 준다.

HP 2020의 비전은 "온 국민이 함께 만들고 누리는 건강 세상"이다. 즉 국민 모두가 활기 찬 건강과 장수를 누리는 사회를 구축하자는 것이다. 이를 위해 건강 관리 사업 과제를 설정하여 이에 들어가는 세부 항목들에 대해 구체적으로 사업을 진행하겠다고 하였다. 중요한 사업 과제로는 건강 생활 실천의 확산 분야, 예방 중심의 상병 관리 분야, 환경 보건 관리, 인구 집단별 건강 관리, 사업 체계의 확충 및 효과적 관리 등이 있으며, 이중 인구 집단별 건강 관리 분야에 속하는 요소가 바로 노인 인구에 대한 건강증진 계획이다. 중점 과제에 속하는 내용으로 노인에게 적합한 건강 증진, 건강 검진 등 예방 사업을 통해 노년기 신체 및 인지적 건강·기능 상태를 유지 및 향상시키는 것을 목적으로 하고 있으며, 수립된 목표는 ⅰ) 노인의 신체 기능 장애율 감소, ⅱ) 치매 유병률 증가율 감소, ⅲ) 건강 검진 수진율 증가, ⅳ) 노인의 낙상률 증가를 예방하는 것이다.

수립된 목표에 대한 세부 추진 계획을 보면, ⅰ) 급속한 고령화 사회의 진행과 노인 의료비 증가에 따라 운동 등 생활 습관 개선을 통한 의료비 절감 및 보험 재정의 안정적 운영의 필요성에 따른 노인 운동 지원 사업, ⅱ) 고혈압, 당뇨병 등 만성 질환의 환자 개인별 맞춤형 관리 체계를 형성하기 위한 만성 질환 관리 사업, ⅲ) 당뇨 환자의 눈 검진 비율(38%)이 OECD 회원국 중 최저 수준이고 인구 고령화로 인한 시각 장애인 등록 인구의 증가, 당뇨 망막증, 녹내장, 황반변성 등 서구형 노인성 안 질환 증가가 예상되고 있어 실명 예방 및 개안 수술 사업, ⅳ) 고령화에 따른 전립선 질환 및 전립선암 등 노인성 질환의 조기 진단 및 치료를 통한 국민 의료비 절감 및 삶의 질 향상을 위한 전립선 질환 예방 및 치료 사업, ⅴ) 무릎관절증으로 지속적인 통증에 시달리지만 경제적인 이유로 수술을 받지 못하는 노인들을 위한 삶의 질 개선 및 노인 건강 보장 및 의료비 부담 경감을 위한 무릎관절 수술 지원 사업, ⅵ) 치매 예방−조기발견−치료 관리−돌봄에 이르는 치매 관리 체계 내실화 및 치매 환자와 가족의 간병 부담 경감, 치매에 따른 사회 경제적 비용 절감 방안 모색을 위한 치매 관리 체계 구축 사업을 추진하기 위한 계획이 수립되었다[보건복지부, 제3차 국민 건강증진 종합 계획(2011~2020, Health Plan 2020, 2015)].

03 | 노인 심리학

3-1 심리학

심리학(心理學, psychology)은 인간의 행동과 심리 과정을 과학적으로 연구하는 경험 과학의 한 분야를 뜻한다. 인간과 동물의 행동이나 정신과정에 대한 다양한 질문의 답을 찾는 과학 중의 하나가 바로 심리학이다.

1. 개요

심리학의 개요

심리학은 인간의 심리적 과정과 행동 그리고 이 둘 사이의 상호 작용을 과학적으로 연구하는 학문이다. 심리학이라는 단어는 영혼이라는 뜻의 그리스어 psyche와 어떤 주제를 연구한다는 의미의 logos가 합쳐진 것으로, 초기에는 심리학을 '영혼에 대한 탐구'라고 하였다. 이것은 초기 심리학자들이 신학의 영향을 받은 것으로 볼 수 있다. 15~16세기에 라틴어 표현에서 psychologia가 처음으로 사용되었으며, 영단어 psychology는 1694년 Steven Blankaart (그림 3-1)에 의해 가장 먼저 쓰여진 것으로 알려져 있다. 이 분야에서의 전문가나 연구자들은 일반적으로 심리학자 또는 심리사(psychologist)라 불린다. 심리학자들의 목표는 정신적(심리적) 기능들이 인간의 행동에 어떠한 영향을 주는지 그리고 그 정신적 기능을 구현하는 생리학적·생물학적인 과정들을 탐구하는 것이다.

심리학의 정의는 그 연구 주제와 함께 시간의 흐름에 따라 변하였다. 심리학이 과학으로 등장하게 된 19세기 후반이 되어서야 비로소 '정신과학'으로 인정받게 되었다.

1980년대에 들어 윌리엄 제임스(William James)(그림 3-2)는 심리학을 '정신적인 삶에 대한 과학'이라고 정의하였으나, 이후 존 왓슨(John B. Watson)(그림 3-2)과 같은 급진적 행동주의자들은 이에 동의하지 않았다. 이들은 마음을 일종의 블랙박스로 보고 탐구될 수 없는 대상으로 간주한 한편, 이 블랙박스를 통제하는 외부 자극과 그 자극을 이용해 블랙박스가 산출하는 행동에 관심이 있었다. 때문에 왓슨은 '인간의 행동을 통제하기 위한 유용한 정보의 습득'으로 심리학을 정의하기도 하였다. 이후 심리학이란 용어는 인간의 마음과 행동에 대해 과학적 방법론을 이용해 연구하는 분야를 지칭하는 표현으로 사용되고 있다.

2. 발달 심리학

"노인 심리학"은 고령화 사회로 접어드는 선진국들에서 특히 수요가 많은 분야이다. 그러나 노인 심리학은 발달 심리학의 한 부분으로 연구되어 왔으며, 최근 연구되기 시작한 발달 심리학의 역사에서도 장·노년기 발달에 대한 연구는 매우 짧은 것 또한 사실이다.

1) 발달 심리학의 개요

심리학에 대한 연구를 인간의 발달 과정 속에서 접근하는 분야이다. 대부분의 다른 심리학의 연구 분야들이 주로 성장 과정을 완전히 거친 성인기의 인간을 대상으로 연구를 시행하기 때문에, 발달 심리학은 그 통시적인 접근 방식에서부터 큰 의의를 지닌다.

학자의 범위가 가장 넓은 심리학 중 하나이다. 전공 학문에 구애받지 않고, 발달 과정을 이해하려는 모든 학자가 발달 학자로 설명될 수 있다. 넓게 보자면, 인간의 신체적 발달을 탐구하고 그에 맞는 의술을 적용하려는 의사 역시 발달 학자로 설명할 수도 있으며, 학생의 발달 과정을 기반으로 한 효과적인 교육 과정을 수립하려는 교육학자 역시 발달 학자이기도 하다.

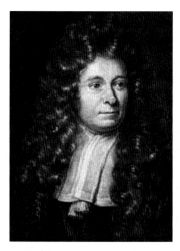

그림 3-1 Steven Blankaart

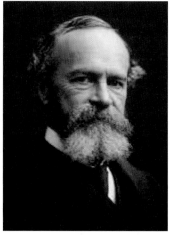

그림 3-2 William James, John B. Watsonrt

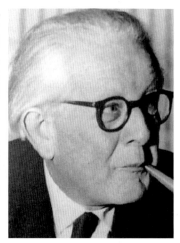

그림 3-3 장 피아제(Jean Piaget)

게다가 어떤 심리학 주제건 간에 발달은 피해갈 수 없는 화두이다. 시각 기능을 연구하는 감각 심리학자는 출생 후 시각기관의 발달을 연구하다 발달 심리학을 만나게 된다. 기억을 연구하는 인지 심리학자는 노인들의 기억능력을 연구하다 발달 심리학을 만나게 된다. 이타성을 연구하는 사회 심리학자는 어린이들의 이타적 행동을 연구하다 발달 심리학을 만나게 된다. 종교적 몰입을 연구하는 종교 심리학자는 연령에 따른 종교적 헌신의 차이를 연구하다 발달 심리학을 만나게 된다.

어떤 주제건 간에 결국 작게는 연령 변인, 크게는 발달 궤적에 대한 이해가 전제되지 않고는 어느 정도 이상 심도 있는 논의가 불가능하다. 발달 심리학과 발달 학자의 핵심적인 목표는 발달의 기술, 발달의 설명, 발달의 최적화이다. 이는 각각 인간 발달과 그로 인한 행동의 주의 깊은 관찰을 의미하는 것과 그렇게 수집된 정보를 통해 발달 과정의 행동 변화를 총집하고 설명하는 것 그리고 설명된 이론, 가설, 발달 법칙 등을 통해 '인간이 긍정적인 방향으로 발달하는 것을 돕는' 것이다. 유아기 · 영아기의 아동들에게서 앞에서 언급한 인간의 심리적 과정 및 그것이 반영된 행동이 언제부터 나타나기 시작하는가를 규명하는 것이 주된 경향이다.

특히 인간 발달의 연대적 조망을 참조하면, 성인 이전까지 태내기, 영아기, 걸음마기, 학령전기, 아동중기, 청소년기 등으로 세분화되어 분류되는데, 청소년기까지가 약 20년 정도 된다. 다만 발달 학자 다수는 '성인'을 부모에게서 경제적, 정신적으로 완전히 독립된 사람으로 규정하므로 대학생 등의 독립하지 못한 성인도 청소년기에 포함될 수 있다.

2) 장 피아제(Jean Piaget)의 발달 심리 이론

장 피아제(그림 3-3)는 매우 유명한 발달 심리학자이다. 피아제에 의하면 영아는 생물 유기체에 불과

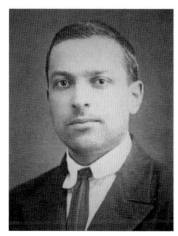

그림 3-4 레프 비고츠키
(Lev Semenovich Vygotsky)

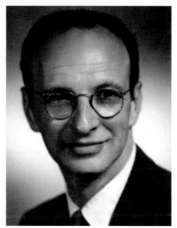

그림 3-5 유리 브론펜브레너
(U. Bronfenbrenner)의
생태학적 관점

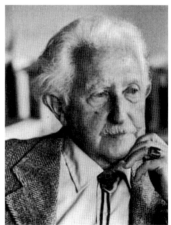

그림 3-6 에릭 에릭슨(E. Erikson)의
전 생애 발달단계 이론

하며 몇 가지 반사적인 충동을 가지고 있을 뿐이라고 하였다. 영아는 외부 세계와의 접촉을 통해서 발달한다고 하였으며, 피아제의 발달 이론은 유기체의 적응 구조를 나타내는 스키마(Schema)와 유기체가 외부와 상호 작용으로 적응해 가는 구조를 나타내는 동화(assimilation)와 조절(accomodation)이라는 개념으로 설명할 수 있다.

장 피아제는 인간 인지 발달 단계를 4단계로 구분하였는데 이는 교육 심리학에 대단한 공헌을 하였다.

1단계 감각 동작기(0~2세): 언어가 없으며 모든 사물을 자기중심적으로 파악한다.

2단계 전 조작적 사고기(2~7세): 사물의 이름을 인지하고 언어가 발달된다.

3단계 구체적 조작기(7~11세): 개념을 형성하며 논리적 추리력을 갖게 되고, 타인의 관점에서 생각할 수 있게 된다.

4단계 형식적 조작기(11~15세): 추상적인 사물에 대해 논리적으로 사고할 수 있다.

3) 레프 비고츠키(Lev Semenovich Vygotsky)의 인지 발달 이론

레프 비고츠키(그림 3-4)는 임상 실험을 통해 어린이를 대상으로 한 교육 심리학 연구에 집중하였으며, 생물학적 반응(또는 조건 반사)이라는 개념을 심리학에 도입하였다. 그는 생물학적인 토대에서 사회적 환경과 적절히 어울려 심리적 반응이 작용한다고 생각하였다.

어린이의 교육은 학습 효과가 증대될 수 있는 환경을 갖추는 것이 중요하며 교사의 지도에 따라 어린이는 능동적으로 교육에 참여한다고 역설했다. 또한 인간은 사회적, 역사적 경험을 축적하기 때문에 능동적 학습으로 지적인 발달을 이룰 수 있다고 보았다.

4) 유리 브론펜브레너(U. Bronfenbrenner)의 생태학적 관점(그림 3-5)

브론펜브레너의 이론은 1940년대 후반 바커가 창시한 '생태 심리학' 이론을 지지하고 확장하며, 인간의 발달에 영향을 미치는 생태학적 환경은 일련의 겹구조로 이루어져 있다고 보았다.

4가지의 환경 체계(미시 체계, 중간 체계, 외 체계, 거시 체계)가 겹구조로 배열되어 있으며, 구조적 체계의 본질은 상호 작용적이라고 하였다. 유기체는 학습자를 나타내는 것이고, 미시 체계는 서로 명확하게 구별되면서도 동시에 다른 미시 체계와 상호 작용으로 연결되어 있다(가정, 학교, 또래 집단 등). 미시 체계의 부모, 친구, 선생님들은 아동과 밀접하게 상호 작용함으로써 영향력을 행사한다고 하였다. 학습자의 발달에 대한 연구는 이 미시 체계에 집중되어 있다.

중간 체계는 미시 체계들 사이의 연결망에 해당한다. 어린이가 읽기를 배우는 능력은 학교에서 어떻게 교육하는가에 달려 있지만, 동시에 학교와 가정의 유대감의 본질에도 영향이 있을 것이다. 가정생활과 학교생활, 가정생활과 친구 관계 등의 상호 연관성으로서 부모와 관계가 원만하지 않은 학습자는 친구와의 관계도 원만치 않은 경우가 많은데, 이때 중간 체계가 학습자의 발달에 영향을 미친다고 볼 수 있다. 학교와 가정의 유대감이 단절되어 있거나 불신의 상태라면 학습자에 대한 상호적 정보 교환이 어려울 수 있기 때문에 문제점 발생 시 원인과 해결책을 찾아내기 어렵다.

외 체계는 학습자의 발달에 영향을 미치지만 직접적인 영향을 미치지 않는 생태적 환경을 의미한다. 지역사회 수준에서 기능하고 있는 사회의 주요 기관으로 직업 세계, 대중 매체, 정부 기관, 교통 시설, 통신 시설 등이 포함되며, 부모의 직업, 이웃 등은 아동기 외 체계의 대표적인 예이다. 부모의 직업은 학습자가 직접적으로 경험하는 것은 아니나 부모의 행동에 영향을 줄 것이고, 이것은 자녀의 양육 방식에도 영향을 미칠 것이다. 또 살고 있는 지역의 놀이터, 문화 시설 등은 아동의 경험의 폭을 다르게 할 것이다. 교육청이나 국가 기관에서의 정책이 영향을 미치는 것도 여기에 속한다고 볼 수 있다.

거시 체계는 위의 묘사한 모든 체계들을 포함하여 특정 문화권의 일반적인 신념과 가치관, 이데올로기라고 정의할 수 있다. 법적, 정치적, 사회적, 교육적, 경제적 체계 등이 이에 속한다. 이는 명백한 형태를 가진 것도 있으나 대부분의 경우 비형식적인 것으로 관습과 일상생활 습관 등이 포함된다. 한국에서 태어난 어린이가 한국에서 자라는 것과 한국 어린이가 미국에서 태어나 자라는 발달적 특성은 두 문화권의 차이에 의해 크게 달라질 것이다.

시간 체계는 앞의 네 체계에 시간 차원을 더하여 학습자의 발달을 한 시점의 사건이나 경험이 아닌 사회 역사적 환경으로 해석한다. 최근 여성들의 취업에 대한 욕구는 대단히 커서 10~20년 전과 매우 다르다. 이와 같이 시대가 흐름에 따라 달라지는 경향을 시간 체계라 한다.

5) 에릭 에릭슨(E. Erikson)의 전 생애 발달 단계 이론(그림 3-6)

에릭슨의 심리 사회적 발달 이론(psychosocial development theory)은 모든 유기체는 특정한 목적을 갖고 태어나고, 성공적으로 발달하면 이 목적을 완수한다고 보는 후성설(後成說)을 기반으로 한다. 프로이트의 정신성 발달 이론(psychosexual development theory)이 청소년기까지 설명하고 성인기 이후는 별다른 언급이 없었던 것에 비해 에릭슨은 청소년기 이후의 성인기를 초기 성인기, 중년기, 노년기로 나누어 전 생애를 다루었다.

인간에게는 미리 정해진 8개의 발달 단계가 있는데, 모든 사람들은 유전적 기질을 바탕으로 사회적 환경과 상호 작용하면서 한 단계씩 거친다. 각 단계를 성공적으로 완수하면 정상적이고 건강한 개인으로 발달해 나갈 수 있지만, 어느 단계에서 실패하면 그 단계와 관련한 정신적 결함을 갖고 살아가게 된다. 이때 발달 단계에 따라 발달 과업이 정해져 있고, 이를 해결하여 그 핵심적 가치를 달성했는지의 여부에 따라 발달 정도를 판단할 수 있다.

프로이트의 정신 분석은 초기 아동기에 부모와의 경험을 가장 중요한 상호 작용으로 보지만, 에릭슨의 이론은 그보다 넓은 사회적 경험들, 가족 외의 사람들과 맺는 인간관계의 경험들도 자아의 발달에 중요한 영향을 미친다고 했는데 이는 두 이론의 가장 큰 차이점이다.

(1) 생후 1년 사이에 경험하는 '신뢰 대 불신(trust vs. mistrust)' 시기

이 시기에 아기가 원하는 것을 일관되게 얻고 욕구를 만족스럽게 충족하며 자신이 안전한 곳에서 살아가고 있음을 경험하면, 이 세상을 살 만한 곳이라고 신뢰하게 된다. 에릭슨은 인간의 가장 밑바탕에서 버팀목이 되어 주는 덕목을 '신뢰'라고 본 것이다.

(2) '자율성 대 수치심과 의심(autonomy vs. shame & doubt)' 시기

이 시기에는 아이의 자율성에 대해 부모가 지나치게 통제하고 혼내면 수치심과 의심을 갖는다. 이제 걸음마를 시작하고 세상을 탐색해 나가는 2세경의 발달 과제이다. 환경에 대해 자유롭게 탐색하고 충분히 경험하여 성취감을 느끼면 자율성이 생기지만, 이때 부모가 지나치게 통제하고 혼내거나 겁주면 수치심과 의심을 갖는다.

(3) '주도성 대 죄의식(initiative vs. guilt)'의 시기

프로이트의 오이디푸스기와 겹치는 시기로, 또래들과 경쟁하고 자기가 원하는 것을 적극적으로 주장하는 동안 아이의 주도성이 길러진다.

(4) '근면성 대 열등감(industry vs. inferiority)'의 시기

'근면성 대 열등감(industry vs. inferiority)'의 시기는 초등학교에 입학하는 학령기 연령대로, 이때부터는 열심히 노력하는 것을 통해 성취감을 맛보기 시작한다. 그리고 자기가 노력한 만큼의 결과를 얻지 못하면 주변 또래 집단에 비해 뒤떨어진다고 느끼게 되어 열등감이 생긴다.

(5) '정체성 대 혼돈(identity vs. role confuison)'의 시기

청소년기에 접어 들면 내가 누구인지, 또 사회에서 어떤 역할을 할 수 있는지에 대한 개념을 형성하면서 건강한 정체성이 만들어지지만, 이를 해내지 못하면 혼돈의 심리 상태에 빠져서 모든 것을 부정하거나 정서적으로 큰 괴로움을 겪는다.

에릭슨은 특히 이 시기에 주요한 두 가지 과제가 있다고 하였다.

하나는 자신이 어느 집단에 속하여 그 집단의 책임과 의무를 완수하는 '소속감(commitment)'이고, 다른 하나는 가족의 울타리 밖에서 새로운 것을 찾아보려고 시도하는 '탐색(exploration)'이다. 이 두 가지를 모두 잘 해내면 성공적인 정체성을 형성할 수 있다.

만일 소속감만 있고 탐색할 용기가 없으면 '정체성의 조기 마감(foreclosure)'이 일어난다. 부모나 사회가 정해준 "너는 이런 삶을 살아야 해"라는 것만 지킬 뿐, 그 외의 다른 것에 대해서는 시도해 볼 엄두를 내지 못한다. 모범생으로 자라서 대기업에 취업해 부모가 원하는 배우자를 만나 결혼하는 삶도 이러한 예로 볼 수 있는데, 그런 경우에도 언젠가는 갑갑함을 느끼고 일탈을 시도한다.

반면, '소속감'을 거부한 채 '탐색'만 하고 싶어 하는 사람은 '모라토리엄(moratorium)'에 머무른다. 어딘가 소속되어 해야 할 의무들을 거부한 채 그저 새로운 것만 찾아보겠다고 모든 발달 과제를 뒤로 하고 여행만 다니거나, 무엇이든 시도만 할 뿐 끝을 맺지 못하는 것이다. 취업을 미룬 채 계속 새로운 공부를 하고 자격증을 따겠다고 준비만 할 뿐 무엇 하나 실체가 있는 일을 하지 못하는 경우를 예로 들 수 있다.

(6) '친밀감 대 고립감(intimacy vs. isolation)'의 시기

20~40세 사이의 초기 성인기로 이 단계는 가족이 아닌 이성이나 친구와의 관계를 얼마나 친밀한 사회적 관계로 만들 수 있는지가 중요한 임무이다. 적절한 친밀감을 형성할 수 있어야 결혼하여 가정을 이루거나 직업을 갖고 사회적 정체성을 만들 수 있다. 이를 성취하지 못하면 자신의 삶이 고립되어 있다고 느끼며 강한 우울감에 빠질 수 있다.

(7) '생산성 대 침체성(generativity vs. stagnation)'의 시기

이 시기는 중년기로 자기가 직접 성취하는 것보다 후배들에게 도움을 주면서 성취감을 느끼고, 이를 통해 후배들에게 감사를 받는 것이 중요해지는 시기이다. 이때 자기가 물려줄 만한 것이 하나도 없다고 느끼면 침체에 빠진다.

(8) '자아 통합 대 절망(ego integrity vs. despair)'의 시기

이제는 인생을 정리하고 돌아보면서 삶의 의미에 대해 음미하고 이해하려는 노력이 중요한 시기이다. 이 단계를 잘 넘긴 사람은 삶의 통찰과 지혜를 얻는다.

3. 노인의 성격 특성의 변화와 적응 형태

흔히 아동기와 청소년기를 지나 성인기, 장년기 그리고 노년기에 이르게 될 때 "사람이 많이 달라졌다"고 말한다. 또는 나이가 들고 보니 그렇게 공격적이고 괄괄하던 사람이 "철이 들었다" 또는 "세상을 알게 되었다"고도 한다.

유전적 소질과 육아 과정을 통하여 아동기에서부터 나타나는 성격 특성이 일생 동안 계속 유지되는지 혹은 많이 변화하는지에 대해서는 논란이 많다.

한 개인의 성격 특성은 전 생애를 통하여 비교적 일정하게 유지된다고 하나 다른 한편, 연령이 많아짐에 따라 새로운 역할과 경험을 하게 되고, 새로운 성격 형태를 얻게 되어 같은 상황에 처하더라도 연령 단계에 따라 전혀 다르게 반응하게 된다. 직업, 경제적 여건, 건강 수준, 거주지 그리고 사회적 지위에 따라 각자 다른 경험과 관점을 갖게 되고 이러한 경험이 소년기로부터 노년기에 이르기까지 진 생애를 통하여 개인의 성격 특성 형성에 커다란 몫을 하게 된다.

1) 성격 특성의 연속성

청년기의 성격 특성이 노년기에도 그대로 유지된다고 보는 연구도 상당히 많이 있다. 이는 10년 혹은 20년 후에는 성격이나 행동 특성이 많이 변화될 것이라는 선입견을 갖기 쉬우나 반드시 그렇지는 않다는 증거를 보이는 것이다. 개인이 자신의 성격을 별다른 변화 없이 일정하게 유지해 오고 있다는 사실이 지적되고 있다.

특히 우드러프와 비이렌(Woodruff과 Birren)의 연구는 이들 가운데 대표적인 것이다. 이들은 1944년 당시의 대학생에게 성격 검사와 자아 적응 검사를 실시한 후 그 25년 후인 1969년에 다시 동일한 대상자들에게 같은 내용의 검사를 실시하였다. 그 결과 이들은 성격 특성과 자아 적응의 양식에 있어서 많은 변화가 있었을 것이라고 스스로 지각하고 있었으나 실제로 검사 점수를 보면 별다른 변화를 보이지 않고 25년 전과 거의 일치하는 경향을 보이고 있다.

즉, 성격 검사 점수가 실제로는 모두 150점 이상 수준에 머물러 있으나, 1969년에서 과거를 회상해 볼 때 140점대로 떨어진 것으로 잘못 지각하고 있었다.

또한 개인의 성격 변인의 하나인 인지 양식에 있어서도 그 개인의 지적 능력만 계속 유지된다면 일생을 통하여 일정하게 유지된다. 즉, 장 독립적인 사람은 장 의존적인 사람보다 노년기에 가서도 더욱 장 독립적인 경향을 나타낸다.

또한 미셸(Walter Mischel)의 주장에 따르면, 사람은 누구나 자기 자신과 주위의 세계를 보는 관점(자아 개념 등)에 있어서 일생을 통해 상당한 일관성을 유지하고 있다. 이는 기나긴 일생을 통하여 자기의 주위 환경과 세계 속에서 일어나는 변화가 대단히 많은데 이러한 변화를 최소한도로 적게 지각함으로써 자기 자신의 대 사회적 관계 즉, 타인과의 인간 관계에서 평형을 유지한다는 것이다.

이상의 사실들을 요약해 보면 개인이 지적 능력만 일정하게 유지할 수 있다면 자기 묘사를 통한 성격 특성, 인지 양식, 그리고 자기 자신과 주위 환경을 보는 관점 등은 나이가 많아지더라도 일정하게 계속 유지한다고 하겠다.

그러나 이와는 반대로 연령 증가와 상황의 변화에 따라 성격 특성과 행동 특성이 많이 변화한다는 학술적 근거도 최근 많이 나타나고 있다.

2) 성격 특성의 변화

개인의 성격특성이 전 생애를 통하여 일관성을 지닌다는 주장이 있는 반면, 성격 특성이 변화된다는 입장도 최근 심리학, 사회학 그리고 기타 인접 사회 과학 분야의 연구 결과가 뚜렷이 증명되고 있다. 왜냐하면 성격이란 주어진 상황에서 주어진 사회적 역할에 따라 결정되는 측면이 많으므로 다른 사람이 나 자신에게 거는 기대감을 전제로 한다. 개인의 성격 특성이 다른 사람이 거는 기대에 부응하면 정적인 강화를 받게 되고, 만일 그 상황에 적절하지 못하면 결국은 다른 사람이나 상황이 요구하는 형태로 자신의 성격 특성을 바꾸어 나가게 된다.

그러나 성격의 형성과 유지 그리고 변화의 과정은 개인이 가진 소질적인 성향과 개인이 일상생활 속에서 지각하고 반응하는 상황과의 상호 작용에 따라 전체적 행동이 결정된다.

앞에서 언급한 에릭슨(Erikson)은 그의 심리 · 사회 발달 단계론을 통하여 7단계(장년기)를 생산성 또는 자아 탐닉의 단계로, 그리고 마지막 8단계(노년기)를 자아 통합 또는 절망감의 단계로 보았다. 그리고 노년기의 성격 특성은 청년기 · 장년기의 성격 특성과 적응 양식에 뿌리를 두고 그 양상을 달리하게 된다고 하였다. 따라서 장년기와 노년기를 구분하여 몇 가지 특성을 고찰하려고 한다.

(1) 장년기(대체로 45세~55세 연령 범위)

① 신체에 대한 민감한 반응

이미 중년기부터 나타나는 경향으로 자신의 건강 상태에 대해 과민한 반응을 보이는 현상을 말한다. 다시 말하면, 특별히 아픈 곳이 없는데도 몸이 아프다고 불평하며, 이것이 중년기의 노화 과정 때문이라고 스스로 생각하게 된다. 이는 청년기에 누려왔던 최고 수준의 신체적 건강 상태를 계속해서 유지하려는 갈망과 노력으로 해석되고, 이러한 심리적 경향이 지나치면 신경증의 일종인 건강 염려증의 가능성도 나타나게 된다.

② 시간 전망의 변화

인간은 45세를 전후하여 자기의 일생 전체라는 긴 시간을 보는 관점이 달라진다. 이 연령에 이르면 일생의 마지막 순간인 죽음에 대하여 어떤 개념을 갖기 시작한다. 어린아이는 인생의 마지막 지점이라는 관념이 들어오지 않으므로 생일이 될 때마다 한 살씩 더해 가고, 중년 이후부터는 죽음의 순간에서 한 살씩 빼어 나가 나이를 거꾸로 계산하게 된다. 즉 연령은 늘지만 사실상 생애는 나날이 짧아지는 것으로 파악하게 된다.

③ 자기 이해의 수단

사람이 장년기에 이르면 자기 이해의 수단으로 삼면경을 사용하는 것이 특징이다. 즉, 젊은 시절 건강하던 부모가 팔순 노인이 된 모습, 어린아이라고 보았던 자녀들이 대학 졸업, 취직, 결혼할 정도로 성인이 된 모습, 그리고 현재 50고개에 접어든 자기 자신이란 세 개의 거울을 동시에 들여다보게 된다. 이 거울을 통하여 자기 자신을 비추어 보고 통합하여 자신이 이제는 결코 청년이 아니라 이미 장년기에 와 있다는 현실을 부정할 수 없게 된다.

④ 중심성 경향

이 시기는 직업을 가진 장년들에게는 자기 직업에 있어서 전문가로서의 지신감이 넘치는 시기이다. 그 직업이 기능공이든 상인이든 혹은 변호사·의사와 같은 전문직이든 상관없이 이미 자기 직업에 수십 년간 종사했으며 그 분야의 경험과 능력을 갖추고 있다. 따라서 모든 업무를 남의 지도 없이 처리할 수 있는 '전문가'라는 확신을 갖게 되는데 이를 중심성 경향이라고 부른다.

⑤ 내향적 경향

청년기와는 달리 장년기에 이르면 일생생활의 모든 사고와 행동에 있어서 내성이 중요시되고 내면화의 경향이 증가한다. 새로운 지식의 흡수나 중요한 결정을 내려야 할 때 자신의 오랜 경험에 비추어 보고 나서 신중히 검토하고 조심스럽게 판단하고 행동하게 된다.

⑥ 폐경기에 대한 반응

중년기에 도달한 남성보다 폐경기에 도달한 여성은 우울증이 나타나고 이제 늙었다는 불안감에 휩싸인다고 알려져 왔다. 이는 자신이 더 이상 생식 능력을 갖지 못하게 되는 생리적 변화를 통하여 노화를 실감하기 때문이다. 하지만 최근에 와서는 중년 여성들이 임신 가능기가 끝난 사실을 오히려 마음 가볍게 여기며 전혀 우울증 경향을 보이지 않는다는 상반된 보도도 있다.

그러므로 여성들이 우울증 내지 정신·신체적 증세를 보이는 것은 생물학적 연령 증가에 따른 생리적 변화에 그 원인이 있다기보다는 장년기가 인생의 주기로 보아 마지막 자녀가 장성하여 가정을 떠나고 늙은 부부 두 사람만 남게 되는 이른바 '텅 빈 새둥우리 시기'와 일치하기 때문인 것으로 생각된다.

(2) 노년기(60세 이후)

① 우울증 경향의 증가

연령 증가에 따른 우울증 경향의 증가는 일반적인 현상이다. 이는 장년기의 여성이 폐경기라는 생리적 변화를 겪고, 자녀들이 장성하여 가정을 떠나는 시기에 흔히 나타난다.

이에 반하여 노년기 전반에 걸쳐 증가하는 우울증은 노령에 따른 스트레스에 그 원인이 있는 것으로 분석되고 있다. 즉, 신체적 질병, 배우자의 죽음, 경제 사정의 악화, 사회와 가족들로부터의 고립, 일상생활에 대한 자기 통제 불가능 그리고 지나온 세월에 대한 회한 등으로 전반적으로 우울증 경향이 증가한다. 그리하여 이런 노인들은 불면증, 체중 감소,

감정적 무감각, 강박 관념, 증오심 등의 구체적 우울 증세를 나타내기도 한다.

그러나 이 우울증 경향은 특히 개인의 적응 능력 수준에 따라 그 정도가 달라지거나 이를 전혀 보이지 않는 노인들도 많이 있다. 그것은 실제적 연령자체보다는 개인이 가진 생리적인 능력과 후천적 경험을 통한 적응 능력과 비교하여 그가 받는 신체적, 심리적, 사회적 스트레스가 어느 정도 큰가에 우울증의 발생 여부가 달려있다.

② 내향성 및 수동성의 증가

노화해 감에 따라 사람은 사회적 활동이 점차 감소하고 사물의 판단과 활동 방향을 외부보다는 내부로 돌리는 행동 양식을 갖게 된다.

특히 신체 및 인지 능력의 감퇴와 더불어 자아상이 달라지고 업무 처리에 있어 왕왕 무사하게 지나가려는 경향을 띠기도 한다. 이와 같은 주장은 자아 에너지 투입의 감소에서 더욱 두드러지게 나타난다. 다섯 장의 TAT 그림을 이용하여 노인들이 꾸며 내는 이야기의 내용을 분석하여 자아에너지 투입 문제를 고찰했다.

이때 노인들이 꾸민 이야기 속에 나타난 ⅰ) 그림에 없는 인물의 삽입 등장, ⅱ) 심리적 갈등의 표함, ⅲ) 인물의 활동성 정도, ⅳ) 인물의 감정과 정서의 정도 등 네 가지 기준에 따라 그 내용을 분석하였다. 그 결과를 보면 노인은 이야기 속에 자아 에너지의 투입이 적었으며 외부 자극보다 자기 자신의 사고, 감정 등 내부 자극을 향해 더 많이 반응하고 있다. 또한 생활상황에 감정의 투입을 덜 하며 자기 주장을 관철함에 있어 지구력이 약할 뿐만 아니라 새로운 것에 도전하기를 꺼린다.

또한 자아 에너지의 감소에 따라 자아 적용 양식의 변화도 일어난다. TAT 검사를 사용하여 노인이 환경을 조절하는 형태를 세 가지로 분류하였다. 즉, ⅰ) 자아 기능이 강렬하게 작용하여 모든 문제를 자기 스스로 능동적으로 해결하는 능동적 조절, ⅱ) 자기 일을 누군가의 도움을 받아 해결하려는 수동적 조절, ⅲ) 스트레스에 짓눌려 자아 기능을 제대고 하지 못하고 부적응적이 되어 적극적인 노력이나 시도는 하지 않은 채 문제의 해결을 오로지 신비나 우연에 내맡겨 해결하려는 신비적 조절이 있다. 성별에 관계없이 연령이 증가할수록 능동적 조절은 감소하고 신비적 조절이 증가한다.

③ 성 역할 지각의 변화

투사법(TAT 검사)을 사용하여 그 주인공의 성 역할 지각 상황을 보면 늙어갈수록 남녀의 성 역할이 달라지는 것으로 나타나고 있다.

특히 노년기(55~70세)의 피험자들은 이야기 속의 남자 노인을 더욱 수동적이고 위축되어 가는 것으로 보고 여자 노인은 오히려 더 능동적이며 권위적으로 된다고 보고 있다.

즉, 노인은 이전과는 달리 일생 동안 자기 자신에게 억제되었던 성 역할의 방향으로 전환되어 간다는 것이다. 그리하여 늙어갈수록 남자는 유친성과 양육 동기가 더 증가하고 여자는 공격성, 자기중심성 그리고 권위적 동기가 더 증가한다는 것이다. 이렇게 보면, 남녀 모두 만년에는 양성화되어 간다고 할 수도 있겠다. 그리하여 평생을 통하여 남성성을 많이 소모한 남자 노인에게는 여성성이 많이 남아있게 되고 여자 노인의 경우는 이와 반대로 남성성이 많이 남아 있게 된다. 그러한 경향은 특히 육체적 영역에서보다 사고 · 판단 · 행동과 같은 정신적 영역에서 더욱 뚜렷이 나타난다고 한다.

④ 경직성의 증가

경직성이란 융통성과 반대되는 개념으로서 어떤 태도 · 의견 그리고 문제 해결 장면에서 그 해결 방법이나 행동이 옳지 않거나 이득이 없음에도 불구하고 옛날과 마찬가지 방법을 고집하고 이를 여전히 계속하는 행동 경향을 말한다. 즉, 새로운 자동차가 발명되었는데도 이를 운전하기보다는 옛날에 쓰던 우마차를 타려 하듯이 종래에 하던 안전한 방법을 고집하고 새로운 지식의 흡수를 위해 옛것을 과감히 버리거나 바꾸려 하지 않은 것을 한 예로 들 수 있다. 따라서 노인은 동작성 지능 검사에서 점수가 낮고 학습 능력이 저하되는데 이것은 노화에 따른 지능의 쇠퇴라기 보다는 경직성의 증가에 따라 학습 및 문제 해결 능력이 감소하기 때문이 아닌가 생각된다.

⑤ 조심성의 증가

일반적으로 보면 노인이 될수록 행동이 더욱 조심스러워진다. 그런데 이들이 늙어갈수록 조심성이 증가하는 이유에 대해서는 몇 갈래로 이론적 쟁점이 나누어지고 있다. 첫째, 노인 스스로의 의지로써 정확성을 더욱 중요시하기 때문에 조심성이 증가한다는 동기 가설과 둘째, 시각 · 청각 등 감각 능력의 감퇴를 비롯한 신체적 · 심리적 메카니즘의 기능이 쇠퇴한 결과 그 부산물로 부득이 조심스러워진다는 결과 가설이 두 갈래로 논쟁을 벌이고 있다.

그런데 이 두 가지 가설 가운데 어느 것을 채택한다 하더라도 노인들의 행동이 청 · 장년들보다는 훨씬 조심스러워진다는 것은 명백히 드러나 있다. 더구나 노인들은 타인에 대하여 자신의 체면을 손상시키지 않으려는 경향이 강하기 때문에 어떤 질문에 대하여 '정답을 말하기'보다는 '오답을 말하지 않기'에 더욱 세심한 주의를 기울인다. 이러한 경향은 연령이 20~30대에는 일을 단시간에 해치우는 작업의 '속도'에 중점을 두지만, 40대 이상에 달하면 일의 속도보다는 '정확성'에 초점을 맞춘다는 주장과도 관계가 있다.

조심성 증가에 관한 세 번째 이론은 확신 수준에 관한 가설이다. 이는 노인의 경우 결정에 대한 자신감이 감퇴하기 때문에 사태에 대한 확실성(혹은 확률)이 높아야만 비로소 어떤 결정과 반응을 하게 된다.

즉, 청각 검사나 짝짓기 학습 과제 등에서 청년과 노인들은 응답하는 경향에서 차이를 보인다.

청각 검사의 경우, 음향 발생기나 라디오를 통해서 소리를 들려주기도 하고 또는 전혀 들려주지 않기도 한다. 이때 피험자가 소리를 들었을 때는 "소리가 났다"고 대답하고 듣지 않았을 때는 "아무 대답 없이 조용히 있도록" 미리 지시해 둔다. 이때 청년들은 소리가 매우 약할 때에도 소리가 났다고 대답할 뿐 아니라 소리를 전혀 들려주지 않았을 경우에도 "소리가 났다"고 함으로써 오답을 말하는 경향이 있다. 이것을 반응의 실수 오답이라고 부른다. 이와 대조적으로 노인은 물리적으로 충분히 들을 수 있는 강도의 소리를 들려주었을 경우에도 아직 완전한 확신이 서지 않아 "소리가 났다"는 대답을 하지 않고 침묵을 지킴으로써 오답을 선택하는 경향이 높다. 이것을 반응의 누락 오답이라 한다. 다시 말하면, 청년과 노인이 똑같이 오답을 선택하였더라도, 그 내용은 적극적인 자세로 대답하다가 실수하는 실수 오답과 소극적인 자세로 인한 누락 오답으로 서로 판이하게 다르다.

또한 동일한 어휘 학습과 재인 검사에서 노인은 젊은이들보다 더 "반응의 수효"가 적었다. 또 개와 고양이를 나타내는 애매한 그림을 보여 주고 그것이 개인지 혹은 고양이인지를 판단하도록 하였는데, 노인들은 반응의 수효가 지극히 적었다. 이는 그 그림이 무엇인지 명확히 확신할 수 없었기 때문에 반응하지 않은 것으로, 이러한 결과들은 확신 가설을 전반적으로 지지하고 있는 것이다.

이와 같은 조심성 경향은 여론 조사에서 "무응답" 또는 "모르겠다"라는 응답을 노인들이 많이 한다는 사실에서도 명확히 나타나고 있다. 이와 같은 조심성의 증가 현상은 새로운 사업의 시작, 직업 선택, 문제 해결 장면 등 실제 상황에서도 그대로 나타나게 된다.

⑥ 친근한 사물에 대한 애착심

노인이 될수록 오랫동안 사용해 온 물건과 대상에 대한 애착심이 증가한다. 그것은 집, 가재도구, 사진, 골동품, 일용품 등 여러 가지 친숙한 물건들에 대해 가능한 한 자신의 마음을 부착시키려고 한다. 이는 노인으로 하여금 자신이 지나온 과거를 회상하고 마음의 안락을 찾게 할 뿐만 아니라, 사실상 비록 자기의 주변 세상과 세월은 여러 차례 변화하지만 자신과 자신의 주변은 변화하지 않는 것으로 보려는, 즉 일정한 방향을 유지하려는 노력을 뜻한다.

이러한 경향은 흔히 젊은 자녀들은 집안의 고물들(소용없는 오래된 물건들)을 내버리려는 경향이 있는 반면 노인들은 한사코 이들을 지니고 있으려는 상반된 상황에서 나타난다. 만일 젊은 자녀들이 노인들의 친근한 사물에 대한 애착심을 이해할 수 있다면 가정에서의 이런 문제로 인한 갈등은 상당히 줄어들게 될 것 있다.

⑦ 유산을 남기려는 경향

노인, 특히 정상적으로 늙어가는 노인들은 사후에 이 세상에 다녀갔다는 흔적을 남기려는 욕망이 강한데 이를 유산을 남기려는 갈망이라고 부른다. 따라서 자손을 낳고 재산과 유물, 골동품, 독특한 기술, 토지와 보석 등을 후손과 친지에게 물려주고자 한다. 이는 에릭슨(Erikson)이 말하는 장년기 이후의 생산성의 실질적인 표현이라 할 것이다.

뿐만 아니라 인긴문화재들이 흔히 희망하듯이 자신의 대를 이을 제자를 키우고 독특한 지식과 기술을 그 제자에게 물려주려고 한다. 이러한 경향을 보이는 노인들은 심리적으로 매우 건강하고 적응적인 사람들이다.

⑧ 의존성의 증가

노인은 신체적 및 경제적 능력의 쇠퇴와 더불어 의존성이 증가하는 경향이 있다. 그런데 특히 노인은 어떤 양식의 부양을 필요로 하는가?

다음과 같은 다섯 가지 측면이 있다. ⅰ) 경제적 의존성은 연금·국가보조금 및 용돈을 받음으로써 해결되고, ⅱ) 신체적 기능이 약화되어 생기는 신체적 의존성은 목욕, 청소, 세탁 등 일상생활의 지각·동작을 도움으로써 보완된다. ⅲ) 정신능력의 의존성은 기억 및 판단력 감퇴 등에서 일어나므로 노인들의 사물에 대한 기억, 중요한 결정의 판단, 방향 감각 및 의사소통 과정을 도와야 한다. ⅳ) 사회적 역할 및 활동의 상실에서 오는 사회적 의존성은 고립되지 않도록 사회적 접촉의 기회를 제공함으로써 해결해야 한다. 무엇보다 중요한 것은 ⅴ) 심리적·정서적 의존성인데 노인이 되어 갈수록 자녀, 가족 혹은 친지에게 물질적 도움보다는 심리적으로 의존하려는 경향이 늘어간다는 사실이 최근의 연구들에서 더욱 명확히 밝혀지고 있다. 노인들은 가족관계에서 감정적 유대관계를 중요시하고, 특히 '마음을 믿고 의지할 수 있는 사람'을 가지려고 더욱 애쓴다.

우리나라의 경우 노인이 될수록 젊은이에 비해 자신의 가족 구성원을 보다 가깝고 의미 있게 지각하고, 심리적 거리를 나타내는 단일 차원인 '가깝다–멀다' 차원에서 손자, 어머니, 아들 등을 가장 가까운 가족원 개념으로 보고 있다.

이러한 경향은 노인들이 가족 구성원 가운데 누구를 가장 믿고 의지하고 있는가를 보여 주는 것이다.

3) 노년기의 성격 특성과 심리적 적응

위에 제시한 몇 가지 성격 특성은 노화에 따라 성격 특성이 지속되거나 혹은 변화가 있음을 시사해 준다. 이러한 특성은 바로 노년기의 심리적 적응과 직결된 연관성을 갖는다. 즉 '성공적인 노화'를 추구하는 인간은 어떻게 하면 최대의 인생 만족을 누리며 생애를 마칠까 하는 것이 최대의 희망이요 과제이기도 하다.

따라서 노인 자신은 물론 노화 과정을 연구하는 생물학·의학·심리학·사회학 등 제 분야의

학자들 그리고 보다 나은 서비스를 제공하려는 의사, 간호사, 사회 복지 요원 및 정책 집행자들에게 노년기의 적응이란 최대의 관심사가 아닐 수 없다.

이와 관련하여 은퇴 후의 사회유리설, 활동성 그리고 젊은 시절의 성격 특성과 노년기의 적응 패턴과의 계속적인 관계를 규명한 계속설 등도 살펴볼 필요가 있을 것이다.

(1) 사회유리설과 활동설

노인은 사회적 상호 관계에서 역할, 활동 그리고 자아 투입의 양이 크게 줄어든다. 신체적 활력의 쇠퇴는 물론 정년퇴직, 사회적 활동의 축소 그리고 배우자의 죽음 등으로 인하여 가정적, 사회적 역할도 감소한다. 그리하여 노인은 모든 적극적인 활동으로부터 심리적 에너지를 거두어들이며 이것이 '정상적이며 성공적인 노화 과정'이라고 규정했다. 노쇠 현상으로 인하여 발생한 질병은 치료와 회복이 불가능하다. 또 언제인가는 다가오고야 말 죽음은 개인을 사회에서 떼어 내고야 만다. 그것이 바로 사회적 유리이다. 따라서 개인과 사회가 동시에 이에 대비해야 한다.

그런데 이와 같은 사회적 유리에 대비하기 위해서는 다음과 같은 세 가지 특징을 우선 고려해야 한다.

첫째, 사회적 유리는 '불가피한 사실'임을 인정해야 한다. 사람은 누구나 유한한 생명만이 허용되므로 언젠가는 모든 활동과 사회적 연결망으로부터 유리되지 않을 수 없다.

둘째, 사회적 유리는 그 과정이 상당한 시간적 여유를 두고 서서히 그리고 '점진적으로' 진행되어야 할 것이다. 일생동안 일해 오던 직장에서 종업원을 갑자기 면직시키는 경우 그 당사자는 아무런 준비 없는 상황에서 당하게 되므로 커다란 피해를 입게 된다.

뿐만 아니라 중책을 맡은 유능한 직원이 아무 사전 예고도 없이 직장을 박차고 나오는 경우, 이는 그 직장은 물론 사회 전체의 활성화에도 커다란 손해를 끼치게 된다.

그러므로 개인이나 직장 및 단체가 모두 이 당사자의 퇴직 혹은 사회적 유리의 시기를 예견하는 가운데 서로 준비할 수 있도록 그 과정이 점진적으로 이루어져야 한다.

셋째, 사회적 유리는 개인과 단체·직장 및 사회 전반이 서로 '만족하는 시기'에 일어나야 할 것이다. 예를 들면 20대 청년이 취업 후 2~3년 안에 은퇴를 결심하거나, 출산할 수 있는 젊은 여성이 출산을 거부하거나 너무 일찍 사망해 버리는 경우 그 사회의 계속성과 생존이 위협받게 된다. 뿐만 아니라 이와 반대로 신체적 건강과 정신적 기능이 충분하지 못한 80대의 노인이 은퇴를 거부하고 계속 노동을 고집하는 경우도 본인은 물론 사회 전체에 손해를 끼치게 된다. 그러므로 개인과 사회가 모두 만족스럽게 생각하는 적절한 시기에 은퇴와 사회적 유리가 일어나야 한다.

이와 같은 노화에 따른 사회유리설에 대하여 여러 측면에서 비판이 가해지고 있는데 크게 네 가지 방향으로 논의할 수 있겠다.

첫째, 사회적 활동에서 유리되는 문제는 개인이 일생 동안 지녀 온 심리적 특성의 연속일 따름이다. 중년기에 소극적 혹은 적극적이었던 사람은 노년기에도 그러한 특성을 유지한다. 따라서 사회적 유리가 반드시 노년기의 특징이라고 말할 수는 없다. 그리고 계속설을 주장하는 뉴우가르턴(Neugarten)과 그의 동료들의 입장에서 보면 일생 동안 개인이 지녀 온 성격 특성이 노년기의 적응 특성에도 크게 반영되므로 단순히 사회유리설을 일반적인 것으로 받아들이기는 어렵다.

둘째, 사회유리설은 개인적 성취 및 업적을 중시하는 청년 중심 사회에만 해당될 뿐 생산성 향상과 정년 퇴직이 강요되지 않는 직업, 계층 및 사회에는 적절하지 않다. 왜냐하면 노인이 비록 주요 역할을 상실한다 하더라도 다른 개인적 및 사회적 활동에는 얼마든지 관여할 수 있기 때문이다.

셋째, 노년기의 사회적 유리가 바람직한 성격 적응 패턴이라는 가치 판단은 올바른 것이 아니다. 왜냐하면 최근 연구들에 의하면 사회적으로 유리되어 은둔 생활을 하는 노인보다 활동을 계속하는 노인들의 생활 만족도가 더 높기 때문이다. 그러므로 사회적 유리가 반드시 바람직한 적응 형태라고 결론지을 수는 없다.

넷째, 활동설 혹은 사회 재관여설에서도 그 입장을 달리하고 있다. 사람은 누구나 활동할 능력이 있을 때 능력껏 활동을 계속하다가 신체적, 정신적 노쇠로 인하여 더 이상 활동할 수 없게 될 때, 가정, 직장 그리고 사회로부터 서서히 손을 떼게 된다. 이러한 정상적이고 점진적인 사회적 유리가 자연스러운 과정이다. 그러나 사회적 소외, 강제 정년 퇴직 등 인위적인 사회 제도를 통하여 노인이 밀려나게 되므로 이러한 자연적인 경향은 부서지게 된다.

그러므로 개인은 완전히 사회적 관계를 끊을 때까지 적절한 활동을 계속함으로써 생활의 질, 신체적 및 정신적 건강 그리고 사기를 높일 수 있다. 만일 이러한 활동을 계속하지 못하게 되면 지나치게 고립되어 무감각 또는 무기력하게 되는데 이와 같은 쇠퇴를 미리 방지하기 위해서는 아직 남아있는 잔여 능력을 십분 발휘할 수 있도록 권장해야 할 것이다.

(2) 라이카아드 등의 노화와 성격 적응 연구

노화 과정에 따른 적응 양식을 보다 구체적으로 검증한 연구로는 라이카아드, 리브슨 그리고 피터어슨(Reichard, Livson & Peterson)의 분류가 있다.

이들은 은퇴 혹은 부분적으로 은퇴한 건강한 남자 87명을 대상으로 은퇴 후의 성격 및 적응 패턴을 면밀히 조사하고 대체로 다음과 같은 다섯 가지 성격 적응 유형을 발견했다.

① 성숙형

비교적 어려움 없이 노년기에 접어 들고 신경증의 특이한 증세가 별로 없으며, 늙어 가는 자기 자신을 현실 그대로 받아들이고 일상적인 활동이나 대인 관계에 대해 만족을 느끼는 사람이다. 특히, 자신의 일생 가운데 실패와 불운보다도 성공과 행운에 더 큰 비중을 두고 항상 그 점에 감사하는 자세를 갖는다. 이런 노인은 자기의 일생이 매우 값진 것이었다고 느끼고 과거에 대한 후회나 미래에 대한 무서움 등이 없고 일상생활과 사회생활에서 매우 활동적이다.

② 은둔형

일생 지녔던 무거운 책임을 벗어던지고 복잡한 대인 관계와 사회 활동에서 해방되어 조용히 지내게 된 것을 다행스럽게 여기는 사람이다. 이들은 매우 수동적이며 노년기에 이렇게 수동적으로 살고 싶은 욕구를 충족시키게 되어 젊은 시절에 갖지 못했던 좋은 기회를 맞았다고 좋아한다.

③ 무장형

늙어 가는데 대한 불안을 방어하기 위해 사회적 활동 및 기능을 계속하여 유지하는 사람이다. 이들은 노년기의 수동적인 면과 무기력함을 액면 그대로 받아들일 수 없어 계속적으로 활동함으로써 신체적 능력의 저하를 막아보려고 노력한다.

④ 분노형

젊은 시절의 인생 목표를 달성하지 못하고 늙어 버린 것에 대해 매우 비통해하는 사람이다. 이들은 그 실패의 원인을 자기 자신이 아니라 불행한 시대 · 경제 사정 · 부모 · 형제 · 자녀 등 다른 곳으로 돌림으로써 남을 질책하고 자신이 늙어 가는 것에 타협하지 않으려고 안간힘을 쓴다.

⑤ 자학형

이들도 인생을 실패로 보고 애통해하지만 위의 분노형과는 달리 그 실패의 원인을 자기 자신에게 돌리고 자신을 꾸짖는다. 나이가 많아질수록 더욱 우울증에 빠지고 자신이 보잘 것 없는 존재라고 비관하고 심한 경우에는 자살을 기도하기도 한다.

위에 제시한 다섯 가지 적응 유형 가운데 성숙형, 은둔형, 무장형은 비교적 잘 적응한 경우이고, 분노형과 자학형은 부적응의 대표적인 예라고 할 수 있다. 이러한 두 가지 적응 형태는 노년기에 와서 갑자기 나타난 것이 아니라, 일생을 통한 성격 형성 과정의 결과로 나타난 유형이다.

또한 이 연구를 통하여 커밍과 헨리 등이 주장하듯이 사회적 유리가 성공적인 노화의 유일한 길이라는 주장의 근거가 흔들리게 된다. 왜냐하면 조용히 은거하는 은둔형 뿐만 아니라 열심히 활동을 계속하는 성숙형과 무장형 노인들도 똑같이 잘 적응하고 있기 때문이다.

그러나 이 연구도 피험자를 남자에 한정하고, 적응 혹은 부적응의 극단적인 피험자를 선택하였으며 그 중간 범위에 속하는 평범한 노인을 조사하지 않았다는 것에 대해서는 약간의 비판을 받고 있다.

(3) 성공적인 노화

장·노년기의 성격 특성과 그 적응 유형을 볼 때 어떤 측면은 일생을 통하여 계속 유지되지만 다른 측면에서는 변화가 많이 일어난다. 이러한 변화를 근거로 볼 때 노년기의 보다 '성공적인 노화'를 달성하기 위해서는 다음 몇 가지 측면을 고려해야 한다.

① 노인에 대한 관점의 확립

우리는 은퇴한 노인을 더 이상 가정·사회 및 국가에 기여할 수 없는 무능한 사람이 아니라 인생의 마지막 발달 단계에서 성숙한 일생을 정리하는 유용한 존재로 보아야 한다.

노인이 비록 직접적으로 생산에 참가하지 않는다고 하더라도 반드시 무능하고 쓸모없는 존재는 아니다. 이들은 다만 자신의 긴 일생 중에서 생산에 종사하지 않는 단계에 살고 있을 따름이다. 생산 능력이 없고, 생산에 참가하지 않는 아동기와 청소년기를 살아가는 아동에게 그의 인생 단계가 생산에 아무런 기여를 하지 못한다고 해서 일반사회가 푸대접을 하지는 않는다. 노인도 자기에게 주어진 인생의 단계에서 가정과 사회에서의 적절한 역할을 수행함으로써 당당하고 떳떳한 여생을 마칠 수 있도록 해야 할 것이다.

② 노화 과정의 적응 패턴에 알맞은 노인 복지 대책

앞에서 고찰한 바와 같이 노인들이 모두 같은 형태로 적응해 가는 것은 아니다. 즉, 성숙형 및 무장형 노인은 계속 활동하게 도와줌으로써 생활 만족도와 사기를 높여 주고, 은둔형 혹은 구원 요청형 노인들에게는 활동을 권하기 보다는 조용히 쉬게 하고 여러 가지 심리적 뒷받침을 제공함으로써 행복한 여생을 마치게 할 수 있다.

또한 분노형·자학형 및 조직 와해형 등 부적응 상태의 노인들은 거기에 합당한 가족들의 특별 보호, 정신 치료, 신부·승려·목사 등 성직자들과의 접촉, 여러 가지 의료 복지 혜택 등을 통해 부적응 상태에서 벗어나게 해야 할 것이다. 그러므로 조용한 은퇴 생활을 즐기려는 노인에게 활동을 권하는 것도, 혹은 아직도 계속 활동하고 싶은 건강하고 독립적인 노인에게 가정에서 조용히 쉬도록 바라는 것도 모두 효도나 노인 복지와는 거리가 먼 것이다.

③ 새 역할의 발견

모든 노인들, 특히 건강하고 활동을 계속하려는 노인들은 새로운 역할을 찾아야 할 것이다. 전반적으로 노년기에는 사회적 유리가 생기고 소극적인 성격을 지니며 대인 관계가 수반되는 활동에서 유리되지만 대인 관계가 별로 필요 없는 활동에서는 유리가 일어나지 않음이 증명되었다. 따라서 노인은 여가선용 활동을 겸하여 새로운 역할을 찾으려고 노력한다. 대인 관계 활동에 지장이 없는 사람은 교회·절·친목 단체·자원봉사 그리고 종중일까지 맡아볼 수 있다. 예를 들면 은퇴한 교육자는 보조 교사 단체를 만들어 과밀 학급에 시달리고 경제적으로 어려운 학생들에게 국어·역사 등 기본 과목을 지도할 수 있다.

놀이 및 취미 활동은 인간 활동의 기본적인 하나의 과정이다. 자칫 소외되기 쉬운 노년기에 놀이를 즐기거나, 대인 관계를 싫어하는 은둔형 노인들은 운동, 음악, 그림, 글씨, 정원 관리, 목공예 등 여러 가지 취미 활동을 갖는 것이 바람직하다. 특히 후세를 염려하는 노인들의 특성으로 보아 자연보호 운동에 앞장서는 것은 노인 자신의 역할과 생활을 만족시킬 뿐만 아니라 사회에도 크게 이바지하는 일이다.

3-2 노인의 의사소통

1. 노화로 인한 의사소통의 정상적 변화

1) 청각

청각 감소는 관절염 다음으로 노인들이 가장 많이 호소하는 증상이다. 통계에 따르면 65세 이상 노인들 2,400만 명 정도가 청각 소실을 갖고 있다. 뿐만 아니라 70세 이후 청각 소실은 급격하게 증가한다.

귀의 구조적 변화로 세 가지 형태의 청각 소실이 발생 한다. 전도성, 감각 신경성, 혼합형, 전도성 청각 소실은 음향 에너지를 봉쇄하는 외이나 중이의 변화이다. 외이와 중이의 이런 변화는 다음과 같다.

(1) 외이의 변화

① 귀지 축적을 느끼지 못하게 하는 감각 감소

② 귀지 축적을 증가시킬 수 있는, 특히 남성의 외이 속 털의 과도한 성장

③ 귀지 생산 선(Wax-producing glands)의 감소와 귀지의 건조 경향

(2) 중이의 변화

① 노화로 인한 고막의 경직화와 투명화

② 비인두 조직의 치환과 탄력성 감소로 인한 중이의 음압 감소로 유스타키오관의 개방 저항성 증가

감각신경 청각 소실은 내이의 변화로 발생하며, 내이의 변화는 다음과 같다.

• 와우각의 털 세포 소멸

• 와우각의 기저막 손상

혼합형 손상은 감각신경과 전도계의 이상이 동반된 것이다. 일반적으로 전도성 청각 질환은 회복될 수 있지만, 감각신경 손상은 회복될 수 없고, 혼합형은 일부 회복될 수 있다.

노인들의 청각 소실을 표현하는 일반적인 용어로 노인성 난청을 사용한다. 이런 청각 소실의 일반적 형태가 감각신경 손상이므로 회복이 불가능하다.

노인성 난청의 특징은 다음과 같다.

① 'sh, s, t, z, v, f, ch, g'와 같은 높은 음조의 소리에 대한 감각 감소

② 양측 귀의 청각 소실이 동일

③ 여성보다 남성이 더 많이 이환

④ 단순음의 청력 감소

노화로 인한 청각 소실은 보통 잠행성으로 온다. 점차적으로 나타나기 때문에 보통 환자가 의사소통에 문제가 있다는 것을 인식하지 못한다. 한 예로 노인성 난청을 갖고 있는 노인에게 '연세가 어떻게 되세요?' 하고 물으면 '좋다'고 답할 수 있다. 이런 부적절한 반응으로 환자, 가족, 건강 관리자들이 좌절감을 느낄 수 있다. 뿐만 아니라 청각 소실을 갖고 있는 노인들은 우울함이나 외로움, 분노를 느낄 수 있다.

2) 시각과 기타 감각

청각은 의사소통에 확실히 영향을 미친다. 그렇지만 다른 감각들의 변화도 의사소통에 영향을 미칠 수 있다. 시각의 정상적인 주요한 변화들로 40대 이후 발생하는 노안이 있다. 노화로 인한 가장 일반적인 시각 손상은 렌즈의 변화로 치료할 수 있다. 그리고 환경 수정을 통해 의사소통과 안전을 강화할 수 있다.

여러 연구들에서도 촉각, 미각, 후각 등의 감각 감소를 보고한다. 이런 부분에 관한 정보 부족으로 정상적인 의사소통에 변화를 가져올 수 있다. 이런 측면에서 건강 관리자들을 위해 다음을 제안한다.

- 의사소통을 향상시키기 위해 가능한 많은 접촉을 해라.
- 가능한 많은 감각들을 이용하라. 예로 환자가 만든 빵이나 선물 받은 꽃의 냄새를 설명하라.
- 환자 가족이나 간병인들에게 미각을 돋구기 위한 조미료의 사용을 교육한다(예 건강 조미료).
- 치료 시기에 다른 감각들을 포함한 심리 검사를 실시한다(예 환자에게 하루의 메뉴를 보여 주고 그 음식의 맛과 냄새를 이야기한다).

3) 노화로 인한 목소리 변화

목소리를 낼 수 있는 능력은 의사소통의 또 다른 중요한 요소이다. 목소리에 관한 연구들에서도 젊은 사람들에 비해 노인들에게서는 부정적인 변화가 나타나는 것을 보여 준다. 여성과 남성에게서 이런 노화로 인한 변화들은 정상적이지만 의사소통의 커다란 문제를 일으키지는 않는다. Honjo와 Isshiki 등에 따르면 남자들은 '성대 주름의 위축'으로 기본 주파수가 좀 더 높아진다. 반면 여성들은 성대 주름의 부종과 목이 쉬므로 기본 주파수가 낮아진다.

노화로 인한 정상적 변화로 목소리가 변할 수 있다. 목소리에 영향을 미치는 노화로 인한 인체의 변화는 다음과 같다.

(1) 심폐 효율성 감소

① 척추 추간판의 퇴행(노인성 척추 후만)

② 연골의 석회화와 골화와 같은 늑골 연골의 탄성 감소

③ 주파수 저하와 소리 크기 감소, 한번 호흡하는 동안의 발성 기간 감소를 유발하는 폐의 탄성과 반동 저하

(2) 구강의 변화

① 하악 구조의 변화

② 치아 소실

③ 인두 근육의 약화와 감각 소실

④ 타액선의 활동 감소

⑤ 공명의 변형, 비음성 증가, 발음의 정확성 감소를 유발하는 입술과 혀의 위축

(3) 후두강의 변화

① 후두 연골의 석회화와 골화

② 후두 점막의 건조화

③ 점막의 혈액공급 감소

④ 성대 진전과 부조화, 기식음, 쉰 목소리를 유발하는 성대 주름의 점진적 단축 또는 위축

앞에서 언급한 바와 같이 이러한 변화들은 의사소통에 작은 영향을 미치지만 눌어증, 실행증, 실어증, 치매, 후두절제, 만성폐쇄성폐질환(COPD)과 같은 질병들은 의사소통에 유의한 손상을 유발할 수 있다.

목 질환의 평가는 숙련된 언어 전문가에 의해 이루어져야 한다. 그러나 치료는 언어 전문가 혼자서는 할 수 없다. 치료 효과를 최대화하기 위해서는 환자 가족, 치료사, 재활팀이 모두 함께 치료에 참여해야 한다.

4) 민족성

환자의 혈통, 관습, 차이가 어떻게 개인 간, 가족 간, 건강 전문가와의 의사소통에 영향을 미칠

수 있는가? 미국에서 문화적 차이를 주요한 문제로 고려해야 하는가? 2000년까지 미국 인구의 30% 정도가 아시아, 라틴아메리카, 아메리카 원주민, 아프리카 출신 사람들이다. 사람들은 종종 문화적 차이를 과대평가하여 의사소통을 잘못한다.

문화적 차이가 있을 때 가장 효과적인 방법은 무엇일까? 치료사들은 상황에 맞는 적절한 평가 방법을 모색해야 한다.

연구에 따르면 민족적 요소가 우위를 갖고 있다.

일본계 미국인들이 요양소에서 유사한 민족의 직원이나 음식, 프로그램 활동, 지역과 같은 민족적 요소들을 높이 평가하는 것으로 보고하였다. 그리고 흑인들은 민족보다는 가족적 접근을 더욱 강화하는 것이 더욱 바람직한 것으로 보고하였다.

노인들과의 의사소통에서 민족성을 고려할 때 가장 중요한 것은 환자의 필요를 효과적으로 평가하고, 문제에 좀 더 민감해지고, 확인된 필요에 맞게 환경을 수정하는 것이다.

2. 팀

의사소통에 관한 장 중간 부분에 왜 팀이 놓여 있을까? 그것에는 두 가지 이유가 있다. 첫째는 팀 자체의 상호 작용과 이런 효율성을 증가시킬 수 있는 방법을 개발하기 위함이고, 둘째는 노인들과의 의사소통에 팀의 개별적 또는 전체적 능력을 검사하기 위함이다.

노인 재활에서 팀의 역할은 무엇일까? 이런 질문에 대한 명확한 답은 없다. 연구에 따르면 팀은 끊임없이 변화하는 변수이다. 팀은 단순하게 의사와 간호사가 될 수도 있지만, 확장하면 사회사업가, 영양사, 작업치료사, 언어치료사, 물리치료사, 레저 전문가, 심리학자, 치과 의사 등이 포함될 수 있다.

노인 치료에 좀 더 효과적인 팀은 무엇일까? 이런 주제의 몇몇 연구의 결론은 다음과 같다.

- 노인 상담팀의 운영으로 노인들을 포괄적으로 볼 수 있게 되고 초기 재발로 인한 재입원을 감소시켰다.
- 노인 상담 서비스로 기능적 문제의 자각을 증대시키고 재활 서비스의 사용을 증가시켰지만 재입원율을 감소시키지는 못했다.
- 노인 상담팀으로 기능적 감소를 변화시킬 수는 없다.
- 급성 치료 병원 시설의 노인 상담팀으로 노인들 환자를 21% 감소시켰다.
- 노인 상담을 받은 환자들은 통제군과 유사한 결과를 얻었다.

이런 결과들로부터 노인 팀의 효율성은 비교 연구에서 완전하게 확증되지 않았다. 부정적인 결과의 일부분은 팀 사이의 의사소통 문제와 직접 관련이 있을 수 있다. 이런 의사소통을 향상시키기 위해 다음과 같은 것을 제안한다.

표 3-1 효과적 청취를 위한 간단한 단계

- 청취하고 싶은 것을 선택하라.
- 단어는 단지 상징이라는 것을 인식하라 - 우리는 단어에 대한 자신의 의미를 부여한다.
- 독립된 문장보다 중심 주제에 집중하라.
- 스타일이나 말투보다 내용을 판단하라.
- 마음을 열고 청취하라 - 단어에 정서적 의미를 부여하지 마라.
- 평균 사람은 말하는 것보다 4배 빠르게 청취할 수 있다 - 남은 시간은 요약하는데 사용하라.

Reprinted with permission from Walker R. Effective listening. Am J Med Technol. 1969;35:8–10

- 직접적인 의사소통(얼굴을 마주 대하거나 전화를 통한)
- 자주 중재 과정을 추적 노트에 기록
- 팀 중재의 역할과 동기에 협조
- 다른 팀 동료들에 대한 제안

마지막으로 급성 치료 병원에서 노인팀을 운영하기 전에 완전한 교육 프로그램을 제공할 것을 제안한다. 팀의 가장 중요한 일원은 환자이다. 환자들은 정보를 원한다. 그러나 의사와 의사소통에서 정보를 구하기 어렵다.

뿐만 아니라 건강 전문가들은 노인 환자들과 많은 시간을 보내지 못하고, 이것은 노인 환자들에게 소요하는 의사들의 시간에 관한 연구에서도 확인되었다. 이 연구에 따르면 일반 개업의에 비해(약 12분) 내과 전문의와 심장전문의들은 환자들과 많은 시간(약 18분)을 보내고 있었다. 모든 유형의 의사들이 노인 환자들과는 더 적은 시간을 보냈다(2~3분 적게).

마지막으로 이런 중요한 팀 일원들과 의사소통할 때, 어떤 라벨을 사용하는 것이 적절할까? 젊은이와 노인들에게 모두 긍정적으로 평가되는 용어는 퇴직자, 성인, 고령 시민 등이었고, 기타 다른 용어들은 부정적으로 평가되었다.

노인들과의 효과적인 의사소통에서 중요한 것이 건강 전문가와 환자의 동맹, 효과적인 상호작용 기술에 잘 소개되어 있다. 표 3-1에 좀 더 효과적인 의사소통을 위한 단계들이 간단하게 요약되어 있다.

언어적 의사소통의 성공은 ⅰ) 자료가 제공되는 방법- 목소리를 사용할 때는 명쾌한 음성과 구성, ⅱ) 화자의 태도, ⅲ) 목소리의 음색과 음량, ⅳ) 화자와 청취자 모두 효과적으로 들을 수 있는 능력에 달려있다.

3. 작문

작문에 대해서는 여러 책들과 기사에서 잘 나와 있다. 본 절은 작문의 유형을 정의하고 전문가들을 위해

표 3-2 의무기록 방법

이렇게 하라	이렇게 하지 마라
• 간결하고 완벽하고 정확하게 기록하라.	• 기록지에 시간의 공백을 만든다.
• 모호한 문장은 피하고 객관적으로 기록하라.	• 흰 여백이나 줄을 띄어 넘는다.
• 신속히 기록하라.	• 반복된 정보를 상동 표시로 처리한다.
• 깔끔하고 읽기 쉽게 하라.	• 기입된 글자 위에 수정액이나 지우개를 사용한다.
• 가장 중요한 날짜로 시작하고 전체는 순서대로 기록하라.	• 사건이 발생하기 전에 기록한다.
• 승인된 표준 축약어를 사용하라.	• 검정이나 어둔 남색보다 연필이나 색 볼펜을 이용한다.
• 항상 자격과 서명을 기입하라.	• 의무기록지에 개인적 비평이나 주장, 불평을 쓴다.
• 순서 기록지에 가능한 많은 날짜를 기록한다.	
• 문제를 많이 갖고 있는 환자의 정보를 기록하라.	
• 올바르게 수정하라.	
• 의미가 명확할 때는 "고객"같이 불필요한 단어는 삭제하라.	
• 치료 거부 또는 생략을 원할 때 그 이유를 명확히 기제하라.	

Reprinted with permission from Ignatevicus D. Documentation. Focus on Geriatric Care and Regabilitation. Rockville, Md: Aspen Publishers, 1988:2(4)

작문 향상을 위한 방법을 제시할 것이다.

의사소통을 위한 제일 주요한 작문 유형은 임상기록으로, 이것은 초기 상태, 진행 과정, 일상, 퇴원에 관한 내용으로 구성되어 있다. 법적 및 배상 목적으로 효과적인 작문을 위해서는 다음과 같은 것이 중요하다.

• 정확성 : 당신이 계획하고 실행할 것을 정확하게 말하라.
• 완성도 : 모든 필요한 정보를 제공하고 불필요한 말은 피하라.
• 적절한 시간 : 가능한 상호 작용에 필요한 시기에 맞게 계획하라.
• 정직 : 예상이나 가상한 상황을 말하지 말고 발생한 것을 정확히 이야기하라.

표 3-2에 챠트를 기록할 때, 할 것과 하지 말 것에 관한 사항이 제시되어 있다.

작문에서 고려할 또 다른 중요한 것은 전문적 작문이다. 전문적 작문에는 사무용 서한이나 출판을 위한 논문들이 있다. 사무용 서한 작성에 가장 좋은 참고 서적 중 하나가 Piotrowski가 쓴 책이다. 건강 전문가들을 위한 논문 작성에 가장 좋은 참고 서적 중 하나는 Lynch가 쓴 책이다.

4. 순응과 동기

본 장에서 논의할 마지막 부분은 순응과 동기이다. 동기는 한 개인이 행동을 하려는 내부적 욕구이다. 순응은 명령에 따라 지시받은 대로 실시하는 것이다. 평가와 치료에 사용된 모든 기술이 재활에 있어 중요하지만, 개인의 동기와 프로그램을 따라 수행하려는 능력은 실제 프로그램 실행에 있어 중요할 수 있다.

표 3-3 환자의 내적 동기 요인을 통찰하기 위한 조언

• 병력을 주의해서 읽는다.	• 행동에 영향을 미칠 수 있는 문화적 요인
• 고객과 함께 병력에 관해 이야기한다.	• 통증에 대한 과거 경험
• 고객에게 일상생활 활동에 대한 현재 및 과거 기대 수준에 관해 물어본다.	• 승인 요구
	• 자립에 대한 요구
• 가족들에게 기대하는 환자의 수행 수준을 물어본다. 동기에 영향을 미칠 수 있는 과거 경험과 가치에 대해 주의한다. 주의 깊게 듣고 찾아본다.	• 통제에 대한 요구
	• 공포
• 성공적인 과거 동기 요인	• 우울증

Reprinted with permission from Duchene P. Motivation of older adults. Focus on Geriatric Care and Rehabilitation. Rockville, Md: Aspen Publishers;1990;3(8)2.

동기는 내적 동기와 외적 동기로 분해할 수 있다. 내적 동기는 개인의 과거 가치와 경험(소망, 두려움, 열망, 갈망)으로 이루어진다. 치료사는 환자에 대해 가능한 많은 것을 알아내어 환자의 내적 동기를 통합할 수 있어야 한다. 표 3-3에 치료사가 환자의 정보를 수집하는데 도움을 줄 수 있는 점검표가 제공되어 있다.

외적 동기는 개인의 신체적 및 사회적 환경에 관한 요소들로 이루어진다. 이런 요소들에는 사생활, 보상, 기대, 조명, 온도 등이 있다. 치료사는 잘 디자인된 환경이나 환자와의 적절한 상호 작용을 통해 외적 요인에 영향을 줄 수 있다.

자기 관리 모델은 특히 노인 환자들의 재활에 유용한 모델이다. 자기 관리(환자가 건강을 증진시키는 방법을 선택)와 순응(지시를 이행하는 환자의 선택) 사이에 차이가 있다. 이 모델을 이용하여 치료사는 인지적, 심리적, 신체적 영역에서 개인의 자산과 책임을 평가하고 비교해야 하고 이런 결과들을 기초로 전략을 디자인해야 한다.

행동 모델은 노인 재활 특히, 인지 손상 환자들에게 유용한 모델이다. 이 모델은 간병인과 환자의 상호 참여와 행동 강화, 지속적인 간병인의 참여를 요구한다.

순응과 동기의 마지막 개념과 의사소통의 신중한 결론은 순응 및 동기와 관련된 지지 모델의 탐구이다. 이 모델에서 치료사는 환자의 소망에 기초하여 환자의 이익을 위해 행동한다. 그러나 이런 목적을 달성하기 위해서는 아래의 5단계를 거쳐야 한다.

1단계: 환자들에게 모든 정보를 제공하여, 환자가 자유롭게 선택한 운동을 완전히 수행할 수 있도록 한다.

2단계: 환자가 결정과 관련된 정보의 한계를 정할 수 있도록 돕는다.

3단계: 개인적 견해를 밝혀 환자가 의료인이 개인이면서 전문가라는 것을 인식할 수 있게 한다.

4단계: 환자가 자신의 가치를 명백히 알 수 있도록 돕는다.

5단계: 환자가 자신의 개성을 이해할 수 있도록 해 준다.

5. 결론

　환자들을 위한 지지자가 되기 위해서는 마음을 여는 의사소통이 필요하다. 본 장은 노화로 인한 의사소통과 감각, 목소리의 정상적 및 병리적 변화를 이해하는 것이 목적이었고, 팀과 문화 사이의 의사소통에 관해서도 살펴보았다. 뿐만 아니라 의사소통의 한 방법인 작문도 조사하였다. 마지막으로 올바른 의사소통의 결과로 순응과 동기를 살펴보았다.

04 | 노화의 이해

4-1 노화 이론

최근 노인에 대한 연구가 새로운 분야로 인식되면서 노화의 과정을 설명하기 위한 몇몇 이론이 제안되고 있으며, 이는 정상적인 노화와 병적인 노화를 설명하고 평가하는데 많은 자료를 제공해 주고 있다.

1. 서론

1) 노화의 개념

우리들의 삶은 수정 시점부터 사망까지의 유기체의 생물학적, 심리적, 사회적 측면에서 나타나는 점진적 진행 과정이며, 정상적인 발달을 가진다. 노화(aging)는 이러한 정상적 발달 과정 상의 변화 중 퇴행적 발달을 의미한다. 즉 성장(growth)이나 성숙(maturation)이라고 표현하는 상승적 발달과는 정반대의 의미이다.

생물학적 노화의 특징 및 내용을 설명하면 다음과 같다.

(1) 보편성(universality): 모든 사람에게 보편적으로 나타나는 일차적이고 본질적인 것이지만 개별성을 가지기도 한다.

(2) 내재성(intrinsicality): 주원인이 신체적인 쇠퇴에 있지만, 경험과 지혜는 확장되는 특성을 가지기도 한다.

(3) 진행성(progressiveness): 순차적으로 일어나며, 순간적인 변화는 볼 수 없다.

(4) 유해성(deleteriousness): 신체적 기능의 약화를 유발시키고, 원래 상태로의 회복은 불가능하다.

2) 노화의 변화

(1) 생물학적 노화

생물학적 유기체 내에 시간이 지남에 따라 퇴행적 변화가 나타나는 것이다. 즉 나이가 들어감에 따라 신체적 노화인 활력의 상실, 질병에 대한 저항력의 상실 및 생리석 노화인 기관, 조직체, 세포에서의 쇠퇴와 기능 저하를 포함한다. 특히 생물학적 노화는 보편적으로 모두에게 일어나지만 개인적으로 차이가 있을 수 있다.

또한 심리적 노화 및 사회적 노화에도 중요한 영향을 미칠 수 있다.

(2) 심리적 노화

인생의 마지막 단계에서 대부분 이루어지는 퇴행적 발달의 의미가 강하다. 즉 감각기능, 지각 과정, 심리 운동 수행 능력(psychomotor perfomance), 정서 및 정신 기능 등의 심리적 조절 과정이다. 생물학적 노화에서 보면 경험으로 인한 심리적 발달은 오히려 증가하는 경향을 보인다.

(3) 사회적 노화

인간은 사회화 요구에 순응하며, 자신을 둘러싼 사회 환경에도 영향을 미치게 된다. 즉 개인적 사회적 상황과 사회적 변화의 측면을 참조하여야 한다. 즉 사회적 노화는 매우 광범위한 영역을 포함하고 있으므로 한 부분으로 정의하기가 어렵다.

2. 생물학적 이론

생물학적 노화에 대한 정확한 이론이 아직은 확립되어 있지 않으며, 세포의 구조와 기능의 관점, 세포에서 벗어난 관점 등으로 구분하고 있으나 본 장에서는 보편화된 대표적 이론을 살펴보기로 한다.

1) 유전적 이론(예정 계획 이론, Programmed Aging Theory)

각 개인마다 유전 인자 속에 이미 계획되어 짜여 진 노화 프로그램이 존재한다는 이론이다. 즉 시간의 흐름에 따라 키, 몸무게, 사춘기, 폐경기 등의 변화가 나타난다는 것이다. 만약 이러한 증상들이 나타나지 않으면 노화가 멈춘 것이고, 시간이 지난 뒤 일어나면 노화가 지연된 것이라고 표현한다.

2) 세포 복제 제한 이론(세포분열 제한 이론, 헤이플릭의 제한 이론)

세포가 분열할 수 있는 한계 횟수인 세포 시계(cell clock), 즉 세포 복제 시 한 세포의 수명 당

복제 횟수가 40~60번 제한적으로 나타난다. 즉 세포분열 제한으로 세포에서 기능의 변화가 노화로 나타나며, 기관과 조직의 손실은 노화 현상으로 나타나는 것이다.

＊DNA 관련 이론

 DNA 분자들로부터 세포로 유전 인자를 전달하는 과정에서 생기는 오류나 손상으로써 노화를 설명한다. 모든 세포들은 하나의 핵을 소유하면 그 속에는 DNA라고 불리는 아미노산 분자 속에 저장된 인자에 따라 세포 내 화학 반응을 증진시키고, 세포가 기능할 수 있도록 단백질을 생산한다. DNA 분자가 손상되면 세포가 제 기능을 하는데 필요한 효소를 생산하지 못하므로 노화가 일어나게 된다. 연령이 증가할수록 DNA 분자가 손상을 입게 되며 이 손상을 회복하고 보상할 수 있는 능력에 따라 노화에 차이가 있다고 본다.

3) 호르몬 이론(Hormone Theory)

 사람의 몸 구성, 지방 축적, 골격, 근력, 신진대사, 몸무게 그리고 육체적인 안녕(well－being)을 조절하는 내분비 체계의 변화로 인한 기능적 감소에서 노화의 과정을 찾고 있다.

 갑상선기능 저하로 인한 피부 주름살, 흰 머리카락, 느려진 신진대사 등이 있으며, 성선자극 호르몬 분비 감소로 인한 성장호르몬 분비 감소와 에스트로겐과 프로게스테론 분비 조기 발달, 성장 사춘기, 생식 시스템 제어, 신진대사 그리고 모든 주요 기관 계통의 활동을 조절한다. 즉 여성의 난소기능 저하, 폐경기 등은 성호르몬 관련 노화 과정으로 이해한다.

4) 자유기 이론(활성산소 이론, 유해 산소 이론, Free Radical Theory)

 세포는 신진대사 과정에서 방사선이나 대기 오염, 흡연, 감염, 지나친 운동 등의 외부 자극에 대한 화학적 반응으로 스트레스, 항산화제, 자동 항체 등 활성산소가 생성되어 노화 과정에 영향을 준다. 즉 자유기(활성산소)는 지질 과산화로 불리는 화학적 반응을 통하여 지방질과 단백질을 파괴하며, 세포막의 구조적·기능적 손상이 세포가 노화하는 원인이라는 이론이다.

5) 면역학적 이론[Immunological Theory, 자가면역 이론(Autoimmune Theory)]

 노화는 면역계의 감시 기구 활동이 저하나 내성에 문제가 생겨 외부 감염 항체 감소와 면역 기능이 저조로 나타나는 것이다. 즉 T-세포 기능 감소와 면역 체계의 기능적 수용력의 퇴화가 노화를 촉진하는 것이다.

6) 신체 돌연변이 이론

 신체가 방사선에 노출되면 수명이 감소한다는 과학적 관찰에 기초한 것으로 방사능에 의해 조직의 기능적 실패와 괴사를 일으킨다. 또한 칼로리 제한 이론은 신체 돌연변이 이론을 뒷받침한다. 즉 식사 제한은 변화한 유전자의 축적을 늦추어 수명 기간을 연장한다고 보고 있다.

7) 전사 이론(Transcription Theory)

단백질 합성을 위한 DNA 유전자에 위치된 유전 정보를 포함하는 전령 RNA 구성의 유전적 과정의 단계에 초점이 맞춰진 이론이다. 유사분열 후 세포의 신진대사에서 발생하는 해로운 변화, 즉 핵염색질 복합체(nuclear chromatic complex)로 인하여 발생되는 노화의 과정에 대한 조절기전이다.

8) 교차 연결 이론(Cross-Linking Theory)

세포 내·외부에서 연결된 큰 단백질 분자를 움직일 수 없게 화학적 반응을 일으켜 조직의 탄력성 상실과 신진대사 동결 등 세포들의 기능을 방해하므로 노화가 촉진된다는 이론이다. 이는 정상적이고 건강한 노화와 관련된 많은 퇴화를 설명하고 있다.

9) 말단 소립(종말체) 이론

말단 소립은 세포 노화 조절에 관여한다. 즉 말단 소립 DNA의 길이는 염색체 구성의 말단에 위치하고 각 신체 세포 복제 시 정상적으로 감소하며, 정상적인 손실 이후에 세포는 노화를 나타낸다는 이론이다.

10) 미토콘드리아 이론

과잉 DNA 이론에 기초한 노화의 미토콘드리아 이론은 손상된 미토콘드리아는 퇴화 비율의 감소로 축적되는 경향이 있다. 즉 손상된 미토콘드리아의 느린 축적은 노화 과정을 일으키는 원동력이라는 이론이다.

*조기 노화(조로증): 워너 증후군

노화 과정과 비슷한 증상이나 노화의 증상을 더 악화시키는 백내장, 골다공증, 심장질환 등을 워너 증후군이라 부른다. 이 증후군은 유전적이고 8번째 염색체 기능이상과 관련이 있다.

3. 환경적 이론

1) 환경 이론

다윈이 제안한 자연 선택 개념을 확대한 이론으로. 해로운 돌연변이의 발생 시기가 늦어지면 유전자 변이의 시작 시기(age)가 늦어진다는 것이다. 즉 돌연변이에 대항하는 각각의 세대가 순차적인 변이가 일어나게 한다.

2) 마모 이론(Wear and Tear Theory)

노화 이론 중 가장 오래되었으며, 인간을 기계에 비유하여 오랜 사용으로 점차적으로 신체 기관이 퇴화(wear-and-tear)한다는 생각에서 출발한 이론이다.

3) 음식 제한 이론(에너지 제한 이론, 칼로리 제한 이론, Caloric Restriction)

칼로리 제한은 신경내분비 체계를 통해 그 효과가 나타난다. 즉 고영양 · 저칼로리 식사는 건강한 삶에 도움을 주며, 최상의 수명 기간에 도달한다는 것이다. 이는 영양실조나 과다 영양공급으로 인한 노화 진행에 대한 이론이다.

4. 심리학적 이론

심리적 노화에 관한 이론은 발달 과업 이론, 성격 발달 이론, 인지 이론, 행동 유전 이론, 노년 초월 이론 등 매우 다양하지만 주요 이론을 요약하면 다음과 같다.

1) 스트레스 이론(Stress theory)

노화는 유기체가 비생물적인 스트레스 저항에 대한 우위를 차지하며, 수명이 증가된 사람에게 가장 느리게 나타나야 한다는 것이다. 즉 노령까지 생존할 수 있는 것은 높은 신진대사 능력과 생리학적 그리고 환경적 스트레스에 대항하여 저항력을 경험하면서 높은 생명력과 복원력을 강화시킨다.

2) 수면 이론(Sleeping and Aging)

오랜 수면은 스트레스 반응의 복원력, 면역, 신진대사 그리고 글루코코티코이드 초과로 인한 조직의 파괴, 노화 과정의 가속화 및 악화 요소 중 하나이다. 또한 수면 부족으로 인한 성장호르몬 분비 억제, 코티솔 수준 상승, 높은 교감신경 흥분, 포도당의 감소 등은 노화 과정을 더 진행시킨다고 보인다.

3) 착오 이론(Error Theory)

단백질이 유전 물질의 합성 과정이나 생성 시기에 임의의 착오가 발생한다. 많은 착오는 노화 과정에 단계적으로 다양한 영향을 미친다. 즉 착오 이론은 정상적인 삶의 기능을 저하시킨다는 것이다.

5. 사회학적 이론

노화와 관련된 사회적 현상은 매우 복잡하기 때문에 사회 적응 과정, 사회 반응, 대응 등 다양한 이론적 관점을 통합적으로 적용할 필요가 있다.

4-2 노인의 병태생리학

1. 서론

노화와 관련된 많은 생리적 변화들은 점진적인 손실에서 비롯되는데, 이러한 손실은 성인 초기부터 시작될 수 있다(그림 4-1).

인체 계통의 광범위한 구성 때문에 그 손실이 크게 나타나기 전에는 기능적인 영향을 크게 받지 않는다. 횡단적 연구들에서 대부분의 생리적 계통은 30세부터 연간 1%씩 기능이 감소되는 것으로 보고되었다(그림 4-2). 반면 종단적 연구들에서는 생리적 계통들의 변화가 극적으로 발생되지 않으며, 더욱이 70세까지 발생하지 않는다고 보고하였다.

50대나 60대가 되면서 신체적인 변화는 눈에 띄게 되고, 70~80대 또는 그 이후에는 신체적인 변화가 너무나 확연해서 부정할 수 없게 된다.

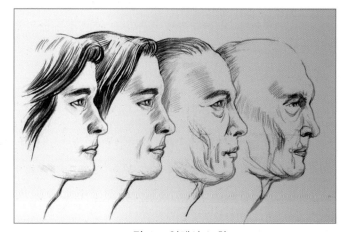

그림 4-1 인체의 노화

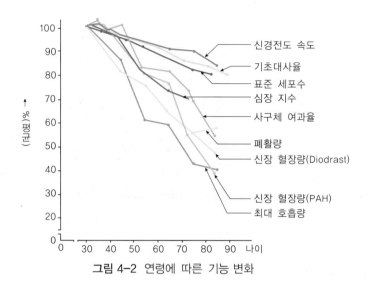

그림 4-2 연령에 따른 기능 변화

노화에 따른 변화는 예측할 수 있지만 그것이 일어나는 정확한 시간은 알 수가 없다. 두 사람의 다른 개인이 정확하게 같은 속도로 성장, 발달할 수 없듯이, 노화 또한 같은 속도로 이루어질 수 없다. 언제, 어느 정도로 노화의 변화가 생기는가는 사람과 사람 사이에 많은 차이가 있다.

2. 노인의 생리학적 변화

1) 근육계

노화로 인한 근육 질량의 감소는 근력 감소의 직접적인 원인이 되고, 근력과 순발력은 걸음걸이, 균형 및 보행 능력에 주요한 요소이므로, 이러한 근력 감소는 노인 장애의 중요한 원인이 된다.

(1) 노화와 관련된 근육계의 변화

① 근육 질량의 감소

노화는 총 근육 단면적의 감소와 관련이 있으며, 20세에 진행이 시작되어 80세가 되면 40% 정도 감소한다(그림 4-3). 다리 근육의 단면적 감소는 성인 초기에 나타나기 시작하여 50세 이후에 가속된다. 이러한 총 근육 단면적의 감소는 지방과 결합 조직과 같은 비수축성 구조의 증가와 동반된다.

혈액 공급량의 감소는 근육 기능의 변화를 초래한다. 노화에 의해 근육에 글리코겐(glycogen)의 저장이 줄어들면 근육 수축에 필요한 연료가 줄어들어, 빈혈이나 호흡기계 문제와 같은 산소를 유용하게 사용하지 못하는 상태가 되면 젖산이나 이산화탄소와 같은 노폐물을 과다하게 생산하게 된다. 이와 같은 물질들은 근육 경련을 일으키거나 적은 운동 시에도 근육의 피로를 느끼게 한다.

② 근육 섬유 수의 감소

근육 섬유의 수는 노화로 유의하게 감소하는데, 25세 정도에 시작되어 그 이후 가속화된다. 근육 단면적의 감소는 총 섬유 수의 감소, 특히 Ⅱ형 백색 근육 섬유(white muscle)의 감소로 유발된다. 근육 섬유의 감소는 지방과 섬유성 조직의 대체 및 비근육 조직의 점차적인 증가를 동반한다. 이것은 약물을 투여하는데 중요하게 고려되어야 할 부분이다.

③ 근육 섬유 크기의 변화

Ⅱ형 백색 근육 섬유의 크기는 노화로 감소되는 반면, Ⅰ형 적색 근육 섬유의 크기는 변하지 않는다. 30대 또는 40대에서의 넙다리네갈래근(quadriceps)의 Ⅱ형 백색 근육 섬유의 개별 평균 단면적은 Ⅰ형 적색 근육 섬유의 평균 단면적보다 20% 이상 크다(그림 4-4). 85세 경에는 Ⅱ형 백색 근육 섬유의 개별 평균 단면적이 Ⅰ형 적색 근육 섬유보다 50% 정도 작다. 이런 형태학적 변화들은 골격근육 질환에서 나타나는 변화들과 유사하다. 대부분 근육 섬유 단면적의 감소는 Ⅱ형 섬유, 특히 Ⅱb형 섬유(백색 섬유, 무산소성 대사가 우세하며 피로하기 쉽다)에서 나타난다.

④ 운동 단위(motor unit)의 수와 크기

운동 단위란 하나의 운동신경섬유가 지배하는 근육 섬유를 말한다(그림 4-5). 노화로 인해 총 운동 단위의 수가 감소하게 된다. 운동 단위 수의 감소로 인해 노인층에서 평균적으로 각 운동신경원이 더 많은 근섬유를 지배하는 지배율 또는 크기가 증가된다. 운동 단위 크기의 증가는 특히 60세 이상의 노인의 다리 근육과 몸쪽보다는 먼쪽에서 우세하게 발견된다. 주로 60세 이후에 몸쪽 및 먼쪽 근육 모두에서 기능적 운동 단위의 수가 감소되는 것을 볼 수 있다. 특히 Ⅱ형 운동 단위와 같이 크고 빠른 운동 단위에서 감소와 기능부전이 두드러진다.

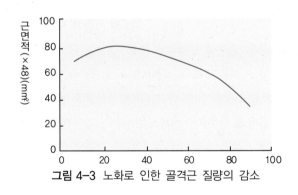

그림 4-3 노화로 인한 골격근 질량의 감소

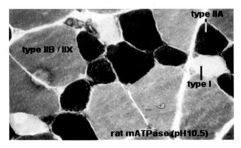

그림 4-4 근육의 단면도

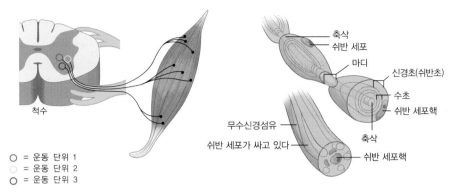

○ = 운동 단위 1
○ = 운동 단위 2
○ = 운동 단위 3

그림 4-5 골격근육에서의 운동 단위의 모식도　　**그림 4-6** 축삭의 모습

⑤ 축삭(axon)

운동신경원의 감소는 운동 축삭의 수와 직경의 감소를 동반한다(그림 4-6). 모든 운동신경섬유의 축삭 신경전도속도는 노화로 인해 전체적으로 느려지며, 노화로 전도속도의 변화가 가장 큰 섬유의 낙후, 부분적 무수화, 중간 결절 길이의 감소와 같은 신경섬유의 다양한 변화들을 반영할 수 있다. 뿐만 아니라 운동신경원의 평균 몸체 크기는 리포푸신의 축적으로 감소된다.

⑥ 신경뿌리 연접

신경뿌리 연접은 운동 단위와 근육 사이에 중요하게 연결된다(그림 4-7). 종판으로 유입되는 종판 앞 축삭의 수는 증가하고 가지 또는 종판 단추 발병률은 증가한다. 운동 종판의 돌림은 감소하고 근육 섬유막은 더욱 평활해진다. 종판의 길이는 증가하고 아세틸콜린 수용기의 더 작은 집성체로 더 많이 구성된다. 그러나 활동 전위와 흥분-수축 기전의 전이에서 이런 유의한 변화들은 완전히 이해할 수 없다. 이런 변화들은 자체적 퇴화의 결과라기보다는 보상적으로 연령의 증가로 신경뿌리 기능은 유지된다. 그러나 이런 변화들은 뒤시냅스 종판 표면을 변화시킬 수 있어서 운동신경원에 의해 활성화되는 근육세포의 능력이 감소된다.

(2) 노화와 관련된 근육 수행력의 변화

① 근력

등척성 및 동적인 수의적 근력의 감소는 70세까지 지속되며 그 이후 가속화될 것이다. 팔, 다리 및 등의 근력은 30세부터 10년마다 8%씩 감소한다. 70세와 80세의 건강한 남성과 여성에서 다양한 근육에서 최대 등척성 근력이 평균 20%에서 40%의 감소가 나타난다. 발목의 발바닥 굽힘근(plantarflexor) 및 무릎관절 폄근(knee extensor)의 동심성·등속성 수축을

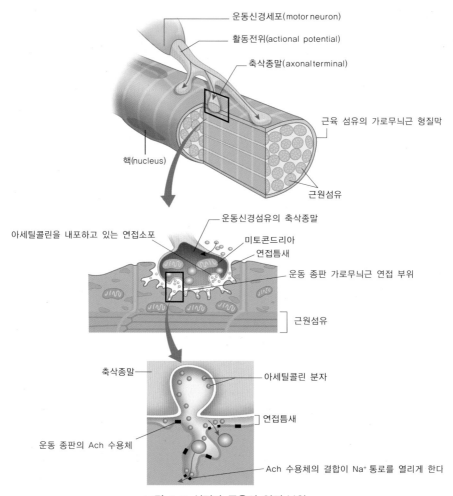

운동신경세포(motor neuron)

활동전위(actional potential)

축삭종말(axonal terminal)

근육 섬유의 가로무늬근 형질막

핵(nucleus)

근원섬유

아세틸콜린을 내포하고 있는 연접소포

운동신경섬유의 축삭종말

미토콘드리아

연접틈새

운동 종판 가로무늬근 연접 부위

근원섬유

축삭종말

아세틸콜린 분자

연접틈새

운동 종판의 Ach 수용체

Ach 수용체의 결합이 Na^+ 통로를 열리게 한다

그림 4-7 신경과 근육의 연접 부위

이용한 연구에서 노화가 남성 및 여성 모두에서 20~40%의 근력 감소와 관련이 있다고 보고되었다.

근육 약화는 현존하는 근육량을 활성화시키는 능력이 감소되어 발생할 수 있다. 노화로 인한 근육 약화는 중추신경계에서 행동을 유발하는 내적 요인들이 부분적으로 감소되어 나타나며 근육의 수의적 활동성을 감소시킨다. 대뇌척수로의 흥분성 역치는 나이가 들수록 점차적으로 증가하는데, 노인층에서는 유의하게 더 높게 나타난다.

② 순발력과 지구력

순발력은 단축 속도와 근육의 힘발생력에 의해 조절된다. 노화로 인해 빠른 수축 속도로 근육에서 발생할 수 있는 최대 힘이 감소되어 최고 순발력이 감소하게 된다. 최고 순발력은 노화로 20% 정도 감소한다. 순발력 감소는 적어도 부분적으로 빠른 근육 섬유 대 느린 근육 섬유 비율이 감소되는 운동 단위 재형성으로 나타난다.

노화와 관련된 최대 보행 속도와 계단 오르기와 같은 다리의 순발력과 기능적 능력 감소들 사이에 밀접한 관련이 있기 때문에 이러한 특별한 근육 특성 기전을 이해하는 것이 중요하다. 이 빠른 힘 생산 능력의 감소는 균형 감소와 낙상 위험 증가에 빨리 반응하는 능력 또한 제한할 수 있다.

근육 지구력의 감소는 기능적 손실 및 장애를 유발하는 노인층의 한 특성이다. 나이가 들어감에 따라 근육의 수축성 및 대사성 변화는 근육 지구력 감소를 일으킬 수 있다. 이런 변화에는 혈액 공급과 모세혈관 밀도 감소와 글루코스 운반 손상이 포함되고, 그로 인해 기질 유효성과 미토콘드리아 밀도 손상, 유산소성 효소 활성화 감소, 인산 크레아틴 보충률 감소 등이 포함된다.

③ 속도

근육 수축의 최대 속도는 노화로 인해 감소되는데 액틴-활성화된 마이오신의 감소로 나타나고, 부분적으로는 노화로 인한 동작의 감속으로 나타난다.

나이가 들어감에 따라 근육의 연축은 수축기가 느려지고 이완기는 반으로 줄어드는 것이 특징적으로 나타난다.

2) 골격계(뼈대계)

뼈는 활성이 없는 외형에도 불구하고, 그 조직은 생리적으로 매우 역동적이어서 혈액 공급이 풍부하다. 뼈세포(osteocyte)는 새로운 뼈를 생성하는 골아세포(osteoblast)로 끊임없이 분화된다. 동시에 뼈파괴세포(osteophage)는 불필요한 또는 여분의 뼈를 재흡수 하고 포식한다. 이런 합성과 재흡수의 일정한 과정의 결과로 뼈의 최대 체중지지 능력, 밀도, 외형이 변한다. 이런 역동적 과정으로 뼈는 재형성되고 역학적 스트레스와 외상에 반응하여 자체적으로 치료된다.

뼈대계와 관련된 노화에 따른 가장 큰 변화는 칼슘의 소실이다. 이런 변화는 30~40대에 시작된다. 나이가 들어감에 따라 뼈대는 얇아지고 약해지게 된다. 여자는 10 단위로 뼈의 무게가 8%씩 감소하는 반면 남자는 3% 정도 감소한다. 평균적으로 여자는 겉질뼈(cortical bone)가 유사한 비율로 소실되지만 폐경 이후 비율이 가속되는 것을 보인다. 여성의 폐경으로 인한 뼈의 소실은 겉질뼈 양을 유지하는 에스트로겐의 생리적 역할을 반영한다. 그러나 침상 안정으로 인한 신체 활동 감소는 폐경 후 에스트로겐에 의한 감소보다 더욱 유의한 뼈의 미네랄 감소를 가져올 수 있다. 뼈끝(epiphyseal)이나 척추, 턱뼈와 같은 뼈의 일부분의 약화로 인해 골절의 위험이 증가하고 신장이 줄어들며 치아가 빠지게 된다.

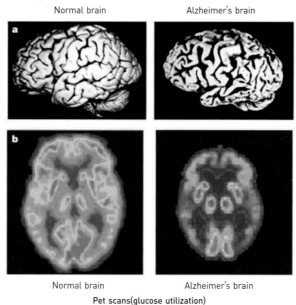

Normal brain   Alzheimer's brain

Normal brain   Alzheimer's brain

Pet scans(glucose utilization)

그림 4-8 뇌의 위축(알츠하이머병)

3) 신경계

근육을 조절하는 뇌와 같은 신경계의 변화는 노인의 불안정한 걸음이나 근육의 조화가 필요한 활동의 불완전한 수행을 통해 관찰된다. 노화에 따른 성인 뇌 무게의 감소는 이미 잘 알려져 있다. 뇌 무게와 부피의 점차적인 감소는 중년에 시작되고, 일반적으로 일생 동안 성인 뇌 무게의 약 15% 정도의 소실이 있다고 알려져 있다.

이러한 신경해부학적 감소는 분명히 노화의 전형적인 특징인 심리적, 행동적 손상과 일치된다. 치매 환자의 경우 대뇌 신경원의 소실이 특징적으로 나타나는데, 65세 이상의 노인에서 5%, 85세에서는 20%가 치매에 이환된다(그림 4-8).

신경계의 일반적인 반응은 나이가 들수록 느려지는 경향이 있다. 이런 느려짐은 신체 활동의 감소를 부분적으로 설명할 수 있고 이어서 관절운동 속도를 느리게 한다. 신경계의 연령과 관련된 변화에는 반응 시간 감소, 뇌세포 소실률 증가, 청각, 전정기, 시각계의 예민함 감소 등 전체적인 감각 통합력의 감소가 있다.

4) 감각계

특별한 감각인 시각, 청각, 미각, 후각 그리고 촉각이 변하는 환경을 인지하기 위해 필요한 감각 단서를 노인에게서 빼앗을 수 있고, 그들의 행동에 영향을 줄 수 있다. 촉각이나 압력 등을 느끼는 감각은 신체의 운동과 공간에서의 위치를 파악하게 하는데, 이러한 감각을 통해 주위의 환경을 파악하여 정보를 통합하고 수정한다. 감각 기관이 제대로 활용되지 않거나 부적절한 정보를 수집한다면 위험해질 수 있다.

대부분의 사람들은 나이가 들어감에 따라 감각 기능이 감소한다. 그러한 변화는 정상적이고 당연한 것이다. 예를 들면 일반적으로 청력 감퇴는 40세 이후, 시력과 후각은 50세 이후 그리고 미각은 55세 이후 빠르게 감소된다. 그렇지만 개인에 따라 그 차이는 매우 크다. 전형적으로 기능 감소는 점진적으로 일어나며, 노인들은 환경 내에서 더 이상 독립적 기능을 유지할 수 없을 때까지는 알아차리지 못한다.

(1) 시각의 정상적 변화

나이가 들어감에 따라 눈에서 많은 구조적, 기능적 변화들이 발생한다. 눈동자의 크기가 줄어들면서 렌즈의 탄력이 감퇴하여 주위 망막에 약한 빛이 들어가게 된다. 또한 망막 신진대사의 변화로 인해 망막 주위의 간상체(rod)가 밀접한 부위에 산소 공급이 줄어들고 눈꺼풀은 탄력성을 잃어 축 처지게 된다. 그 결과 앞쪽으로의 응시각이 줄어들게 된다. 속눈썹은 짧아지거나 가늘어지고 빠지기도 한다. 각막의 바깥 부분이 뿌옇게 변하는 노안은 나이가 들어감에 따라 심해지고 눈에 검은 점도 나타나게 된다.

(2) 청각의 정상적 변화

나이가 듦에 따라 청각도 다른 기관들과 마찬가지로 생리적 및 기능적인 변화를 겪는다. 고막(ear drum)은 얇아지고 고막을 지지하는 작은 근육들도 위축된다. 중이의 세 골조물과 내이의 털세포(hair cell)를 연결하는 관절의 변화는 나이가 들면서 악화될 수 있다.

노인성 난청은 65세 이상의 노인들 중에서 약 13%가 경험하게 되며, 남성이 더욱 흔하게 영향을 받는다고 알려져 있다. 노인성 난청을 가진 노인들은 고주파 음을 듣지 못하게 되는데 코르티 기관의 바닥부에 있는 털세포를 상실함으로써 발생하게 된다.

(3) 미각과 후각의 정상적 변화

미각과 후각의 감퇴는 노인의 행동과 환경 안에서의 만족, 영양 상태에까지 영향을 끼칠 수 있다. 후각신경의 섬유는 80~90세에 거의 3/4이 소실된다. 원인은 알려지지 않았지만 미뢰(gustatory bud)는 나이와 함께 감퇴되는데 60세까지 대부분의 사람들은 미뢰의 50%가 소실되며, 70세 이후에는 더 빨리 소실되는 것으로 보고된다. 이것은 미각 중심부에 생성되는 뉴런과 합쳐진 기능상 미각 돌기의 소실로 인해 노인의 미각을 변화시킨다. 또한 침 분비가 줄어드는 입 안 분비의 변화도 미각 감퇴에 영향을 미칠 수 있다.

(4) 피부감각의 정상적 변화

노화에 따른 피부감각의 변화는 팔보다는 다리에서 나타난다고 보고되고 있기 때문에, 긴 구심성 신경로의 노화성 변화가 감각 변화에 중요한 역할을 하는 것으로 보인다. 노화로 인해 수많은 말초 수용체가 소실되는데, 연령 증가와 함께 비정상적인 수초화가 일어나며, 길고 굵은 섬유에서 크게 영향을 받게 된다.

5) 인지력

나이가 들면서 노인 인구에서 인지 기능의 감퇴가 발생한다. 감각 기관의 변화는 신체가 수용한 각종 메시지를 왜곡시킬 수 있다. 치매는 가장 흔하게 나타나는 정신적 장애이며, 유형별로 다양한 징후를 나타낸다. 정상적인 노령화에는 기억력, 방향 감각, 판단력, 언어 및 계산 능력, 지능, 인격 등에서 몇 가지 변화되는 점이 있지만, 이것이 일상생활의 관계나 기능을 방해하지는 않는다.

6) 심혈관계

노화와 관련된 심장의 구조적 변화는 심장근육층, 심장 전도계, 심장근육 내막에서 나타난다. 노화로 인한 심장 구조의 점진적 퇴행에는 탄력성의 감소, 심장판막의 섬유성 변화, 아밀로이드 침윤 등이 있다.

큰 영향을 미치는 노화와 관련된 구조의 특징은 심장 좌심실 벽(대동맥으로 혈액을 펌핑하는 심장의 가장 큰 방) 및 심장의 펌프 작용에 반응하여 팽창하는 혈관의 능력에 있다. 심장 좌심실 벽은 빠르게 수축하는 능력으로 심장의 펌프력에 영향을 미치고, 혈액이 동맥으로 펌프되어 유입되는 힘과 비율을 완전히 결정한다(그림 4-9). 심장의 펌프 능력은 심장근의 구조와 기능에 영향을 주는 다양한 변화들로 인해 감소된다.

(1) 심장의 구조적 변화

노화로 인한 심장 질량의 증가의 많은 부분은, 심장근육 세포의 수는 감소되지만 심장근육 세포의 평균 크기의 증가 때문인 것으로 보인다. 좌심실벽 두께의 증가는 세포 비대와 비세포 성분의 증가를 보일 수 있다. 노화로 심장근육의 교원질, 섬유화, 리포푸신의 증가가 발생한다. 교원질 다발로 구성된 심장 외막은 딱딱하게 굳어 좌심실벽의 순응도를 감소시킨다. 갈색 지질 성분의 리포푸신(lipofuscin)은 심장근육 세포 핵공에 축적된다.

노화와 관련된 판막 둘레의 증가는 심장의 네 판막 모두에서 보고되고 있으며(대동맥 반달판막, 폐동맥 반달판막, 이첨판막, 삼첨판막), 대동맥 판막에서 가장 큰 변화가 일어난다(좌심실과 대동맥 사이에 있는 판막). 판막 둘레의 노화와 관련된 변화는 판막의 무능력과 관련되어 나타나지 않는다. 노화와 관련된 기타 판막의 변화로 판막 두께의 비대와 판막층의 석회화가 나타난다. 이런 변화들은 일부 노인층에게는 연령 증가로 심각한 대동맥 판막 경화증 및 승모판막 기능부전과 같은 퇴행성 변화를 일으키기도 하지만, 심각한 기능부전을 일으키지는 않는다.

(2) 혈관의 변화

심장근육 자체의 변화뿐만 아니라, 노화는 동맥혈액을 활동 조직으로 배분하는 혈관계의 기능에 영향을 미친다. 혈관은 각각의 특수한 기능에 따라 다양한 팽창성 또는 순응이 필요하다. 순환 시 동맥에서 혈액의 전진 운동은 혈관벽의 탄력 반동과 혈관에 대한 압력 에너지를 점진적으로 감소시키는 기능이다. 말초혈관은 심장에 의해 펌프 되는 혈액의 운송 시스템으로, 다양한 인체 조직에 뻗어 있어서 혈관계의 노화와 관련된 변화는 이 조직의 최대 관류를 제한할 수 있으며, 심장 수행력에도 영향을 미친다. 노화로 인한 동맥의 탄력성 감소는 혈관의 기능을 손상시키는 혈관벽 경직과 혈관 직경의 만성적 증가를 초래할 수 있다. 노화와 관련된 동맥경화의 증가는 혈관벽에서 일어나는 방산 세포 과정의 결과라고 생각된다. 콘드로이틴 황산염과 헤파린 황산염의 증가와 하이알루론산염과 콘드로이틴 양의 감소가 나타난다. 상대적인 탄력 섬유의 감소와 교원질 섬유 및 교원질 교차 연접 증가가 있다. 탄력섬유의 당단백질 성분이 감소하다가 결국에는 사라지게 되고 칼슘 성분은 증가한다. 동맥을 통과하는 혈액의 임피던스는 전 생애 동안 이루어지는 지질의 축적으로 더욱 큰 영향을 받게 된다. 노화의 정상적 효과로 혈액 순환을 통해 이런 물질들을 운반하는 저밀도와 초저밀도 지단백질(LDLs 및 VLDLs) 트라이글리세라이드, 혈장 총콜레스테롤의 농도를 증가시킨다(그림 4-10).

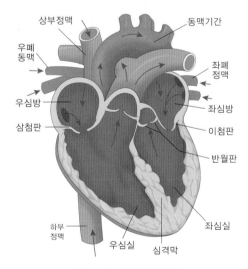

그림 4-9 심장의 구조

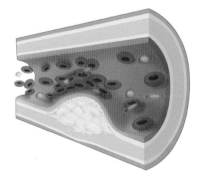

그림 4-10 동맥경화증

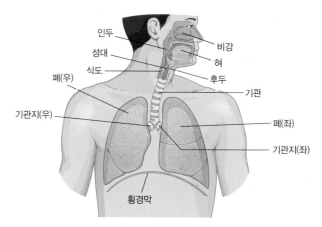

그림 4-11 호흡계통을 구성하는 기관

7) 호흡계

　나이가 들면서 호흡계의 구조와 기능에도 많은 변화가 발생한다(그림 4-11). 노인은 활동이 제한됨에 따라, 호흡 근육이 약해지고 활동 단위 당 산소요구량이 증가하게 된다. 그 결과로 근육 크기가 작아지고 아주 미미한 운동에도 숨이 참을 느끼게 된다. 그러므로 호흡계의 건강 상태는 노인들이 신체적, 정신적, 사회적으로 적극적인 생활 양식을 유지하는데 매우 결정적인 요소이다.

　정상적인 노인에게서 볼 수 있는 노화 현상으로, 인후두의 근육위축으로 목소리의 높이와 질이 변하게 되고 부드럽고 속삭이는 듯한 목소리로 인하여 대화에 많은 에너지가 소모된다. 기도저항이 증가하며 가슴우리(thorax)의 앞뒤 지름(anteroposterior diameter)의 증가, 호흡 보조 근육의 경축(spasm)으로 근육의 퇴축 혹은 근력 감소가 발생하며 갈비뼈 끝의 연골이 석회화됨에 따라 가슴우리의 탄력 부족으로 폐활량이나 기능적 용량이 감소되어 폐기능이 저하된다.

8) 외피계

　외피계는 피부, 머리카락, 손톱으로 구성된다. 외피계의 변화가 노화와 관련된 명백한 증상으로 간주되는 것은 눈에 보이는 이들 기관의 변화는 노화된 개인과 다른 사람을 구별할 수 있는 명확한 증거를 보이기 때문이다.

(1) 피부의 변화

　나이가 들어감에 따라 표피는 점점 얇아지고 약해져 찢어지거나 쇠약해져 감염에 의해 피부가 쉽게 손상되는 경향이 있다. 또한 피하조직 감소로 인하여 저체온이나 오한의 위험 또한 높다.

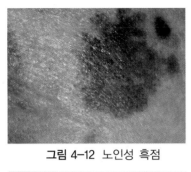

그림 4-12 노인성 흑점

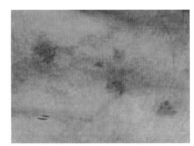

그림 4-13 지루성 각화증

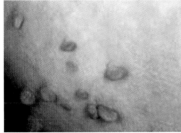

그림 4-14 유두종

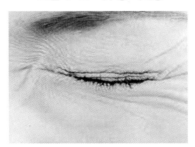

그림 4-15 까마귀 발 주름

멜라노사이트의 활동은 나이가 들어감에 따라 감소하여 백인의 피부는 더 창백해지고 태양의 영향을 더욱 민감하게 받는다. 멜라노사이트가 밀집되어 짙은 색소 침착을 형성하여 노인성 흑점(그림 4-12)을 만드는데, 이는 햇빛에 가장 많이 노출되는 부위에서 쉽게 관찰할 수 있다. 근육에 사마귀처럼 생기고 경계를 명백하게 구분할 수 있는 지루성 각화증은 일명 검버섯이라 불리며, 외측으로 향하는 표피의 국한된 증식을 특징으로 하며 얼굴, 목, 몸통 등에 발생하고 나이가 들어감에 따라 증가한다(그림 4-13).

유두종(보통 '쥐젖'이라 불림)은 옅은 갈색에서 선명한 피부색을 띠는데 주로 노인의 목 주위에서 관찰된다(그림 4-14).

나이가 들어감에 따라 탄력섬유는 감소하고 피부 조직은 얇아진다. 탄력이 감소함에 따라 피부는 유연성을 잃게 되어 '까마귀 발'이 생기고 주름이 증가한다(그림 4-15).

(2) 모발의 변화

모낭(pilar cyst)에서 멜라닌 색소가 줄어듦에 따라 머리카락 색깔이 희어지며 상염색체 우성 유전을 한다. 머리카락의 수와 분포 또한 노화와 관련이 있으며 종족, 유전 및 성과 관련된 요소들에 의해 결정된다. 아드레날 안드로겐은 60세 이상 백인 여성의 50%에서 얼굴, 특히 뺨과 입술 주위에 거친 모발을 나게 한다. 남성들은 눈썹, 코, 귀의 모발 분포가 적어지고 길어지며 두꺼워진다. 대머리는 나이든 사람들의 관심 대상이 되며, 머리카락도 어느 정도 가늘어진다.

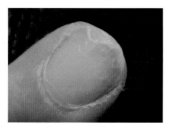
그림 4-16 갈라진 손톱

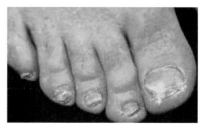
그림 4-17 각질증 식으로 두꺼워진 발톱

(3) 손·발톱의 변화

손톱의 성장이 느려짐에 따라 점차 부서지기 쉽고 딱딱하고 두꺼워진다. 대부분의 손톱 변화는 혈류 공급이 감소되기 때문이다. 손톱이 두꺼워지는 것은 영양 장애, 반복된 외상, 염증 및 국소적 감염에 의한 것이다. 손톱 성장률은 대개 30~50%가 감소하는데 30세에는 1주일에 0.83mm, 90세에는 0.52mm가 자란다. 노인의 손톱에서 세로로 줄이 증가함을 볼 수 있는데, 이는 손톱 표면의 분열 때문이다(그림 4-16). 이런 현상은 감염을 초래하고 손가락과 발가락 말단부를 붕대로 감아 치료해야 한다.

발톱은 특히 두꺼워지는 경향이 있는데 이는 지속적으로 신발에 의해 압박받거나 외상을 받은 결과이다(그림 4-17).

(4) 진피 및 피하조직

진피는 혈관, 신경, 모낭 및 피지선을 포함하지만 대부분은 콜라겐으로 구성된다(그림 4-18).

나이가 들면서 콜라겐의 변화로 인해 피부 강도와 탄력성이 감소한다. 즉 콜라겐 섬유는 더 두꺼운 다발로 재배열되고 교차 연결(cross-linkage) 형태로 변화한다. 단백질과 콜라겐의 합성을 담당하는 세포인 섬유 아세포(fibroblast)의 수도 감소한다. 이런 상태를 탄력섬유변성(elastosis)이라 하며 햇빛에의 노출과 관련이 있다.

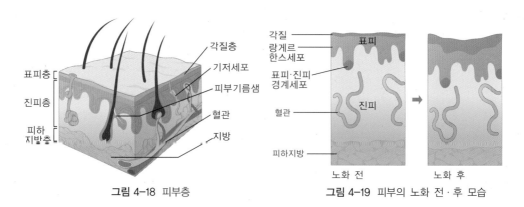

그림 4-18 피부층　　　　그림 4-19 피부의 노화 전·후 모습

노화로 인해 상피세포와 혈관의 수가 감소하고 혈관화가 감소되며 혈관의 취약성이 증가하여 잦은 출혈을 보인다. 세포와 혈관은 얇아지고 노화됨에 따라 세포 복구가 느려지며 욕창의 발생률이 더 높아진다(그림 4-19). 또한 치유가 느려지는데, 순환의 변화, 불량한 영양 상태, 일광 유발성 손상 및 감염에 대한 저항력 감소 등의 요인에 기인한다.

(5) 피부샘

피부샘의 두 가지 주요한 형태는 피부기름샘(sebaceous gland)과 땀샘(sweat gland)이다.

피부기름샘은 나이가 들면서 크기가 증가하지만 기능은 감소하여 피지분비도 감소한다. 남자는 70세 이후까지 감소되지 않거나 감소가 미미하지만, 여자는 폐경기 이후에 피부기름샘 분비가 점차적으로 감소하여 70세 이후에는 현저한 변화가 없다. 노화로 인한 피지분비의 감소와 피부기름샘 수의 감소는 결과적으로 건조하고 거친 피부를 초래한다(그림 4-20).

땀샘은 나이가 들면서 전반적으로 크기와 수 및 기능이 감소한다. 작은 땀샘에서 분비 상피세포는 크기가 일정치 않게 되고 세포질에 지방단백질(lipoprotein)이 점차적으로 축적된다. 노화가 아주 많이 진행되면 작은 땀샘의 분비 선륜(coil)은 섬유조직으로 대체되며, 땀분비 기능이 현저히 감소된다. 노인에서 땀분비 기능의 감소는 체온 항상성을 유지하는 능력에 장애를 가져온다.

9) 소화계

위장관 또는 소화기계는 길고 근육으로 된, 입술에서 시작하여 항문에서 끝나는 관으로 구강, 인후, 식도, 위, 작은창자(small intestine) 및 큰창자(large intestine)를 포함한다(그림 4-21).

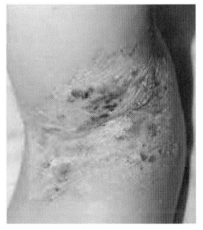

그림 4-20 피부건조증

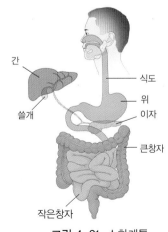

그림 4-21 소화계통

시간이 지나면서 생기는 위장 관계의 변화로 인해 정상적인 소화 작용이 방해를 받게 된다. 구강에서는 잇몸이 약해지고 치아를 지지하는 치근막이 약해질 수 있다. 이러한 변화로 치아가 구조적으로 안정적이지 못하면 음식물을 물거나 씹을 때 영향을 받게 된다. 청결한 구강 위생은 이러한 변화를 늦출 수 있다.

과거에는 노화에 따른 정상적인 과정으로 생각되던, 노인의 치아 손실은 더 이상 정상적인 반응으로 생각되지 않는다. 충치로 인해 에나멜 층이 약해지면서, 치수에 위치한 신경 말단이 외부에 노출될 수 있다. 이로 인해 심한 통증이 발생되고 이는 식욕을 감소시키거나 음식을 씹는데 어려움을 야기한다.

식도의 확장과 연하곤란이 나이가 들면서 관찰될 수 있다. 또한 신경학적인 문제가 없는 노인들에게서도 흔하게 구역반사(gag reflex)가 감소하게 되는데 이로 인해 노인들에게서 흔히 질식이나 음식물이 기도로 넘어가는 일이 발생한다.

위에서는 위샘의 위축이 일어날 수 있다. 60세 이상에서 위축성 위염의 빈도가 증가하며, 헬리코박터균(Helicobacter pylori)의 감염이 조직학적인 변화와 위산 분비의 변화를 초래하고 이는 내인자나 위산의 생산을 감소시킴으로써 정상적인 소화 과정을 방해하거나 혹은 빈혈에 이르게까지 할 수도 있다.

나이가 들면서 작은창자의 연동운동은 약해지며, 이로 인해 변비나 노폐물의 불안전한 배출이 일어날 가능성이 커진다. 큰창자는 혈관의 뒤틀림이 심해져 큰창자로의 혈류 장애가 초래되는 등 노화의 영향을 받는다. 운동력도 감소되지만 배변 습관이 생각처럼 크게 변하지는 않으며 운동력이 줄어서라기보다는 곧창자(rectum)의 주름이 늘어나면서 변비가 생길 가능성이 높아진다.

10) 비뇨기계

비뇨기계는 두 개의 콩팥(kidney)과 두 개의 요관, 방광(bladder)과 요도로 이루어져 있다. 비뇨기계는 몸에서 필요 없는 노폐물이나 수분을 제거함으로써 인체의 항상성을 유지시킨다. 콩팥은 지속적으로 혈류를 여과하고, 선택적으로 필요한 전해질과 수분을 재흡수하거나 배설한다. 콩팥에서 재흡수되지 않는 물질들은 소변을 통해 몸 밖으로 배설된다.

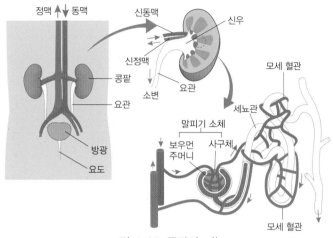

정맥 ↑↓ 동맥
신동맥
신우
신정맥
콩팥
소변
요관
요관
모세 혈관
세뇨관
말피기 소체
보우먼 사구체
주머니
방광
요도
모세 혈관

그림 4-22 콩팥의 기능

(1) 콩팥

콩팥은 우리가 70세에 이르게 되면 자신의 능력의 약 1/3을 잃게 되지만, 이러한 능력만으로도 정상적인 혈류량을 유지하기 위해 필요한 여과 작용을 수행할 수 있다(그림 4-22). 나이가 들면서 네프론의 수는 감소하고 콩팥의 크기와 용적도 감소하게 되어 콩팥의 위축이 촉진된다. 죽상경화나 동맥경화 같은 혈관의 변화로 인해 콩팥으로의 혈류 공급도 자연히 줄어들게 된다. 이렇게 줄어든 혈류 공급으로 인해 토리(사구체, glomerular)의 여과율이 변화하게 된다. 90세에서의 여과율은 20세에서 보이는 여과율의 절반 밖에 되지 않는다.

(2) 방광

나이의 증가에 따라 방광 근육이 비대해지고 방광벽이 두꺼워져 방광의 확장 능력을 방해한다. 이 같은 방광 용적의 감소로 인하여 노인에게 있어서는 요의를 느끼고 소변을 볼 때까지 참는 능력이 현저하게 감소하게 된다(그림 4-23). 많은 노인들은 방광에 약 100ml의 소변이 차게 되면 소변을 봐야 한다. 또한 압박근(detrusor)의 항진 작용에 의해 방광이 다 채워지기 전에 방광이 수축을 할 수도 있다. 이러한 결과로 노인에게는 긴박뇨 현상과 빈뇨 현상을 흔하게 관찰할 수 있다.

요정체는 노인에게 특히, 요로 감염의 위험을 증가시키는데 그 이유는 소변 자체가 박테리아의 성장을 위한 좋은 배지로 작용하기 때문이다.

(3) 전립샘

정상적인 전립샘(prostate gland)의 크기는 생후에서 사춘기까지 변화가 없다가 사춘기 이후부터 20대 중반까지 급속히 증가하며 그 후 90세까지는 서서히 증가한다. 거의 모든 남성들은 65세가 넘으면 남자 노인의 3/4에서 양성전립샘비대나 전립샘 암에 의한 전립샘비대를 경험하게 된다 (그림 4-24). 전립샘이 요도를 감싸고 있기 때문에, 전립샘의 비대는 요도를 압박하고 요도의 통로를 좁게 하여 배뇨 중에 어려움을 줄 수 있다. 배뇨 시 보이는 머뭇거림, 빈뇨, 일정한 소변 굵기를 유지하지 못하는 현상 그리고 요정체는 전립샘 비대증에서 흔하게 보이는 증상들이다.

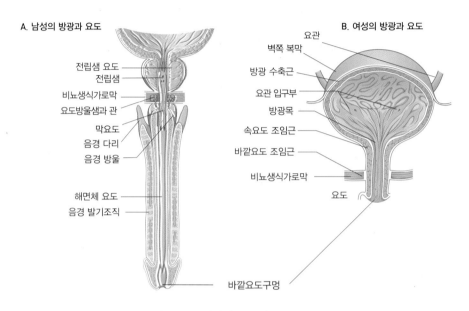

A. 남성의 방광과 요도

전립샘 요도
전립샘
비뇨생식가로막
요도방울샘과 관
막요도
음경 다리
음경 방울

해면체 요도
음경 발기조직

B. 여성의 방광과 요도

요관
벽쪽 복막
방광 수축근
요관 입구부
방광목
속요도 조임근
바깥요도 조임근
비뇨생식가로막
요도

바깥요도구멍

그림 4-23 방광과 요도의 구조

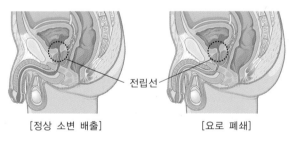

전립선

[정상 소변 배출]　　　　[요로 폐쇄]

그림 4-24 전립샘 비대증

3. 노화와 관련된 병리학적 징후

1) 근육 골격계 징후(장애 또는 질환)

(1) 뼈엉성증

연령이 증가하면서 활동이 감소하게 되면, 일반적으로 단위 용적당 뼈의 양적 감소가 나타난다. 만일 뼈가 부서지기 너무 쉬워 골절되는 경향이 있으면, 이런 상태를 뼈엉성증(골다공증, osteoporosis)으로 분류한다(그림 4-25). 이 과정은 섬유성 기질과 미네랄 물질이 점진적으로 감소된다. 일상적인 식사로부터 칼슘 섭취가 부족하거나, 폐경 후의 여성, 부동자세로 있거나 신체적 운동이 활발하지 않은 사람은 뼈엉성증에 걸릴 확률이 높다. 뼈엉성증은 구멍이 많고 부서지기 쉬우며 약한 뼈로 특징짓는데, 이는 골절을 쉽게 발생하게 한다. 뼈엉성증은 뼈에 구멍이 많이 생기고 부서지기 쉬우며 뼈가 약해지는 것이 특징이기 때문에 쉽게 골절을 일으킬 수 있다.

(2) 골절

척추뼈와 다른 뼈들의 자연 발생적인 골절은 육안으로 보이는 명확한 손상이 없기도 한다. 사실 넘어짐에 의해 엉덩이 골절이 생기기보다는 자연 발생적인 엉덩이 골절에 의해 넘어짐이 발생한다. 단순한 넘어짐이나 다른 상해로 인하여 뼈엉성증 환자는 골절된다. 가장 빈번하게 발생되는 골절 부위는 엉덩관절(hip joint)의 목 부분, 갈비뼈(rib), 빗장뼈(clavicle), 팔이다.

엉덩관절 골절은 노인에게 기능적 상태의 큰 손실이 된다.

(3) 뼈관절염

뼈관절염(osteoarthritis)을 비롯한 일반적인 관절염 형태는 나이가 들어감에 따라 증가한다. 이는 남성과 여성에게 같은 비율로 발생한다. 뼈관절염은 화학적, 유전적, 호르몬과 운동 방식과

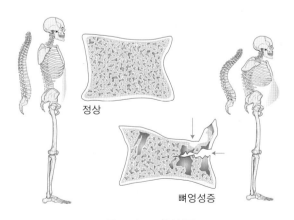

그림 4-25 뼈엉성증

연관되어 생긴다고 알려져 있으나 정확한 원인은 발견되지 않았다. 특별히 관절에 많은 힘을 받게 되는 직업을 가진 사람은 나이가 들어감에 따라 이 관절에 변화를 경험하게 된다. 일반적으로 나이가 듦에 따라 뼈관절염과 비슷한 증상을 경험하게 되는데 이는 관절이 닳고 손상되기 때문이다. 정상적인 기능을 다한 연골은 얇아지고 닳게 된다. 칼슘과 연골 조직은 관절에서 형성되고 윤활주머니(bursa) 속의 활액막은 염증을 일으키게 되는데 체중이 부하되는 척추, 골반, 무릎과 같은 관절에서 잘 일어난다(그림 4-26).

(4) 류마티스성 관절염

류마티스성 관절염(rheumatoid arthritis)은 자가면역 과정과 관련된 교원질의 질병이다. 류마티스성 관절염은 근육 쇠퇴와 연부 조직의 변화, 뼈, 연골의 변화를 초래한다(그림 4-27).

[잘 생기는 부위]

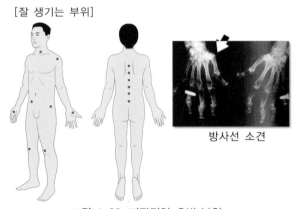

방사선 소견

그림 4-26 뼈관절염 호발 부위

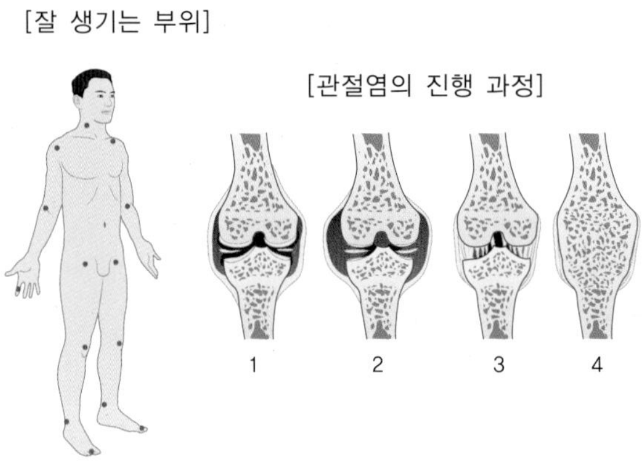

[잘 생기는 부위]

[관절염의 진행 과정]

1   2   3   4

그림 4-27 류마티스성 관절염

뼈끝을 둘러싼 윤활주머니에 염증이 생긴 윤활주머니염(bursitis)은 관절의 무리한 운동이나 이 부분에 국소화 된 염증에 의해 발생할 수 있다. 윤활주머니염은 관절의 뻣뻣함, 어깨, 무릎, 팔꿈치의 통증으로부터 시작하여 궁극적으로 제한된 운동범위와 운동 결여를 나타낸다. 이 질병은 모든 연령에서 생길 수 있으나 연령이 증가함에 따라 발생하는 근육과 뼈의 변화로 인하여 노인들에서 더 자주 발생한다. 이에 대한 처치는 관절 부위를 쉬게 하는 것을 기본으로 하여 살리실산염(salicylate)이나 NSAIDs를 사용할 수 있다. 코르티코스테로이드는 통증이 심한 부위에 염증을 줄이기 위해 주사할 수 있다. 정상 관절 운동범위는 영구적 수축이나 관절 기능 상실을 예방하기 위해 권장된다.

(5) 통풍

통풍(gout)은 체내 요산 수치가 상승된 상태로, 선천적인 대사 과정의 이상으로 발생한다. 요산 결정이 관절과 조직에 있게 되면서 관절이 부어올라 극심한 통증을 유발한다. 엄지발가락 같은 일부 관절 부위에서 일반적으로 잘 발생한다(그림 4-28). 급성기에는 오한과 열이 발생한다. 나이가 들어감에 따라 통풍에 더 쉽게 걸린다. 치료를 받지 않으면 관절의 불구를 일으킨다. 이 병은 일반적으로 남성에게서 더 자주 발생하나 폐경 이후의 여성에게서도 잘 발생한다.

2) 신경학적 징후(장애 또는 질환)

(1) 파킨슨병

파킨슨병은 점진적인 중추신경계의 퇴행성 질환이다. 신경전달물질인 도파민을 만들어 내는 특별한 신경세포들의 기능이 노화로 인해 감퇴되고 파괴되는 것으로 알려져 있다. 증상은 대개 40세 이후에 발생하며 점진적으로 진행된다. 나이가 증가할수록 일반적으로 발병률도 증가하는 것으로 보인다.

전형적으로 보이는 증상을 살펴보면 대개 첫 징후는 한 쪽에서 시작되고 경미한 진전(tremor)

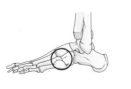
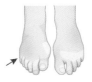

[요산 침착 부위]   [육안 소견]

주요 원인
- 유전
- 신장 질환
- 약물
- 당뇨병
- 알코올중독
- 임신중독증
- 부갑상선 질환

그림 4-28 통풍

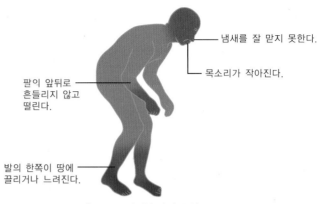

냄새를 잘 맡지 못한다.

목소리가 작아진다.

팔이 앞뒤로
흔들리지 않고
떨린다.

발의 한쪽이 땅에
끌리거나 느려진다.

그림 4-29 파킨슨병의 증상

이나 전체적인 근력 감소, 속도 감소 등으로 시작된다. 병이 진행됨에 따라 휴식 시에도 진전이 나타나고 반면 의식적인 수의적 운동 시에는 감소한다. 정서적 스트레스나 피로는 증상을 악화시키는 주요 인자이다. 병이 진행되면서 증상이 신체의 양쪽으로 확대되고 신체는 점점 더 뻣뻣해지고 과긴장을 보이며 움직임은 느려지게 된다. 마지막에는 환자가 마치 앞으로 넘어질 것처럼 달리는 듯한 모습을 보인다. 또한 몸은 점점 더 뻣뻣해져서 균형 유지가 어려워지고 심하면 거의 움직이지 못하는 경우도 있다(그림 4-29).

이러한 신체적 증상과 더불어 정신기능의 변화도 발생한다. 지능의 변화는 모든 환자들에서 관찰되지는 않지만 병의 말기에는 약 50%의 환자에서 여러 종류의 치매 질환을 발견할 수 있다. 또한 인성 변화, 우울증 등도 흔히 동반되는 정신질환이다.

(2) 일과성 허혈성 발작

일과성 허혈성 발작(transient ischemic attack)은 뇌혈관의 일시적인 기능부전으로, 대개 뇌혈관의 폐색에 의해 발생한다. 색전증(embolism)이나 동맥경화성 판막에 의해 생기는 것으로 알려져 있으며 주로 중년이나 노인에게서 발생한다. 전조 증상 없이 갑자기 발병하며, 보통 수 분간 지속되거나 심할 경우 24시간까지도 지속되는 경우가 있다. 일부에서는 하루에 수차례 발작을 경험하기도 하고 발작 후 수개월 동안 증상 없이 지내기도 한다(그림 4-30).

(3) 뇌졸중

뇌의 혈류 공급의 장애로 인해 발생되는 뇌졸중(cerebrovascular accident, CVA)은 죽상경화, 고혈압, 당뇨 혹은 이들이 복합적으로 발생에 관여한다. 이 질환은 어느 연령에서나 발생할 수 있으나 특히 65세 이상의 고령자에서 가장 흔히 발생한다. 뇌졸중은 암 다음으로 사망률이 높고, 치명률은

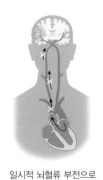
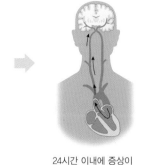

일시적 뇌혈류 부전으로
허혈성 뇌졸중 증상 발생

24시간 이내에 증상이
완전히 소실

그림 4-30 일과성 허혈성 발작

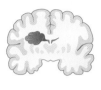
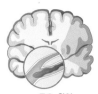

┌─ 주요 원인 ─┐
• 고혈압
• 뇌동맥류
• 뇌동맥 폐색증
• 뇌동 정맥 기형

┌─ 주요 원인 ─┐
• 뇌혈전
• 심장질환
• 뇌동맥 폐색증

그림 4-31 뇌졸중의 원인

나이가 들수록 증가한다. 남자에게서 좀 더 흔하고 고혈압 환자에게서 더욱 잘 발생하는 것으로 알려져 있다(그림 4-31). 뇌졸중의 발병은 운동장애, 감각장애, 언어장애, 삼킴 장애, 균형 조절장애 등 심각한 후유 장애를 동반한다.

뇌졸중 후 급성기에는 침상 안정이 필요하고 이후에도 환자의 상태에 따라 보존적 물리치료나 재활 치료를 필요로 할 수 있다. 뇌졸중은 갑자기 발생할 수도 있고, 점진적으로 증상이 심해지면서 발생할 수도 있다(그림 4-32). 뇌졸중의 증상의 정도와 예후는 뇌졸중의 유형과 손상 위치, 손상 정도에 따라 크게 달라진다. 일부는 치료 후 완전한 회복을 보이나, 일부에서는 지속되는 장애를 남기기도 한다. 잦은 재발에 의한 부가적인 장애로 인하여 6개월 이상 지속되는 장애는 대개 영구적인 장애로 남을 가능성이 크다.

3) 인지 징후(장애 또는 질환)

치매

치매(dementia)란 흔히 노인들의 정신기능을 기술하기 위해 사용되는 단어로, 라틴어로 "제 정신이 아닌 상태"라는 의미를 지니고 있다. 치매는 인지 기능의 감퇴라고 설명할 수 있으며, 서서히 진행되면서 기억, 학습, 주의 집중, 생각, 언어, 운동신경 장애, 지적 기능의 악화, 충동조절 장애 등이 동반된다. 겉질의 신경원 소실이 현저히 보이고, 뇌에서 전체적으로 신경원 소실이 매우 크게 나타난다(그림 4-33).

기억력 장애는 치매의 기본적인 특징이며, 몇 가지 유형의 치매는 회복 가능성이 있다. 다만 알츠하이머 유형의 치매는 회복이 가장 불가능한 치매이다. 뇌경색 치매도 노인들에서 흔히 회복 불가능한 치매로 보인다.

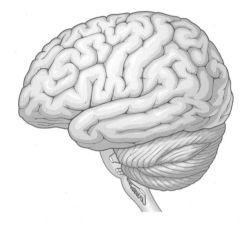

❶ 손발이 저리고 힘이 빠지는 느낌이 온다.
❷ 갑자기 말을 더듬기니 어눌해진다.
❸ 눈이 침침해 앞이 잘 보이지 않는다.
❹ 현기증이 나서 정신이 아찔해진다.
❺ 평소와 달리 격렬한 두통이 발생한다.
❻ 뒷목이 뻣뻣하고 머리가 무겁다.
❼ 귀에서 소리가 나고 잘 안 들린다.
❽ 나도 모르게 침을 흘릴 때가 있다.

그림 4-32 뇌졸중의 주요 증상

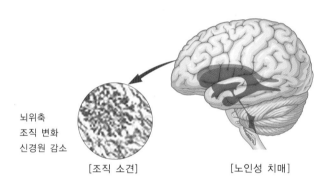

뇌위축
조직 변화
신경원 감소

[조직 소견]　　　　[노인성 치매]

그림 4-33 노인성 치매

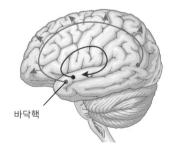
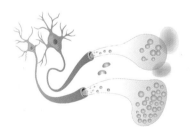

바닥핵

알츠하이머는 뇌에 신경신벌굴실의
Acetylcholine 이 부족한 것으로 알려졌다.

면실 난백실(베타 아밀로이드)이 프라그처럼
달라붙으면 알츠하이머병이 된다.

그림 4-34 알츠하이머병의 병태

알츠하이머병의 경우 치매 환자의 60%를 차지하는 유형으로 인지 기능의 결함으로 기억장애, 이름대기 장애, 방향 감각소실이 가장 대표적이다(그림 4-34). 65세에서 80세에 이르기까지 이 질환은 5년마다 약 두 배 정도로 유병률이 증가하는 것으로 알려져 있다. 미국에서는 약 200만 명의 환자가 이 질환으로 고생하고 있으며, 가족력이 있을 경우 자녀들이 이 질환에 이환될 확률이 4배 정도 높다고 알려져 있다. 또한 외상성 두부 손상, 면역학적 변화, 환경적 요인 등도 이 질환의 위험 요인으로 의심된다.

4) 심혈관 징후(장애 또는 질환)
심혈관계 질환은 65세 이상 노인의 사망 원인 중에서 75%를 차지할 정도로 이환율과 사망률이 높다.

(1) 관상동맥 질환
관상동맥 질환은 허혈성 심장질환에 대하여 일반적으로 사용하는 용어이다. 심장근육의 순환이 감소하게 되면 심장으로 가는 산소의 양이 줄어들게 되고 국소 빈혈이 발생한다. 국소 빈혈로 인하여 경험하게 되는 통증을 협심통(angina)이라 한다. 협심증의 증상은 가슴통증이나 왼쪽 팔로 방사되는 방사통(radiating pain)을 들 수 있는데, 노인에게서 이런 증상이 항상 있는 것은 아니다. 협심증 발작이 일어난 경우 활동을 줄이고 이런 증상이 지나갈 때까지 휴식을 취하는 것이 좋다.

심근경색(myocardial infarction)은 하나 또는 그 이상의 관상동맥을 통한 혈액 흐름의 점진적인 폐색으로 혈관 내에 죽종(atheroma)이 형성되어, 그 부위의 혈관이 좁아진 상태에서 색전에 의해 관상동맥 혈류가 완전히 막혀 갑작스럽게 심장의 심장근육 조직이 손상된 상태이다(그림 4-35). 그것은 잠행성으로 시작하여 발생률은 노화되면서 증가한다.

죽상경화증(atherosclerosis)이 주요 원인이며, 다른 원인들은 관상동맥의 경축과 관상동맥의 섬유근성 비후이다. 죽상경화증은 지질과 콜레스테롤의 침착에 의해 발생한다(그림 4-36).

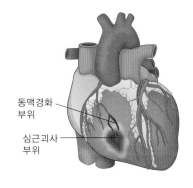

동맥경화
부위

심근괴사
부위

그림 4-35 심근경색

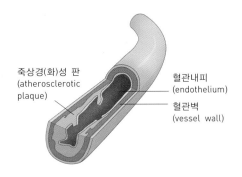

죽상경(화)성 판
(atherosclerotic plaque)

혈관내피
(endothelium)

혈관벽
(vessel wall)

그림 4-36 죽상경화증: 판에 의한 동맥의 부분 봉쇄

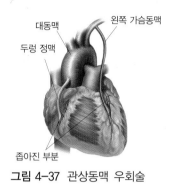

대동맥
왼쪽 가슴동맥
두렁 정맥
좁아진 부분

그림 4-37 관상동맥 우회술

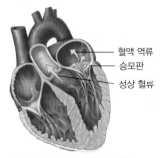

혈액 역류
승모판
성상 혈류

그림 4-38 승모판막 역류

심근경색이 생기기 전에 관상동맥에 심각한 동맥경화성 폐색이 발견된다면 혈관 이식술, 심장 카테터, 관상동맥 우회술 등이 시행될 수 있다(그림 4-37).

(2) 판막성 질환

심장의 판막(valves)은 나이가 듦에 따라 두꺼워지고 딱딱하게 되어 유연성이 감소하게 된다. 게다가 칼슘이 판막에 침전되어 심장판막이 완전히 닫히지 않게 된다. 이에 따라 승모판막(mitral valve) 허탈과 승모판막 역류가 생겨 결과적으로 울혈성 심부전이 생기게 된다(그림 4-38). 승모판막 허탈의 증상으로는 가슴통증, 빈맥, 피로, 호흡곤란 등이 있다. 혈관에 칼슘이 침착됨에 따라 내면이 거칠어지게 되어 심방(atrium)과 혈관에서의 혈전 생성 위험이 높아지게 된다.

(3) 심부정맥

부정맥(arrhythmia)이란 심장의 박동이 불규칙적인 경우, 규칙적이라도 필요 이상으로 빠르거나 느린 경우, 박동수는 정상이지만 전기적 자극을 만드는 정상적인 위치 이외의 장소에서 자동 박동 기능을 대신하고 있는 경우 등을 말하는데, 일반적으로 나이가 들어감에 따라 증가한다. 심장마비(cardiac arrest)는 일반적인 전도장애로 심장의 전기 전도계의 장애로 일어난다. 이와 같은 장애는 섬유조직의 침윤과 심근경색과 같은 것을 일으킬 수 있다. 동방 결절(sinuatrial node)의 작용 이상은 노인에게서 가장 일반적인 전도계 장애이다 (그림 4-39).

(4) 울혈성 심부전

울혈성 심부전(congestive heart failure)이란 좌심실과 우심실의 기능 저하가 발생하여 심장이 우리 몸의 다른 기관에서 필요로 하는 만큼의 충분한 혈액을 펌프 해내지 못하는 상태를 말한다. 따라서 각 조직에서 요구하는 산소와 영양소가 혈액을 통해 제대로 공급되지 못하며 심박출량의 감소로 인한 여러 증상과 징후들이 나타나게 된다(그림 4-40).

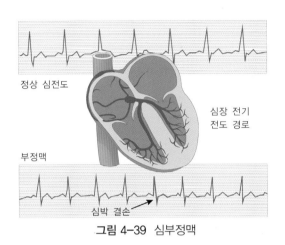

정상 심전도

심장 전기
전도 경로

부정맥

심박 결손

그림 4-39 심부정맥

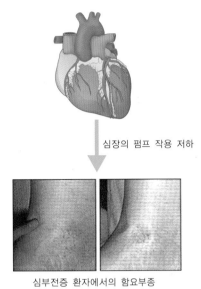

심장의 펌프 작용 저하

심부전증 환자에서의 함요부종

그림 4-40 울혈성 심부전증 환자의 부종

울혈성 심부전은 노인층에서 빈번하게 발생하는 심혈관계 질환이다. 일차적인 원인은 먼저 심장에 혈액을 공급하는 혈관이 좁아져서 발생하는 일련의 죽상경화 과정이며, 이 과정은 노화에 의해 악화된다. 또한 심장근육이 심장마비나 심근경색을 경험하여 정상적인 활동을 못하는 경우도 있다. 노인의 심장은 더 느리게 반응하고 스트레스에 대한 반응이 둔하다. 이것은 혈관 탄력성의 상실과 함께 울혈성 심부전증을 일으키게 한다. 다른 원인에 의한 심장판막 질환, 심장근육 자체의 질환, 선천성 심장 결함, 고혈압, 그리고 심내막염, 심근염 등에 의한 염증 등이 울혈성 심부전의 원인이 된다. 심혈관계 질환이 아닌 류마티스열이나 폐렴, 갑상샘 과다증(갑상선 기능 항진증, hyperthyrodism), 빈혈 등의 질환에 의해 울혈성 심부전증의 증상을 보이는 경우는 회복이 가능하다.

(5) 말초혈관 질환

노화에 따른 혈관의 변화는 가벼운 문제에서부터 심각한 문제까지 일으킬 수 있다. 노화로 인해 동맥벽의 교원질의 비율이 증가하고, 탄력섬유는 감소되어 동맥 혈관은 지름이 증가되고 두꺼워지며 단단해지고, 말초혈관과 저항력이 증가된다. 그 결과 혈압이 상승되고 혈관 내 혈액의 흐름에 방해가 된다. 감소된 탄력성은 60세 이후에 두드러지고, 수축기 동안 방출된 혈액량에 따른 신전과 탄력성 반동의 능력이 제한되고, 감소된 혈액이 동맥계에 저장될 수 있다. 동맥 혈관확장의 정도는 염분을 감소시킨 식이와 운동에 의해 수정될 수 있다. 비록 말초맥관계의 저항이 증가할지라도 건강한 노인들에서는 갑작스럽게 증가되지 않는다.

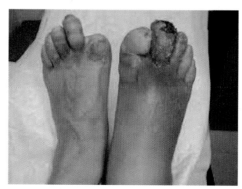

그림 4-41 말초동맥 폐색으로 인한 발가락 절단

동맥 폐쇄의 초기 증상은 통증이다. 걸을 때나 걷고 난 뒤 꼬집는 듯한 다리의 통증이 생기는 간헐성 파행증은 말초혈관 순환이 감소되면서 발생한다. 혈액 순환이 심각하게 감소되면 조직의 괴사를 일으켜 절단해야 할 경우도 있다(그림 4-41).

5) 폐 징후(장애 또는 질환)

(1) 만성폐쇄폐질환

만성폐쇄폐질환(chronic obstructive pulmonary disease, COPD)은 하나의 병을 일컫는 것이 아니라 천식(asthma), 폐공기증(emphysema), 만성기관지염 이 세 가지의 자주 발생하는 호흡기계 질환을 말한다. 이들 질환은 각각 발생하기도 하지만 일반적으로 함께 발생하기도 한다. 흡연을 하거나 공해 물질에 과다 노출된 사람에게서 자주 발생하는데, 천식의 경우 기관과 기관지가 매우 예민하여 작은 자극이나 정신적 스트레스에도 기관이 수축되고 기도 내의 점액분비가 증가하게 된다. 이렇게 되면 기도는 좁아져 공기의 흐름을 방해하게 된다. 폐공기증은 허파꽈리(폐포, alveolar) 구조의 변화로 특징져진다. 허파꽈리가 탄력성을 잃게 됨에 따라 과도하게 확장되고 이로 인해 가스교환이 비효율적으로 된다. 만성기관지염은 기관과 기관지의 염증과 관련이 있다. 염증에 의한 만성적인 기관 자극은 가래 분비를 과다하게 하고 기침을 유발시킨다(그림 4-42).

(2) 인플루엔자

노인들이 만성 폐질환을 가지고 있으면서 인플루엔자 바이러스 감염이 되면 노화로 인하여 기도를 보호하고, 분비물을 깨끗하게 제거할 수 있는 능력이 감소되기 때문에 합병증 발생 가능성이 높아진다. 또한 노인의 감염은 징후가 나타나지 않을 수도 있어서 알아내기가 어렵다. 65세 이상 노인 중 인플루엔자로 사망하는 비율이 90% 이상이다. 인플루엔자는 호흡기계 질병을 앓은 경험

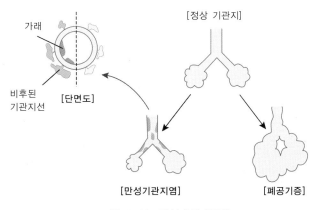

가래

[정상 기관지]

비후된
기관지선   [단면도]

[만성기관지염]   [폐공기증]

그림 4-42 만성폐쇄폐질환

이 있거나 허약한 노인에게 아주 위험하다. 일반적으로 유행하는 인플루엔자의 감염 위험을 낮추기 위해서 65세 이상의 노인에게 인플루엔자 예방 주사가 권장된다. 인플루엔자가 주로 발생하는 시기 전에 면역력을 높이기 위하여 가을에 예방 주사를 맞아야 한다.

(3) 폐렴

폐렴(pneumonia)은 폐 실질 조직의 염증으로, 허파꽈리는 수분으로 가득 차게 된다. 폐렴은 바이러스나 박테리아에 의해 또는 노인에게 흔히 발생하는 허파 흡인에 의해 나타날 수 있다. 폐렴은 특히 노인을 사망에 이르게 하는 심각한 질병이다. 폐렴이 심해지는 것은 노화와 관련된 면역체계의 감소, 만성 질환을 갖고 있는 점, 기침반사의 저하, 가동성의 제한 등과 관련이 있다. 폐렴의 발생 빈도는 시설 노인이 지역사회에 거주하는 노인들보다 2~3배 더 많다.

노인에게서 가장 흔하게 보이는 폐렴의 원인은 박테리아에 의한 감염이다(그림 4-43, 44).

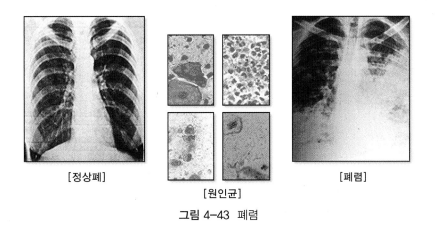

[정상폐]   [원인균]   [폐렴]

그림 4-43 폐렴

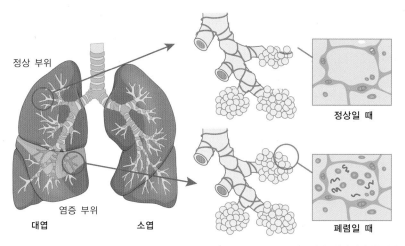

정상 부위

정상일 때

염증 부위

대엽   소엽

폐렴일 때

세균이나 박테리아 침입하면
염증반응이 일어나고
폐포 내에 백혈구가 쌓여
산소 교환이 이루어지지 못한다.

그림 4-44 폐렴

폐렴에 걸린 노인의 사망률은 약 30%에 이르고 폐렴에 걸린 노인 환자의 90%는 입원을 해야 하고 입원 기간도 성인에 비해 2배 정도 길어 환자와 그의 가족들에게 신체적, 심리적, 경제적 부담이 과중하게 된다.

(4) 폐결핵

폐결핵(pulmonary tuberculosis)은 공기로 비말 전염되는 결핵균에 의한 감염성 질환이다.

결핵의 증상으로는 피로, 식욕부진, 체중 감소, 가끔씩 혈흔이 섞인 가래, 미열이 나타나고, 노인에게는 노화에 따른 발한 감소로 인하여 야간의 발한은 대부분 없다.

결핵 반응검사는 노인들에게 유용하지 않기 때문에 주로 방사선 촬영이나 가래의 배양검사를 통해 진단이 내려진다(그림 4-45). 조기 진단은 병의 확산을 막기 위해 매우 중요하다.

결핵에 걸린 노인을 돌볼 때에는 충분한 영양을 공급하며, 약을 처방한 대로 제때에 복용하고 부작용이 나타나는지 잘 살펴야 한다.

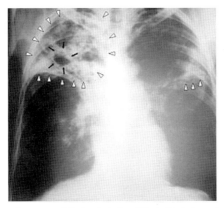

그림 4-45 결핵이 상당히 진행된 환자의 가슴

6) 피부 징후(장애 또는 질환)

(1) 노인성 소양증

노인들의 가장 흔한 피부 문제는 소양증(pruritus)으로서 주로 건조한 피부와 관련된다. 가려움이란 피부의 불쾌한 감각으로 피부를 긁지 않을 수 없는 상태를 의미하며, 노인의 피부는 일반적으로 가려움이 생기기 쉽지만 피부 질환이 인정되지 않고, 가려움이 있는 상태를 소양증이라고 한다. 소양증은 퇴행성 변화에 의한 것일 수도 있지만, 지나친 목욕과 열에 의해 피부가 건조해져 소양증이 심해질 수 있다. 가려움이 발생하는 부위는 주로 팔다리의 이완부, 가쪽 복부 등이며, 오후 5시 이후 자리에 누운 후 기분이 가라앉아 몸이 따뜻해졌을 시기에 발생하기 쉽다. 피부가 건조하고 피부 기름의 결핍 때문에 작고 하얀 낙설이 나타나는 것이 특징이다(그림 4-46).

소양증은 가려움을 호소하며 긁은 부위에 찰과상이 발생하여 가피나 습진이 생기며, 피부가 현저히 거칠어지고 태선화 된다. 때로는 이차감염을 일으켜서 완치가 곤란해지는 경우도 있으므로 이러한 질환을 빨리 인식하고 적절한 치료를 하는 것이 필수적이며, 근본적인 원인이 교정되도록 하는 것이 중요하다.

(2) 노인성 각화증

노인성 각화증(senile keratoses)은 화학 작용이나 광선에 의해 노출된 피부에 살색, 핑크색 또는 약간 갈색소의 작은 반점들로 나타나며 편평하거나 융기한 사마귀 모양 같은 느낌이 든다. 보통 중년, 노년에 많으며 특히 피부가 흰 사람에게 발생한다(그림 4-47). 햇빛에 피부가 과도하게 노출되었을 때 발생한다. 각질 병변은 암전구증으로 생각되어지나 1년에 1:1,000개의 병변들만 편평세포암(squamous cell carcinoma)으로 발전한다. 액체 질소로 치료하는 것이 빠르고 효과적이다. 병변들은 가피가 형성된 후 10~14일 후에 없어진다.

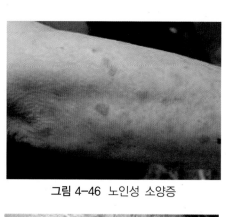

그림 4-46 노인성 소양증

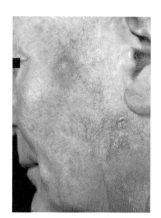

그림 4-47 노인성 각화증

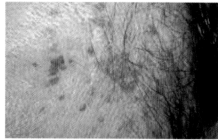

그림 4-48 지루성 각화증

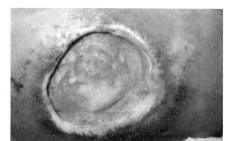

그림 4-49 욕창

(3) 지루성 각화증

노인들의 경우 몇 개의 어두운 색 사마귀 같은 각질이 신체의 여러 부분에서 흔히 관찰된다. 지루성 각화증이라고 불리는 이 병변은 크기가 머리핀 정도에서 동전 크기만큼 큰 것에 이르기까지 다양하며, 나이에 따라 크기와 수가 증가하는 경향이 있다. 지성 피부를 가진 사람이나 몸통, 얼굴, 목의 기름샘이 분포한 곳의 병변은 어두운 색깔을 띠며 기름기가 있어 보이는 반면 기름샘이 적게 분포한 곳의 병변은 밝은 색깔로 건조해 보인다(그림 4-48).

(4) 욕창

욕창(decubitus ulcer)이란 신경 질환, 각종 소모성 질환 때문에 장기간의 침대 생활 등에 의해서 압박이 신체의 동일 부위에 장시간 가해질 때 발생하는 난치성 피부궤양이다. 피하조직의 감소로 인한 피부 쿠션의 감소는 욕창의 발생을 증가시킨다(그림 4-49). 이것은 침대에 누워있거나 휠체어를 사용하는 가동성 장애가 있는 사람에게 나타나는 심각한 문제이다.

노인의 피부는 수분의 감소에 따라 건조해지고, 체지방의 감소에 의해 피부가 얇아지며 주름지고 이완되어 욕창이 발생하기 쉽다. 욕창이 호발하는 부위는 뼈돌출 부위의 피부로 엉치뼈

(sacrum), 넙다리뼈 큰결절부, 어깨뼈(scapula) 부위 등이다. 적절한 처치가 행해지면 욕창 부위에 육아조직(granulation tissue)이 형성되어 흉터(scar)를 남기고 치유되는 경우도 있으나 일단 욕창이 발생하면 치유가 상당히 어렵고 심한 고통이 따르므로 초기부터 욕창의 예방에 힘쓰는 것이 중요하다.

7) 대사 징후(장애 또는 질환)

(1) 입안마름증

입안마름증(xerostomia)은 65세 이상의 20%에서 침 분비량이 감소되어 생긴다. 입안마름증의 주원인은 코막힘으로 인해 숨을 입으로 쉬거나 항콜린성 약재, 체액 감소를 일으키는 약재, 비타민 B 결핍, 당뇨, 불안, 공포, 폐경 등이다. 이러한 증세를 가진 사람들은 미각에 변화가 오고, 입안 점막이 쉽게 손상되면 세균을 제거하지 못한다. 또한 입안 점막이 건조, 위축되고 염증이 생기고 창백해 보이며, 윤활 작용이 안 되어 의치 아래가 헐게 되면 의치를 계속하기 어렵게 된다. 특히 마른입을 낫게 하려고 단단한 사탕을 빨면 프라그나 우치가 더 잘 생긴다(그림 4-50).

(2) 혀의 뜨거움 또는 통증

혀는 여러 전신적인 상태를 반영하는 좋은 지표이다(그림 4-51). 예를 들어 붉고 고깃덩어리처럼 생긴 혀는 모닐리아증(monilliasis), 철결핍성 빈혈을 의심하며, 납작한 혀는 악성빈혈을 시사하기도 한다. 엽산, 철분 혹은 비타민 B_{12}의 결핍과 같은 영양 결핍성 빈혈이 있으면 혀가 뜨겁거나 통증이 생긴다. 설염, 구각이 달라지고, 혀의 유두부(papilla) 위축 시에도 같은 증세가 생긴다. 치아가 없는 경우에는 혀가 커지기도 하는데 혀가 씹는 기능을 대신하기 때문이다.

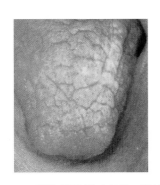

그림 4-50 입안마름증을 보이는 혀의 모습

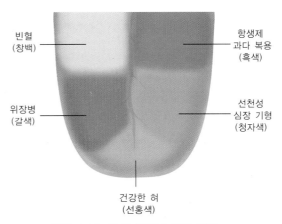

빈혈
(창백)

항생제
과다 복용
(흑색)

위장병
(갈색)

선천성
심장 기형
(청자색)

건강한 혀
(선홍색)

그림 4-51 혀의 색깔에 따른 질병

113

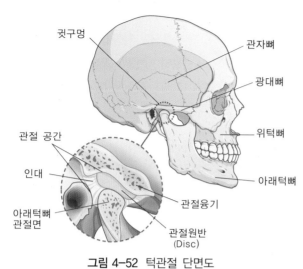

그림 4-52 턱관절 단면도

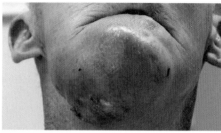

그림 4-53 목의 임파선에 퍼진 입안 암의 모습

(3) 턱관절의 기능 저하

턱관절(temporomandibular joint)은 턱의 운동에 중요한 기능을 한다(그림 4-52). 이를 갈거나, 턱이 잘못 닫히거나, 딱딱한 음식을 씹거나, 국소적으로 머리나 목 부위에 생긴 질환과 외상, 크게 고개를 기울이는 행위 등이 수년에 걸쳐 반복되면 관절에 이상이 생긴다. 이러한 변화는 부분적이거나 전체적인 치아 결손으로부터 생길 수도 있다. 뼈관절염과 다른 퇴행성 관절 질환이 턱관절에 침범하면 입을 크게 벌릴 수 없거나 턱에서 소리가 나고, 귀가 아프며, 근육의 경련과 청력의 장애를 초래하기도 한다.

(4) 입안 종양

입안의 악성 질환의 빈도는 80대에 최고로 달하며 90% 정도가 편평상피암(squamous cell carcinoma)이다. 흡연과 음주에 관계되는 질환은 아랫입술, 혀의 양쪽과 뒤쪽, 잇몸과 입의 바닥면에 잘 생긴다(그림 4-53). 입안 암 진단에서 가장 중요한 것은 입안 점막을 면밀히 관찰하는 것인데, 특히 혀의 뒤쪽 측면을 관찰하는 것이 중요하다. 궤양은 보통 잘 스치는 부위에 생기며 종양은 감춰진 부위에 잘 생긴다.

(5) 치주질환

노인이 치아 손실이 주원인은 치아주위조직염(치주염, periodontitis)이나 잇몸염(치은염, ulitis)과 같은 치주질환으로 염증으로 인해 치아를 지지하는 뼈가 파손되어 치아가 점점 흔들리게 된다

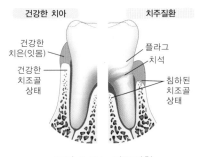

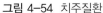

그림 4-54 치주질환

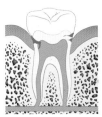

① 치은염
잇몸에 염증이 생겨 빨갛게
붓고 피가 난다.

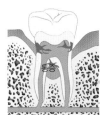

② 초기 치주염
잇몸과 치아 사이가 들뜨고
통증이 느껴지며 입냄새가 심하다.

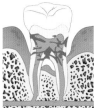

③ 진행된 치주염
잇몸에서 고름이 나오고
이가 흔들린다.

그림 4-55 치주질환의 진행 단계

(그림 4-54, 55). 치주질환의 주원인은 국소 자극, 입안 호흡, 청결하지 않은 음식 섭취, 입안염, 부정 교합, 영양 결핍, 내분비 질환, 당뇨, 백혈병, 비타민 결핍, 괴혈병(scurvy), 펠라그라(pellagra) 등이 있다.

(6) 연하곤란

연하곤란은 한 때 정상적인 노화의 과정으로 생각했으나 '노인성 식도'는 병적인 원인이 있다고 알려졌다. 혈관성 연하곤란은 대동맥확장이나 대동맥자루(대동맥류, aortic aneurysm)에 의해 생기며, 구조성 연하곤란이나 신경성 연하곤란은 식도 어디에서나 발생할 수 있으며, 음식을 삼키는 기전의 시작 시기나 위로 보내는 시기에 이상이 생긴 경우이다.

(7) 식도 열공 헤르니아

식도 열공 헤르니아(esophageal hiatus hernia)는 가로막(diaphragm)에 있는 식도의 입구를 통해 가슴우리 내로 위장이 돌출되는 상태를 말한다(그림 4-56). 50세가 넘은 남자에게 잘 발생하는 것으로 알려져 있으며, 60세 이상에서는 40~60% 가량이 영향을 받는 것으로 추정된다. 특히 노화, 비만, 여성이 열공 헤르니아의 발생과 연관이 높은 요인이다. 질병에 이환되었더라도, 일부에서는 아무런 증상이 없는 반면에, 일부에서는 심한 증상을 나타내기도 한다.

(8) 위식도 역류 및 식도염

위식도 역류(gastroesophageal reflux)가 식도 열공 헤르니아에 의해 노인에게서 잘 발생하는 질환이다. 위식도 역류는 위-식도 역류를 통해 위의 내용물이 식도로 이동되어 음식물이 기도로 흡인될 수 있는 기회를 증가시킨다. 이러한 흡인 상태는 구역반사나 기침반사가 감소되어 있는 노인들에게 폐렴이 발생할 수 있다. 노화가 되면서 아래 식도 조임근의 기능이 불완전하여 역류성 식도염

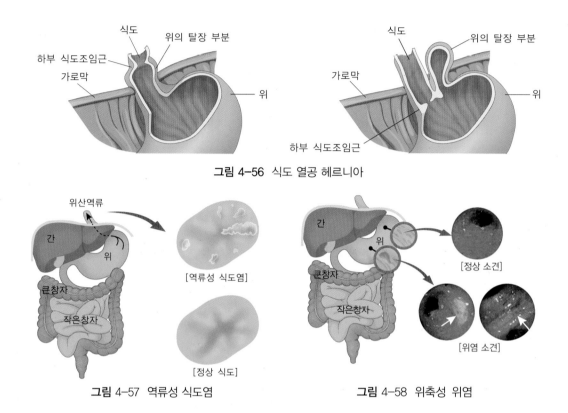

그림 4-56 식도 열공 헤르니아

그림 4-57 역류성 식도염

그림 4-58 위축성 위염

을 일으킨다(그림 4-57). 위식도 역류는 만성적으로 나타나며 대부분 식도염(esophagitis)을 일으킨다. 위의 염산은 식도의 산도를 변화시키고 점막 단백질을 변화시킨다. 그리하여 점막층을 파괴하고, 식도 운동장애를 일으키고, 식도에서의 음식물 제거 속도가 느려지게 된다. 몸을 구부리거나 누워 있는 것이 식도 역류 증상을 악화시킬 수 있으나, 심한 경우 어떠한 체위에서도 발생한다.

(9) 위염

만성 위축성 위염은 노인에서 가장 흔한 장애로, 위점막에서 일어나는 염증반응 상태를 말하는데, 이때는 점막이 비정상적으로 얇아지고 부드러워지면서, 위산분비가 감소하거나 무산증, 악성빈혈 등이 동반될 수 있고, 때로는 출혈성 반점을 형성하기도 한다(그림 4-58).

악성빈혈은 노인들에서 가장 흔히 보이는 증상이다. 위점막의 퇴행성 변화, 소실 및 위벽 세포의 퇴행성 변화가 나타나며, 이는 내재 인자의 생산을 감소시킨다. 비타민 B_{12}의 흡수가 감소되면 적혈구 생성에 장애가 초래되어 적혈구 수명이 짧아져 적혈구 파괴가 잘 일어난다.

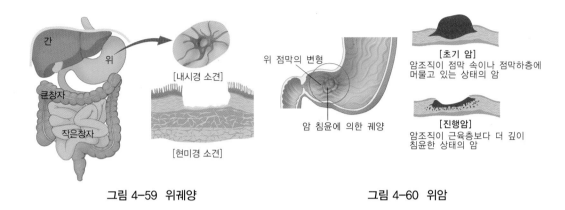

간
위
[내시경 소견]
큰창자
작은창자
[현미경 소견]

위 점막의 변형
암 침윤에 의한 궤양

[초기 암]
암조직이 점막 속이나 점막하층에
머물고 있는 상태의 암

[진행암]
암조직이 근육층보다 더 깊이
침윤한 상태의 암

그림 4-59 위궤양   그림 4-60 위암

(10) 위궤양

나이가 들면서 위궤양(gastric ulcer)이나 십이지장궤양(duodenal ulcer)이 모두 생길 수 있지만,
위궤양이 좀 더 흔한 편이다. 십이지장궤양은 20~40대에 많이 발생하며, 40대 이상의 연령대에
서는 위궤양이 더 많이 발생한다(그림 4-59). 위궤양의 발생에는 많은 인자들이 관여하게 된다.
흡연이나 음주, 수술이나 골절 등의 외상, 폐렴 같은 질환의 한 과정으로, 입원 같은 환경적 요인
등이 위궤양의 발생을 증가시킬 수 있다.

노인에게서 나타나는 소화성궤양에 의한 통증은 젊은 사람들에게서 나타나는 전형적인 명치통
증과 다르다. 궤양을 앓고 있는 노인들은 전반적인 통증, 감소된 활동과 식욕, 체중 감소 등을 호
소하기 쉽다. 구토, 혈변, 빈혈의 증상 등이 위출혈로 인하여 생길 수 있다. 만약 위궤양이 진행
되어 위천공(perforation) 상태에 이르게 되면 심각한 출혈이 생기게 된다. 환자가 잠혈적 출혈에
의하여 이미 약해진 상태에 이르렀다면 그 결과로 사망할 수도 있다.

(11) 위암

위암은 주로 50~65세에 많이 발생하며, 노인의 가장 흔한 악성종양 중의 하나이다(그림
4-60). 환경적, 유전적 요인과 더불어 위산도가 낮을 때 발생률이 더 높다. 위암은 폴립, 위궤양,
무산증 같은 것이 촉발 요인이 될 수 있으며, 음식도 원인이 될 수 있다. 선암(adenocarcinomas)
이 가장 흔하며, 폴립형, 궤양형, 침윤형으로 동(antrum)에 잘 발생한다. 궤양형이 많으며 증상도
궤양과 비슷하다. 초기에는 대개 무증상이다. 가장 흔히 나타나는 증상은 모호한 명치 불편감이
고, 병변이 진행되면서 식욕부진, 조기 포만감, 토혈, 흑색변과 심한 복통이 발생할 수 있다.

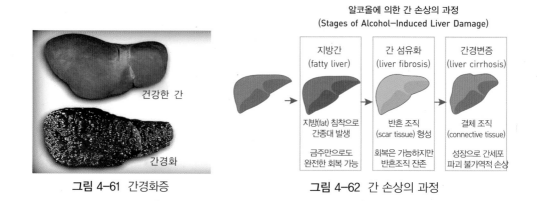

건강한 간

간경화

그림 4-61 간경화증

알코올에 의한 간 손상의 과정
(Stages of Alcohol-Induced Liver Damage)

지방간 (fatty liver)	간 섬유화 (liver fibrosis)	간경변증 (liver cirrhosis)
지방(fat) 침착으로 간종대 발생	반흔 조직 (scar tissue) 형성	결체 조직 (connective tissue)
금주만으로도 완전한 회복 가능	회복은 가능하지만 반흔조직 잔존	성장으로 간세포 파괴 불가역적 손상

그림 4-62 간 손상의 과정

(12) 간경화증

간경화증(liver cirrhosis)은 만성적인 간 내 담즙관의 염증으로 45세가 넘으면서 그 빈도가 증가한다. 이 질환은 만성적이고 진행성이며, 결국 간부전이나 사망에 이르게 된다. 이는 담즙정체, 가려움증(소양증, pruritus), 황달, 고콜레스테롤혈증 등의 합병증을 초래하며, 간 내 담관 파괴를 초래한다(그림 4-61).

원인은 잘 알려져 있지 않으나 알코올 중독증과 밀접한 관계가 있으며, 자가면역질환이라고도 생각된다. 초기에는 간이 커지고 통증이 있다가 점차 작아지면서 섬유화되어 간이 경화성 농축 띠로 둘러 싸여지고 결절을 형성하고 재생시킨다. 간세포의 파괴적 과정이 진행됨에 따라 간 구조는 파괴되고, 결합 조직이 정상 조직을 대치하게 되어 간이 경화된다(그림 4-62).

(13) 게실

게실(Diverticula)은 소화기계를 따라 점막의 일부가 주머니 모양으로 돌출된 것이다(그림 4-63). 진성 게실은 장벽의 모든 층에 있지만 가성 게실은 장근육층의 약한 부위에 발생한다. 게실은 중장년층에서 잘 발생하며, 나이가 들면서 더 많이 발생한다. 60세 이상 노인들의 약 20% 정도가 게실을 가지고 있으며, 남녀가 비슷하게 가지고 있다. 서구 사회에서는 잘록창자(결장, colon) 질환의 대표적 질환이다. 게실의 약 15% 정도가 게실염이 된다. 게실염(diverticulitis)은 한 개 또는 그 이상의 게실에 염증이 생긴 것을 말한다(그림 4-64). 이 염증으로 창자 폐색, 뚫림(천공)이 생기거나 곪을 수 있다.

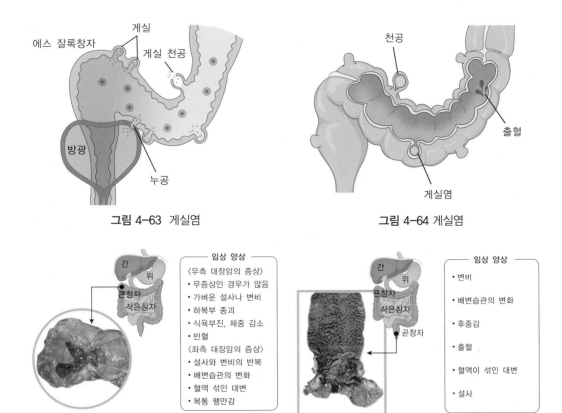

그림 4-63 게실염

그림 4-64 게실염

그림 4-65 대장암 종괴로 인해
내강이 좁아진 모습

그림 4-66 곧창자에 발생한 궤양성의
종괴가 항문을 침범한 소견

(14) 큰창자(대장), 곧창자(직장)암

큰창자(대장)와 곧창자(직장)암은 70세 이상의 남녀에서 가장 흔한 악성종양이다(그림 4-65, 66). 어떤 연령에서나 발생되지만 40세가 넘으면 발생률이 증가해서 진단 시의 평균 나이는 60대 이후이다. 그러나 위험률은 55세 이후 급격히 증가하여 10년이 지날 때마다 2배로 증가하며, 75세가 가장 위험하다.

원인은 잘 알려지지 않았지만 정제된 음식을 많이 먹고 섬유소 음식이 결핍되고, 붉은 살코기 섭취와 관련이 있다. 또한 환경적인 요인, 유전적인 요인도 관련된다.

05 노인 영양과 약물학

5-1 서론

노인 환자에 대한 영양, 약물요법과 물리치료의 병용 효과를 최적화하기 위해서는 노인의 신체적, 심리적 특성을 파악하고, 아울러 약물 투여에 따른 약효와 여러 문제점을 정확히 숙지해야 한다. 이를 위해서는 약물의 흡수, 분포, 대사, 배설에 관한 노인의 약물 동력학적 특성을 이해해야 한다.

또한 노인 재활을 위해서는 약물요법뿐만 아니라 이와 병행하는 노인의 영양요법, 운동요법 등 다양한 재활 치료에 관한 지식도 필요하다.

1. 노화에 따른 신체적 변화

1) 소화기관의 변화

인체의 노화는 소화기관의 변화, 미각과 후각 등 감각기관의 둔화, 활동량의 감소, 타액 분비량 감소, 치아의 손실 등으로 인한 식욕부진을 유발한다.

위산분비 감소, 소화효소 분비 감소가 나타나 소화와 영양소의 흡수 저하를 유발하고, 콩팥기능 저하로 인한 탈수 현상, 위장운동 감소로 인한 만성 변비 등 배설 능력 감소가 나타나게 된다.

결론적으로 위장관 경로는 직접적으로 소화, 흡수, 전달 그리고 배설에 관련되기 때문에 소화 시스템의 변화는 노인 영양상태를 나타내는 중요한 요인이라 할 수 있다.

2) 간기능의 변화

노화에 따라 간의 기능은 저하가 된다. 간은 인체의 여러 중요한 기능(인체의 화학 공장)을 담당하고 기능이 저하되면 많은 임상적 문제가 발생한다.

간의 주요 작용은 여러 가지 효소를 통한 탄수화물 대사, 아미노산 및 단백질 대사, 지방 대사,

쓸개즙 및 빌리루빈 대사, 비타민 및 무기질 대사, 호르몬 대사, 해독 작용 및 살균작용 등 다수의 대사작용이 있다.

유해한 음식과 무절제한 약물 복용 등은 더욱 빠르게 간의 기능을 저하시키고 이와 관련된 여러 질병들을 유발한다.

3) 기타의 변화들

만성 질병을 앓고 있는 노인 환자는 질병으로 인하여 인체의 모든 기관에 여러 가지 변화가 일어난다. 흔히 나타나는 두통, 쇠약, 마비, 호흡곤란, 피로 등은 삶의 질을 저하시키고 정상적으로 생활할 수 없도록 한다. 또한 노화로 인하여 감소된 활동량은 지방조직의 증가, 체중의 변화와 기초대사량, 칼로리 요구량, 인체 총 수분량의 감소를 초래한다.

2. 노화에 따른 심리적 변화

경제적으로 어려워지면 올바른 식생활을 할 수 없으며 영양소 섭취의 불균형을 초래할 뿐만 아니라, 심리적, 행동적 불안감이 나타난다.

따라서 건강, 경제에 대한 불안감, 좌절감, 소외감, 삶에 대한 욕구 감퇴, 우울증, 완고함, 보수적인 사고, 의심 등으로 심리 상태가 매우 복잡해진다.

이러한 심리적 스트레스는 노인의 생활 만족도를 저하시키고 삶의 욕망 상실과 함께 식욕 감퇴를 일으켜 영양결핍이 나타나게 된다.

3. 노화에 따른 만성 질환

노화에 따른 인체의 변화는 생명에 영향을 주는 질병 및 장애(동맥경화증, 고혈압, 골다공증, 당뇨병, 암, 알츠하이머성 치매, 콩팥 질환, 치아 질환, 비만, 면역 등)와 밀접한 관계가 있는 것으로 나타난다.

고령화 사회에서 만성 퇴행성 질환의 발병은 더욱 더 증가되는 추세이다.

5-2 노인 영양학

1. 노인의 영양과 면역

노화는 면역 기능을 감소시키고, 여러 가지 감염과 암 발병률을 증가시킨다. 최근에는 노화에 의한 면역력 저하가 면역조절 기능 상실에 의해 진행된다는 개념이 도입되었다. 균형잡힌 영양 섭취는 노인의 면역반응에 매우 중요한 역할을 하고, 영양결핍은 면역체계를 손상시키고 심각한 감염이 발생할 수 있다.

예를 들면 노인의 단백질 섭취 부족은 림프구, 단핵구, 항원항체반응의 저하를 나타낸다. 또한 미량의 미네랄과 비타민 특히 아연, 철, 셀레늄, 비타민 A, B 복합제, C, E 등과 같은 영양소의 결핍은 면역력 저하의 주요 원인인 것으로 나타났다.

따라서 적절한 영양 공급은 노인의 면역반응, 질병, 영양결핍과 관련된 여러 문제점을 감소시킨다.

2. 노인의 영양과 비만

1) 비만 유발 인자

- 지방, 탄수화물, 단백질 음식의 과도한 칼로리 섭취
- 일부 약물(식욕 증진제)에 의한 식욕 촉진
- 칼로리 요구량을 충족할 만큼의 음식이 공급된 상태에서 알코올을 섭취

2) 비만에 따른 의학적 증상

- 육체적 장애를 가져오는 후천성 골관절염이나 심장혈관 계통의 기능 이상
- 인슐린 비의존형 당뇨병, 고혈압, 고혈압성 심장질환, 방광염, 통풍
- 하지 정맥류

3. 노인의 영양과 알코올

알코올은 상당한 양의 에너지를 제공하며, 모든 연령층에서 남용되고 있는데, 특히 노인들의 알코올 섭취는 계속 증가되고 있다.

알코올은 비특이적 중추신경 억제작용이 있으므로 과용량을 섭취하면 마치 흥분작용이 강한 것처럼 보이나 이것은 고위 억제 중추를 억압하여 절제가 없어지는 결과이다. 혈관 확장 작용은 직접 혈관을 확장시키는 것이 아니라 혈관 조절중추를 억제함으로써 나타나는 결과이다. 위액분비를 촉진시키는데 이것은 위벽의 가스트린과 히스타민을 유리하기 때문이다. 알코올의 이뇨 효과는 뇌하수체 후엽의 항이뇨호르몬 분비를 억제하고, 물을 많이 섭취하기 때문이다. 알코올은 위장에서 흡수되면 전신의 체액으로 분포되고 약 10%가 폐와 소변으로 배설되고, 나머지는 주로 간에서 이산화탄소와 물로 대사된다.

따라서 노인은 알코올 분해효소가 적고, 혈중 농도가 쉽게 높아지기 때문에 알코올의 남용으로 인한 중독의 위험성이 쉽게 나타난다.

만성 알코올중독 증상으로 만성 위염, 간경변증, 코르사코프 증후군(건망 증후군)이 유발되고, 정신적 및 신체적 의존성이 발생되며 금단 증상으로 환각, 조현병 등이 나타난다. 그러므로 치매,

정신신경 질환, 알코올중독, 우울증을 앓고 있는 노인에게 금주는 필연적이다.

알코올남용의 가장 효과적인 치료는 예방이다.

4. 노인의 영양과 운동, 노화

1) 영양과 관련된 노화의 이론들

노화의 기전이 명백하게 밝혀지지는 않았지만, 영양결핍으로 노화가 촉진된다는 많은 증거가 나타나고 노화와 관련된 면역학, 유전학, 신경학, 내분비학적 질병들은 영양소들의 불균형으로부터 나타난다.

음식을 통해 영양소를 섭취하고 인체의 세포가 영양소를 활용하기 때문에, 필요한 영양소의 섭취는 건강한 삶을 유지하는 필연적인 요소이다. 좋은 영양과 운동의 조합은 양질의 건강과 에너지를 공급하며, 특히 정신적, 신체적 스트레스를 이겨내는 능력을 향상시킨다.

2) 운동, 영양 그리고 노화

노화가 진행되면 신체질량의 감소와 체내 지방의 증가가 나타난다.

체중의 감소는 일차적으로 뼈대근육 용적의 감소로 나타난다.

노화로 인한 근육의 감소는 기초대사율(BMR: Basal metabolic rate), 근육 강도 그리고 노인의 활동 수준을 현저히 감소시키고 단백질 섭취가 부족할 때 더욱 심하게 나타난다. 적절한 단백질 식사는 근육 용적을 유지하기 위하여 필수적이다. 노인들의 제한된 활동의 생활 습관은 근육 손실을 가져오고, 규칙적인 운동은 근육 섬유의 보존에 도움을 준다.

최근 연구에 의하면 오랫동안 앉아 있는 사람들에게는 지방분해효소(리파아제)가 10% 적게 나와 인체 내 지방의 용량을 증가시키는 것으로 발표되었다. 따라서 오랫동안 앉아 있는 노인은 증가된 체지방과 복부 비만으로 인하여 인슐린 비의존형 당뇨병과 심장질환이 나타날 확률이 높다. 규칙적인 운동과 필요한 영양 섭취는 노인의 삶의 질을 향상시키는 기본적인 요소라 할 수 있다.

5. 영양소

영양이란 인체가 외부로부터 여러 가지 물질들을 섭취함으로써 건강과 생명을 유지하는 것을 말한다. 여기서 섭취하는 물질이 영양소이다.

5대 영양소는 탄수화물, 단백질, 지질, 비타민, 무기질로 분류된다.

탄수화물, 지질, 단백질은 인체에서 에너지를 만들고, 비타민과 무기질은 조효소로 작용하여 다양한 물질대사와 생리 기능을 조절한다.

1) 인체 에너지

(1) 탄수화물

에너지 공급원으로 1g당 4kcal의 에너지를 공급하고, 소화 흡수율이 98%로 섭취한 대부분이 몸속에서 이용된다. 무산소성 조건에서 에너지를 발생할 수 있는 유일한 영양소이다. 지질의 완전 연소를 위해 필요하고, 단백질이 에너지원으로 사용되는 것을 방지함으로써 단백질의 절약 작용을 한다. 포도당은 혈당의 구성 성분으로 항상 0.1%의 농도로 유지되어야 하고, 신경조직의 에너지 공급원으로서 적혈구와 뇌조직에 필요한 에너지로 작용한다.

글리코겐의 형태로 간에 100g, 근육에 250g 정도 저장된다.

(2) 지질

농축된 에너지 공급원으로 1g당 9kcal의 에너지를 공급한다.

필수지방산(정상적인 성장과 건강유지에 필수적이지만 몸속에서 합성되지 않고 외부에서 섭취해야 하는 지방산)의 공급원이고, 지용성 비타민의 흡수를 촉진한다. 인체 조직의 구성 성분으로 세포막이나 뇌 조직, 신경조직에 다량 존재한다.

인체 내 지질 조직의 성분으로 소모되지 않는 에너지는 중성지질로 전환되어 피하, 복부 등에 저장된다.

(3) 단백질

인체 모든 조직의 구성 성분으로 1g당 4kcal의 에너지를 공급하고, 효소, 호르몬, 면역항체 등을 형성한다. 수분 평형 조절에 관여하고 혈액의 PH를 7.35~7.45로 유지시킨다. 포도당이 결핍되면 단백질은 포도당 신생의 원료로 사용되어 포도당 합성에 이용된다.

2) 비타민

비타민의 어원은 vita (라틴어:생명)와 amine (질소를 포함한 유기화합물)의 합성어이다. 모든 비타민이 아민기를 함유하고 있지 않으므로 vitamine에서 vitamin으로 정의한다.

매우 적은 양으로 물질대사나 생리 기능을 조절하는 필수적인 영양소이다. 지용성과 수용성으로 구분되고 그 종류에는 비타민 A, B 복합체, C, D, E, F, K 등이 있다. 미량으로 인체 내의 물질대사를 지배 또는 조절하는 작용을 하지만, 그 자체는 에너지원이나 인체 구성 성분이 되지 않으며, 대부분 인체 내에서는 생합성이 불가능한 유기화합물이기 때문에 식품으로 섭취해야 하는 영양소이다.

표 5-1 비타민

지용성 비타민	주요 기능	식품원	결핍 증상	과잉 증상
비타민 A (Retinoid)	상피조직 성장. 시각 색소 합성	간, 생선기름, 당근, 시금치	성장 지연, 피부건조, 야맹증, 안구건조증	태아 기형, 피부 손상
비타민 D (Cholecalciferol) (Ergocalciferol)	칼슘의 항상성 유지. 세포증식, 분화, 성숙에 관여 대사 증후군의 위험 낮춤	햇빛, 간유, 달걀 노른자, 등푸른 생선	구루병* 골연화증, 골다공증	칼슘 축적, 체내 연조직 석회화
비타민 E (Tocopherol)	항산화제. 불포화지방산 분해 억제	옥수수유, 올리브유	적혈구 용혈, 신경 파괴	근육 쇠약, 두통, 피로
비타민 K (Phylloquinone) (Menaquinone)	프로트롬빈과 혈액응고 인자 합성	녹색 채소, 장내세균	출혈성 질환	간질환, 황달
수용성 비타민	주요 기능	식품원	결핍 증상	과잉 증상
비타민 B$_1$ (Thiamin)	탄수화물, 단백질 대사. 신경전달물질 합성	돼지고기, 현미, 콩류, 견과류	각기병,* 식욕 감퇴, 체중 감소	
비타민 B$_2$ (Riboflavin)	FAD 구성 성분 탄수화물, 지질, 단백질 대사	우유, 유제품, 달걀, 간	설염, 구순 구각염, 광과민증	
비타민 B$_3$ (Niacin)	NAD 구성 성분 탄수화물, 지질, 단백질 대사. 지방산, 콜레스테롤, 스테로이드 합성에 관여	소고기, 닭고기, 돼지고기, 생선	펠라그라* 신체쇠약, 피로, 식욕부진	피부 홍조, 두통, 메스꺼움
비타민 B$_4$ (Carnitine)	지질 대사, 심장 대사	소고기, 생선, 달걀, 우유	카르니틴 결핍증*	
비타민 B$_5$ (Pantothenic Acid)	열량 에너지 대사. 지방산, 아세틸콜린, 콜레스테롤 합성에 관여	육류, 달걀, 콩류	성장지연, 신경장애, 불안정, 피로	
비타민 B$_6$ (Pyridoxine)	탄수화물, 지질, 단백질 대사. 글리코겐 분해. 포도당 신생 과정에 관여	육류, 현미, 콩류, 바나나	상피조직 손상 (피부염) 경련, 구토, 우울, 말초신경 장애	운동실조, 감각장애
비타민 B$_7$ (Biotin)	포도당 신생 작용에 관여. 지방산 합성. 아미노산 대사	우유, 콩류, 치즈, 양배추, 버섯, 달걀 노른자	피로, 탈모, 우울, 근육통, 메스꺼움	
비타민 B$_9$ (Folic Acid)	단백질 대사. 메치오닌 합성. 핵산(DNA) 합성	푸른색 채소, 곡류	거대적이구성 빈혈, 태아신경관 손상*	

표 5-1 비타민(계속)

수용성 비타민	주요 기능	식품원	결핍 증상	과잉 증상
비타민 B$_{12}$ (Cyanoco balamin)	호모시스테인 농도 낮춤. 엽산의 세포 분열을 도움	간, 육류	악성빈혈, 고호모시스테인혈증*	
비타민 C (Ascorbic acid)	결합조직 형성. 면역 기능. 철분 흡수 보조. 항산화 작용. 신경전달물질 합성. 카르니틴 합성	과일, 채소	괴혈병* 콜라겐 합성 장애	콩팥 결석

3) 무기질

인체를 구성하는 원소 중 유기 물질(탄소, 수소, 산소, 질소)을 제외한 원소를 총칭하며, 체내에서 합성되지 않으므로 식품으로 섭취하여야 한다. 식품에 존재하는 무기질은 단일 원소이므로 소화 과정 없이 식품으로부터 분리되는 과정만 필요하다. 무기질의 흡수는 임신, 성장으로 흡수율이 증가된다.

칼슘, 마그네슘, 철, 구리 등은 흡수 시 서로 경쟁하는 반면에 비타민 C는 철, 칼슘의 흡수를 도와주고 식이 섬유, 옥살산은 무기질 흡수에 방해가 된다.

무기질의 기능은 인체 조직의 구성 성분으로 작용된다. 칼슘과 인은 뼈대 조직, 황은 근육 조직, 인은 신경조직에 함유되어 있고, 요오드는 갑상샘호르몬, 아연은 인슐린, 철은 헤모글로빈의 구성 성분이다.

철, 구리, 아연 등은 효소의 구성 성분이며, 칼륨과 나트륨, 구리, 마그네슘, 인, 아연 등은 효소 작용에 대한 촉매 역할을 한다.

무기질은 알카리성과 산성으로 나누어지며 이는 우리 몸속에서 산-염기 평형이 유지되도록 조절 작용을 한다. 수분 평형 유지를 위한 조절 작용을 하고, 신경세포와 근육세포의 흥분전달 작용을 한다.

무기질은 1일 필요량이 100mg 이상인 다량 무기질과 100mg 미만인 미량 무기질로 구분된다.

표 5-2 다량 무기질

무기질	주요 기능	식품원	결핍 증상	과잉 증상
칼슘(Ca)	뼈, 치아 구성, 혈액응고, 근육 수축, 신경조절 기능	우유, 유제품	골다공증, 구루병, 골절	결석, 변비
인(P)	뼈, 치아, 세포막, 인지질 구성, 비타민, 효소 활성화	육류, 어류, 달걀, 견과류, 콩류	근육 약화, 뼈의 약화, 식욕부진, 발육 부진	고인산혈증
나트륨(Na)	세포외액 양이온, 대사촉진, 체액의 삼투압, 수분 평형 유지	소금, 치즈, 햄	근육경련, 저나트륨혈증	오심, 부종 고혈압
칼륨(K)	세포내액 양이온, 대사촉진, 체액의 삼투압, 수분 평형 유지	바나나, 감자, 견과류	부정맥, 근육 약화, 무기력,저칼륨혈증	근육경련
마그네슘(Mg)	뼈, 치아 구성, 신경 안정, 세포의 신호 전달, 근육 이완	우유, 콩류, 견과류	근육경련	설사
염소(Cl)	세포외액 음이온, 삼투압 유지, 위장의 PH 조절	소금, 치즈, 햄	근육경련	구토
황(S)	피부, 손톱, 모발의 구성 성분, 인슐린의 필수 요소	우유, 육류, 콩류		

표 5-3 미량 무기질

미량 원소	주요 기능	식품원	결핍 증상	과잉 증상
철(Fe)	헤모글로빈 구성, 효소 작용 조절, 간의 약물 해독	간, 육류, 콩류	빈혈, 피로, 허약, 호흡곤란	변비
아연(Zn)	면역 기능 유지, 면역 세포 발달, 체내 대사 과정, 반응 조절	견과류, 콩류, 육류	상처 치유 지연, 면역장애, 후각, 미각 장애, 학습장애	구토, 설사
구리(Cu)	헤모글로빈 합성 도움, 말이집 형성	간, 굴, 견과류, 곡류	빈혈, 성장장애, 백혈구 감소	
망간(Mn)	지방산과 콜레스테롤 합성, 신경계통 효소 구성	견과류, 콩류, 녹색 채소	성장장애, 생식 장애	
요오드(I)	갑상샘호르몬 구성	해조류	갑상샘기능 저하증	갑상샘기능 항진증
코발트(Co)	비타민 B12 구성	간, 육류, 우유	악성빈혈	심장질환
불소(F)	치아 구성, 충치 예방	불소 첨가물, 어패류	충치	치아 착색
셀레니움(Se)	항산화작용	육류, 달걀, 생선	구토, 간 손상	피로, 구토
크롬(Cr)	인슐린의 작용을 강화하는 당내성 인자 성분	육류, 간	당내성 저하	피부염

＊참고

- 각기병

  건성 각기는 주로 신경계 이상으로 말초신경 마비, 팔다리 반사, 감각, 운동기능 장애 증상이
  나타나고, 습성 각기는 주로 심장혈관계 이상으로 심장기능상실증, 심장비대증, 부정맥, 호
  흡곤란 등이 나타난다.

- 베르니케–코르사코프 증후군

  비타민 B1의 만성 결핍증으로 주로 만성 알코올중독자에게서 나타난다.

  증상은 기억력 감소, 근육 운동실조, 안면 근육마비, 정신 혼란 등이다.

- 펠라그라

  초기에는 피로, 식욕 감퇴, 체중 감소가 나타난다.

  펠라그라의 3대 증상: 피부염(dermatitis), 설사(diarrhea), 지능 저하(dementia)

- 카르니틴 결핍증

  근육형 카르니틴결핍증: 근육 카르니틴 농도는 감소되고, 혈청 카르니틴 농도는 정상이다.
  소아기부터 청년기까지 근력 저하가 진행성으로 생기고 호흡 마비가 되는 경우도 있다. 카
  르니틴 결핍으로 지방산의 대사가 잘 안 된다.

  전신형 카르니틴 결핍증: 근육 카르니틴 농도와 혈청 카르니틴 농도 양쪽 모두 정상치보다
  감소되어 있다. 심근증(호흡곤란, 흉통, 두근거림), 진행성 근육 장애, 대사성 산성증, 저
  혈당, 간기능장애 등이 나타난다.

- 태아 신경관 손상

  무뇌증, 이분척추가 나타나며 출생 후 사망하거나 전신마비, 뇌수종, 지능 장애가 나타난다.

- 고 호모시스테인 혈증

  호모시스테인은 혈관 내피의 항혈전 기능 이상 및 손상을 초래하여 동맥경화 및 혈전증을
  유도하고 고 호모시스테인 혈증으로 심장혈관질환, 뇌혈관질환, 말초혈관 질환이 나타난다.

- 괴혈병

  전신의 권태와 무력감, 식욕부진, 관절통, 출혈이 잘 멎지 않는 증상으로 나타난다.

  시간이 지나면서 구강 점막, 피하, 근육, 내부 장기 등에 출혈로 인한 혈종이 나타난다.

- 구루병

  비타민 D의 결핍으로 주로 4개월에서 2세 사이의 아기들에서 발생하는 뼈의 질환이다.

  뼈의 변형(머리, 가슴, 팔다리)이나 성장장애 등이 일어난다.

5-3 노인 약리학

1. 노인 약리학 개요

노인 환자는 만성 질환이 복합적으로 발생하는 경우가 많다. 서로 다른 질병의 처방으로 여러 가지 약물을 복용하고 있고, 이것으로 인하여 약물 상호 작용, 부작용 등은 특히 노인 환자에서 자주 발생된다. 따라서 모든 의료인은 정확한 약물 투여를 할 수 있도록 세밀하고, 철저한 복약 안내 및 교육이 필요하다. 노인 환자의 최적의 약물치료를 위해서 아래 사항들을 숙지하고, 실행을 하도록 한다.

- 노인 질병의 병태생리와 임상 치료 지침 안내
- 연령의 변화에 의한 약물학적 치료 지표
- 노인 환자에 대한 약물 투약과 재활 치료를 관리하는 능력
- 노인의 신체적, 심리적 특성
- 약물의 흡수, 분포, 대사, 배설에 관한 노인의 약물 동력학적 특성
- 노인 환자에 대한 약물요법과 복약 안내

2. 약동학

약물이 인체에서 효과를 나타내기 위해서는 화학적 변화를 일으키고 작용 부위에 적절한 농도로 존재해야 한다. 따라서 약물은 시간 변화에 따라 혈중농도가 변화되고, 이 변화의 과정 즉, 흡수, 분포, 대사, 배설을 연구하는 학문을 약동학이라 한다.

표 5-4 노인의 약동학

약리학적 경로	생리적 변화
흡수	1. 흡수 면적 감소(약물 체류 시간 연장) 2. 소화기관의 혈류량 감소 3. 위액 분비 감소로 위내 PH 증가
분포	1. 총 인체 수분량과 근육 감소 2. 혈장 알부민 농도 감소(비결합 약물의 농도 증가) 3. 지방량 증가 　　수용성 약물 분포 용적 감소↓ 　　지용성 약물 분포 용적 증가↑ 4. 약물의 단백 결합률 변화
대사	1. 간의 질량 감소(간기능 저하) 2. 간의 혈류량 감소(간기능 저하) 　　혈중 농도 상승이 지속(약물 효능, 부작용 증가) 3. 효소의 활성 및 유도의 감소
배설	1. 콩팥 혈류량 감소(콩팥기능 저하) 2. 콩팥 여과량 감소 3. 세뇨관 분비 작용의 감소
수용체 감소	1. 수용체의 수, 결합도, 이차적 전달물의 변화 2. 세포 반응의 변화

3. 약역학

약물이 인체 내에서 수용체와 결합하여 효능, 효력 등 어떤 반응을 나타내는가를 설명하는 학문이 약역학이다.

즉, 일정 농도에서 약물의 효과에 대한 인체 내의 반응을 설명해 주는 것이다. 약물은 작용 기전을 통해 주작용과 부작용의 반응을 나타낸다. 약물의 이상적인 반응은 최적의 치료효과이다. 노화에 따른 체내 약물 농도 변화는 치료효과의 증가, 감소 반응을 나타내고 또한 항상성 기전과 수용체의 변화는 인체의 다양한 약물 반응을 나타나게 한다.

약물의 약리 작용은 약물에 의해 새롭게 만들어지는 것이 아니라 정상적인 생리 기능을 흥분시키거나 억제해서 약리 작용이 나타나며 작용 기관에 직접 약물이 작용하거나 간접적으로 작용하기도 한다.

1) 항상성 기전

노화에 따라 항상성 기전은 연령에 따라 감소된다. 즉, 기능적인 저장 능력과 생리적 변화에 반응 하는 능력이 감소된다. 정상 혈압 유지, 체온조절, 균형 감각, 인식 기능의 퇴화는 약물 복용 후 노인 환자의 항상성 유지 능력에 부정적인 영향을 준다.

항상성 기전이 손상되면 노인은 약물의 생리학적 변화에 적응하기 어려워지고, 약물 부작용으로 더 큰 위험이 나타난다.

2) 수용체 변화

약물은 체내 특정 수용체와 결합함으로써 약효를 나타낸다. 노화는 수용체의 수, 수용체의 능력, 약물-수용체 간의 친화력 등을 감소시킨다. 수용체의 변화로 약물 효과의 증가와 감소가 나타난다. 따라서 노인 환자가 복용하는 약물은 용량의 감소가 필요한 경우가 많고 약물 복용 중에 예상치 않은 증상이 발현되는 경우에는 적절한 조치를 취하도록 한다.

3) 주작용과 부작용

약물은 한 가지 작용뿐만 아니라 여러 가지 작용을 나타낼 수 있다. 치료 목적을 위한 작용을 주작용, 치료 목적 외의 작용을 부작용이라 한다. 특히 부작용 중에 인체에 해로운 작용을 유해 작용이라 한다. 노인에서 흔히 나타나는 주요 부작용은 변비, 구강건조, 섬망, 요실금, 과도한 진정 작용 등이 많으며, 이러한 부작용이 많은 약물들은 항콜린약물, 이뇨제, 신경안정제 등이 포함된다.

표 5-5 노인의 주요 약물 부작용

약물 제제	부작용
마약류	변비
부교감 신경차단 약물류	입안마름, 변비, 요폐증, 섬망
이뇨, 배뇨 약물류	탈수, 저나트륨증, 저칼륨증, 요실금
부정맥 치료 약물류	설사, 뇨폐증
신경안정 약물류	보행장애, 과도한 진정 작용, 섬망
항조현병 약물류	섬망, 진정, 저혈압, 피라밋외로 운동장애

4. 노인 약물요법

노인 환자는 만성적이며 복합적인 질병 상태와 건강 기능 약화 등으로 다양한 약물을 복용하고 있다. 그러나 대부분 약물 용량 설정이 일반인의 기준이기 때문에 노인 환자의 생리적, 약동학적, 약역학적 특성을 고려하지 않을 경우 효과가 없거나 독성 또는 부작용이 발생할 확률이 증가된다. 또한 정신적 또는 신체적 결함이 있는 환자의 치료 시에는 약물 복용이 제대로 지켜지지 않아 많은 문제점들이 발생된다. 따라서 올바른 약물요법을 시행함으로써 최적의 치료를 할 수 있고, 작용을 최소화 할 수 있다.

노인의 약물요법의 문제점과 주의 사항은 다음과 같다.

- 약물치료가 필요한 환자가 약물을 투약 받지 못하는 경우
- 부적절한 약물을 투여한 경우
- 유효량 이하의 약물을 투여한 경우
- 경구, 비경구적인 약물 투여를 실패한 경우
- 과용량의 약물을 투여하는 경우
- 약물 유해반응이 나타나는 경우
- 약물 상호 작용이 나타나는 경우
- 의학적으로 입증되지 않은 적응증에 약물을 투여하는 경우

1) 노인 약물요법의 특징

노인 환자에 대한 약물요법은 다음과 같은 특징을 가지고 있다.

(1) 다중 약물요법

노인 환자는 두 가지 이상의 질병이 공존하는 만성 질환이 많다. 여러 질병에 따른 다양한 약물을 한꺼번에 투약하게 된다. 따라서 복용할 약물의 수량과 1일 복용 횟수가 많고, 약물 고유의 부작용과 약물 간의 상호 작용 발생 빈도가 증가하게 된다. 이들 부작용이나 합병증을 해결하기 위해 추가로 투약이 필요하게 되므로 노인 질환 약물요법은 항상 주의해야 한다. 정확한 다중약물요법은 환자나 보호자로부터 직접적으로 약물의 정보를 전달받아서 평가하고 시행해야 한다.

(2) 복약 불순응

노인 환자의 대부분은 만성 질환이어서 평생 투약을 필요로 하는 경우가 많다. 때문에 장기간 투약에 따른 환자의 거부감, 인내심의 부족, 약물의 중요성에 대한 인식 부족, 치료되지 않는 자신의 질병에 대한 회의감 등으로 약물 복용을 중단할 가능성이 많다.

(3) 약물 활용의 비효율화

노인 환자는 약물에 대한 반응이 다른 경우가 많다. 콩팥기능의 감퇴, 간기능 활성의 저하, 노화에 따른 지방의 증가, 알부민 감소 등에 의해 약물의 약동학이 다르게 나타나므로 동일 용량에서도 효과가 다르게 나타난다. 이러한 특성들은 노인 환자들의 복잡한 약물 투약의 어려움을 보여 주고, 노인 환자에 대한 복약 안내의 필요성이 매우 중요함을 알려 준다.

효율적인 약물 활용을 위해서는 환자에게 약물치료의 장점을 충분히 설명하여야 한다.

(4) 부작용

노인 환자는 두 가지 이상의 질병이 공존하는 만성 질환이 많기 때문에 복용하는 약물의 수가 많다. 따라서 일반 환자보다 약물 부작용 발생빈도가 2~3배 높다. 그러나 노인 환자는 부작용을 잘 인지하지 못하고, 부작용이 다른 질병으로 인식되는 경우가 많다.

부작용을 증가시키는 요인으로는 노화에 따른 약물 동태의 변화로 반응의 정도가 다르게 나타나며, 체형의 감소, 간기능, 콩팥기능의 약화, 장애에 의해 나타난다.

빈번한 부작용을 유발시키는 약물로는 이뇨제, 베타 차단제, 칼슘 차단제, 교감신경흥분제, 비스테로이드성 항염증제, 스테로이드제, 항불안제, 항우울제 등이 있다.

노인 환자는 약물의 부작용이나 중독 증상으로 의식 장애나 경련 등이 나타나기 쉬운 것이 특징이다. 부작용은 용량과 연관된 경우가 대부분이기 때문에 부작용이 발생하면 투약 용량을 감량하거나 중지해야 한다.

(5) 상호작용

노인 치료 약물이 동반 질환을 악화시킬 수 있기 때문에 약물-질병 상호 작용을 주의해야 한다 (표 5-6 참고). 노인 환자는 만성 질환이 많아 약물도 여러 가지 종류의 약물을 한꺼번에 투약하므로 이들 약물 간의 상호 작용이 일어날 확률이 일반 환자보다 많다. 아울러 의료기관 간의 협진이 이뤄지지 않을 경우에는 약물의 상호 작용으로 인한 여러 문제점이 발생한다.

따라서 건강 보험 심사평가원에서는 약물 상호 작용으로 인한 여러 문제점을 해결하고자 다음과 같은 시스템을 도입했다

DUR (Drug Utilization Review) 즉, 의약품 사용 평가(의약품 처방, 조제 시 약품 안전성과 관련된 정보를 실시간으로 제공하여 부적절한 약물 사용을 사전에 점검할 수 있도록 하는 시스템)이다. 처방, 조제 기관의 약물 상호 작용에 관한 검토가 실시간 시행되므로 중복 투약 및 부작용 등이 많이 해결되었다.

한편 환자 스스로가 약물의 부작용을 해결하고, 질병 치료의 약물 효과 상승작용을 위하여 의료기관 처방 없이 제산제, 진통제, 완화제 등을 추가 투약하게 되는데 이러한 다중약물요법이 약물 상호 작용의 발현율을 증가시킨다.

약물 상호 작용은 노화에 따라 단백질 결합, 흡수, 수용체 부위의 반응, 대사, 콩팥 배설, 체액, pH, 전해질 등이 달라지기 때문에 약물과 약물 간의 상호 작용이 일어나게 된다.

표 5-6 노인의 질병-약물 상호 작용

질병	약물	약물유해반응
고혈압	NSAIDs(비스테로이드성 항염증약물) 슈도에페드린(비충혈제거제)	교감신경 항진으로 혈압상승
골다공증	스테로이드제	골절 위험 증가
기립성 저혈압	이뇨제, 레보도파제, 혈관확장제	어지러움, 낙상, 실신, 엉덩관절 골절
녹내장*	부교감신경 차단제	녹내장 악화
하부 요로 폐쇄증	부교감신경 차단제, 항히스타민제, 진경제	요로 혈류 감소로 인한 소변 저류
당뇨병	스테로이드제	고혈당
만성폐쇄성폐질환	교감신경 베타 차단제, 마약류, 안정제	기관지수축, 호흡억제
말초혈관 질환*	교감신경 베타 차단제	간헐성 파행*
소화성궤양	항응고제, NSAIDs	상부 위장관 출혈
스트레스성 실금	교감신경 알파차단체, 부교감신경 차단제	다뇨증 유발, 실금 악화
식욕부진, 영양실조	중추신경흥분제	식욕 억제 효과
콩팥기능 상실증	아미노글리코사이드제, NSAIDs	급성 콩팥기능 상실증
실신, 낙상	단, 중시간형 안정제	운동장애 유발, 정신 운동기능 저하
심장기능상실증	교감신경 베타 차단제, 베라파밀제	심장기능 상실증 악화, 수분저류
심장전도 장애	교감신경 베타 차단제, 디곡신제, 딜티아젬제	심장전도 차단
우울증	알코올, 안정제, 항고혈압제	우울증 유발 및 악화
저나트륨혈증*	경구혈당강하제, 이뇨제	나트륨 혈중농도 감소
저칼륨혈증*	디곡신제	심장부정맥
전립선 비대증	부교감신경 차단제. 교감신경 알파 차단제	소변 저류
치매	부교감신경 차단제, 항경련제, 레보도파제, 안정제, 마약류, 항우울제	의식 혼탁, 섬망 증가
파킨슨병	항조현병제	운동 장애 악화
혈액응고장애 항응고약물치료	아스피린, NSAIDs	혈액응고 시간 지연, 혈소판응집 저해로 출혈 위험 증가

*참고

- **녹내장**: 시신경에 이상이 생겨 시야결손이 나타나는 질환

  하부 요로 폐쇄증: 방광, 요로결석증

- **밀초혈관 질환**: 동맥경화나 혈전 등에 의해 하지 근육에 충분한 혈액이 공급되지 않아 발생하는 질환

- **간헐성 파행(간헐성 보행 곤란증)**: 근육에 필요한 혈류량이 부족함으로써 보행을 하면 하지 근육에 심한 통증이 발생하고, 보행 불능이 되고 일정 시간 휴식 후 일시적으로 보행이 가능하게 되는 증상

- **저나트륨혈증**: 혈액 중 나트륨이 부족하여 수분 과잉, 간경변, 울혈성 심장기능 상실증 등의 부종이 나타나는 증상

- **저칼륨혈증**: 골격근의 근력 저하(주로 하지)와 심한 경우에는 경련, 근육 과민, 테타니 (tetany, 근육의 불수의적인 수축)와 가로무늬근 융해증이 나타날 수 있는 증상.
  가장 위험한 증상은 심전도가 변화되고 부정맥이 발생하는 증상

2) 노인 약물요법의 원칙

노인 환자에게 약물을 투여하고자 할 때 생리학적 및 약동학적 특성을 고려하여 다음과 같은 원칙을 준수하면 효과적이고도 안전한 약물요법을 시행할 수 있다.

(1) 사용하는 약물의 수를 최소화 한다.

전문, 일반 의약품, 한약을 포함한 환자의 모든 복용 약물을 파악한다. 필요한 약물만을 사용하여 약물 부작용 및 약물 상호 작용을 줄이는 반면, 복약 순응도를 높임으로써 불필요한 치료에 의한 경제적 부담을 줄인다. 약물 알레르기, 유해반응 여부, 흡연, 음주 등 생활 습관을 조사한다.

(2) 약물 및 제형의 선택은 신중히 한다.

노인 환자는 적합한 약물 및 제형을 선택해야 한다. 노인 환자는 일반 환자에 비해 약물의 축적 가능성이 높다. 따라서 약물에 대한 감수성이 증가되기 때문에 예기치 못한 부작용이 나타날 수 있다. 그러므로 축적이 심하거나 내성이 생기기 쉬운 약물 및 독성이 강한 약물은 신중히 투약한다. 제형에 있어서도 환자가 복용하기 쉬운 제형으로 처방한다. 약물을 삼키기 어려울 경우 시럽, 가루약, 현탁정 등 다양한 제형을 사용하며, 투약 횟수를 줄이기 위해 서방형 제제를 이용할 수도 있다.

(3) 약물요법을 천천히 시작하고 천천히 진행한다.

약물 용량은 최소 용량에서 시작하여 증량한다. 또한 최소한의 빈도로 사용한다. 노화에 따른 약동학적 변화로 약물의 체내 축적이 일어나므로 최소 유효 용량으로 시작하고, 최대 시간 간격을 유지하도록 한다. 특히 콩팥으로 배설되거나 혈장 알부민과 결합률이 높은 약물에서는 감량이 반드시 필요하다.

(4) 개인에 따른 약물 용량을 조절한다.

증상이 약하거나, 특이성이 없어 정확한 진단을 할 수 없거나, 약물치료 효과가 뚜렷하지 않으면 약물을 복용하지 않는다. 의료진의 치료 완료 판정 후에는 약물 복용을 중지한다.

약물 효과가 나타나는 노인 환자의 반응을 파악하고 있어야 하며, 이것이 어려울 때에는 약물의 혈중농도를 측정하여 용량을 조절하는 방법이 바람직하다.

(5) 복약 순응도를 높일 수 있도록 노력한다.

치료 목표와 그 방법에 대하여 환자와 충분히 대화를 하도록 한다.

복약 순응도 높이기

– 복용법을 간편화하고, 이해하기 쉬운 설명서 제공
– 비용과 잠재적 유해반응을 고려한 치료 계획을 작성하여 설명
– 복용법을 잊지 않도록 서면으로 주의 또는 지시 사항을 간단히 요약
– 매일 약물 복용 여부를 기록할 일기장 또는 달력의 사용을 권장
– 약물이 담긴 용기 또는 봉투에 약물을 명확히 식별할 수 있도록 라벨을 부착
– 유효 기간 경과 약물은 반환 또는 폐기

(6) 정기적으로 투여되고 있는 약물을 검토한다.

환자의 치료 계획 작성 시 정기적으로 각 약물의 적응증을 비교, 검토하도록 한다. 치료 가능한 질병을 방치하지 않도록 한다.

5. 물리치료와 약물요법

노인 환자의 물리치료 중 직접적으로 관련된 약물이 있거나, 이미 다른 질환으로 장기간 투약 중인 약물이 존재할 때 물리치료와 약물요법의 병용에 따른 여러 가지 관련된 문제들이 나타난다.

일반적으로 물리치료에 관한 재활 및 통증의 평가, 치료 프로그램의 순응도, 치료에 대한 반응 등은 일관성 있게 치료 평가가 이루어지고 있다. 그러나 물리치료와 약물요법의 병용에 따른 치료 평가는 일부에서는 시행하고 있으나 아직 제대로 시행되고 있지 않다.

최근에는 환자가 치료받는 동안 약물과 관련된 문제 및 최적의 치료를 위한 약물요법이 요구되는 바, 이와 관련된 모니터링이 물리치료사에게 요구되고 있다.

따라서 물리치료사는 물리치료와 약물의 병용으로 나타나는 내성, 상승작용, 유해작용을 파악하여 양질의 치료를 위해서 약물 효과를 고려한 최적의 치료 스케줄을 작성하여야 한다(아래 약물들은 노인 환자에게 많이 복용되는 약물로 물리치료 스케줄 작성의 참고 자료이다).

1) 순환기계 약물

혈압과 관련된 약물

아테놀올(테놀민®정/Tenolmin® Tab)

① 효능

고혈압과 가슴조임증(협심증)을 치료하며, 심장발작의 위험을 감소시킨다.

만성 협심증, 심장 리듬 장애, 진전, 고혈압, 편두통 예방에 사용한다.

② 물리치료에 대한 약물의 영향

심장박동과 심박출량 저하가 나타날 수 있으며, 일정한 심박동수를 유지하도록 한다.

운동치료 시 저항운동으로 인한 혈압상승을 주의해야 한다.

전신 물리치료(회전욕, 수치료)로 인한 저혈압 증상이 나타날 수 있다(순환 온도를 미온으로 유지). 안전한 물리치료를 위하여 치료 전후에 혈압 측정을 하도록 한다.

  * 물리치료 중 다음 증상이 나타나는 경우 의사에게 즉시 알린다.
    – 가슴 통증, 실신, 심한 현기증, 불규칙한 심장박동
    – 발이나 무릎의 부종, 비정상적인 출혈 또는 멍, 천명 또는 호흡곤란

③ 물리치료 스케줄

약물 복용 후 지속적인 혈압 조절이 가능하지 않을 수 있다.

혈압이 상승될 수 있는 물리치료 시 최적의 항고혈압 효과가 나타나는 약물 복용 후 1~2시간 이내 치료를 시작한다.

>> **TIP** 복약 안내
- 졸음이나 인지장애를 일으킬 수 있습니다.
- 약물을 갑자기 중단할 경우 고혈압, 협심증, 심근경색이 악화될 수 있으므로 서서히 용량을 줄여서 중단해야 합니다.
- 공복에 복용하는 것이 좋습니다.
- 당뇨병 환자의 경우 저혈당의 증상(빈맥)을 감출 수 있으므로 주의해야 합니다.

2) 호흡기계 약물

기관지확장과 관련된 약물

포르모테롤(이니스트 포르모테롤®건조시럽/Formoterol®dry syrup)

(아토크®정/Atoke® Tab)

툴로부테롤(호쿠날린®패치/Hokunalin® Patch)

살부타몰(벤토린™에보할러/Ventolin™ Evohaler)

① 효능

기관지 평활근에서 베타-2 아드레날린성 수용체를 자극하여 기관지를 이완시킨다.

다음 질환의 기도 폐쇄성 장애에 의한 호흡곤란 등 여러 증상의 완화: 기관지천식, 급성 기관지염, 만성 기관지염, 폐기종

② 물리치료에 대한 약물의 영향

약물 적용 후 가슴 두근거림증, 두통, 불면, 어지러움이 자주 나타날 수 있는 약물이다.

　* 운동 및 열치료 시 아래 환자들은 주의해야 한다.

　　－ 갑상샘기능 항진증 환자(증상들이 악화될 수 있다)

　　－ 고혈압 환자(혈압이 상승할 수 있다)

　　－ 심장 질환자(심계항진, 부정맥 등이 나타날 수 있다)

　　－ 당뇨병 환자(당대사가 항진되고 혈중 포도당 농도가 증가할 위험이 있다)

　　－ 아토피성 피부염 환자 (부착 부위에 가려움증, 발적 등이 나타날 수 있다)

　* 물리치료 중 다음 증상이 나타나는 경우 의사에게 즉시 알린다.

　　－ 알레르기반응(가려움, 두드러기, 얼굴과 손의 부종, 입과 목의 부종)

　　－ 흉통, 빠르거나 강한 심장박동, 발열, 오한.

③ 물리치료 스케줄

　• 패치제

　호흡기계 물리치료 시 기관지확장 치료효과의 상승을 위하여 부착 3시간 후 치료를 시작한다. 광선, 열치료 시 경피 제제, 국소 제제가 적용된 부위는 치료 전 약물을 제거해야 한다. 치료 후 부착 부위를 깨끗이 닦은 후 해당 부위에 다시 적용한다(가슴, 등 또는 상완부의 피부). 특히 열치료는 약물 치료 부위에 바로 적용하지 않도록 한다.

　• 정제, 건조 시럽

　기관지확장 치료효과의 상승을 위하여 복용 후 1~2시간 후 치료를 실시한다.

　• 흡입제

　이 약은 경구 흡입용으로만 사용해야 한다. 흡입과 동시에 에어로졸 분무가 어려운 환자

의 경우 흡입 보조기구를 사용할 수 있다.

- 성인(고령 환자 포함)

기관지 경련 등의 급성 천식 증상에는 최소 초회 투여량으로 1회 1번(100µg)분무하고 필요시 2번까지 분무할 수 있다. 알레르기원 유발성 또는 운동 유발성 천식 증상의 예방에는 운동치료 시작 전 10~15분에 2번 분무한다. 만성적으로 사용할 때에는 1회 2번, 1일 4회까지 분무할 수 있다.

- 소아

기관지 경련 등의 급성 천식 증상에는 알레르기원에 노출되기 전 또는 운동치료 전에 1번, 필요시 2번 분무한다. 만성적으로 사용할 때에는 1회 2번, 1일 4회까지 분무할 수 있다. 이 약은 24시간 내에 8번을 초과해서 분무해서는 안 된다.

> **TIP 복약 안내**
> • 새 제품으로 교환 시에는 부착 부위를 변경하십시오(패치).
> • 급성 천식발작 시에는 이 약을 투여하지 마십시오.
> • 투여 초기에 일시적으로 가슴이 두근거리거나 손이 떨릴 수 있습니다.
> • 급성 천식발작 시나 응급 시에 사용십시오(흡입기).
> • 금속성 맛이 나거나 쉰 목소리 증상이 나타날 수 있습니다(흡입기).
> • 흡입기의 정확한 사용법을 익힌 후 사용십시오.

3) 중추신경계 약물

(1) 비마약성으로 진통과 관련된 약물

트라마돌 + 아세트아미노펜(울트라셋®정/Ultracet® Tab)

① 효능

중추에 작용하는 2가지 진통 성분의 복합제로 중등도–중증의 급·만성 통증에 사용되는 약물이다.

② 물리치료에 대한 약물의 영향

통증, 감각장애가 나타난다.

* 물리치료 중 다음 증상이 나타나는 경우 의사에게 즉시 알린다.

- 알레르기반응(가려움, 얼굴이나 손이 붓는 증상, 입안이나 목이 따끔거리거나 붓는 증상)
- 수포가 생김, 피부 각질이 벗겨짐, 발진.
- 불규칙적인 심장박동, 땀 분비가 증가, 오한, 피부가 끈적끈적해짐.

③ 물리치료 스케줄

최적의 진통 효과가 나타나는 약물 복용 30~90분 이후 치료를 시작한다(진통 효과 확인 필수).

치료 시 진통 효과로 관절가동 범위를 벗어날 수 있으므로 주의해야 하고, 호흡억제 작용이 나타나면 유산소운동의 강도를 조절해야 한다.

>> **TIP** 복약 안내
- 임의로 복용량을 늘리거나 갑자기 중단해선 안 됩니다.
- 변비를 예방하기 위해 충분한 양의 물과 함께 복용합니다.
- 습관성이 될 수 있으므로 의사의 지시 없이 처방량 이상 복용해선 안 됩니다.

(2) 파킨슨 질환과 관련된 약물

레보도파+벤세라짓(마도파®정 /Madopar®Tab)

레보도파+카르비도파(시네메트®정/Sinemet®Tab)

* 마도파 HBS (HBS 제제는 위 내에서 수 시간 동안 머물면서 주성분이 서서히 방출되는 특수한 제형으로, levodopa의 혈중 치료 농도가 수 시간 동안 유지한다.)

* 마도파 수용성 정제(캡슐이나 정제를 삼키기 어려운 환자에게 적당한 제제이다.)

① 효능

레보도파와 레보도파의 탈탄산 반응을 억제하는 카비도파로 구성된 복합제로 파킨슨병과 파킨슨증후군의 치료에 사용된다.

② 물리치료에 대한 약물의 영향

파킨슨병이 진행되면 여러 뼈대 근육계가 손상을 받아 장애를 나타낸다.

파킨슨병 치료약물에 의해 운동이상증(하지통, 근육긴장)이 나타나고, 파킨슨병의 이상운동 증상으로 이차적으로 통증이 발생한다. 진통 효과는 일반 진통제로는 효과가 없다.

도파민 약물치료와 물리치료(열치료, 전기치료, 운동치료 등)로 환자의 관절구축을 방지하고, 장애를 최소화하고, 운동기능을 향상시켜 통증을 치료해야 한다.

* 물리치료 중 다음 증상이 나타나는 경우 의사에게 즉시 알린다.
   – 알레르기반응(가려움, 얼굴이나 손의 부종, 입안이나 인후통과 부종)
   – 소변보는 횟수와 양의 변화, 불규칙적인 심장박동.
   – 발열, 많은 땀, 근육 경직
   – 비정상적 행동, 감정 변화.

③ 물리치료 스케줄

약물 복용 2~3시간 후 치료를 시작한다.

충분한 약효가 나타나기 시작할 때 물리치료를 실시하며, 치료 도중 약효 소진* 증상(약물을 복용하면 약물 효과가 나타나고, 다음 약물을 복용하기 전에는 약물 효과가 사라지는 운동 동요 증상)이 발견되면 의사에게 알리고, 물리치료 스케줄을 변경시켜야 한다.

항파킨슨 약물을 갑자기 투여 중지하면 근육 강직, 체온상승, 의식 장애 등 신경이완제 악성증후군과 유사한 복잡한 증상이 나타난다. 따라서 이 약물을 급격히 감량하거나 중단하는 경우, 특히 신경이완제를 병용하는 경우 면밀히 관찰한다.

*참고

- **약효 소진(wearing off)이란?**

    가능한 운동 증상 또는 비운동 증상이 예정된 약물 복용에 선행하여 나타나는 증상이며, 보통 다음 용량을 복용하면 증상이 소실된다. 이 현상이 나타나는 경우에는 1일 용량의 범위 내에서 투여 횟수를 증가시킨다.

- **작동 비작동 현상(on-off 현상)이란?**

    증상의 동요가 예측할 수 없이 나타나거나 없어지는 경우이다. 이 증상이 나타나는 경우에는 유지량을 점차적으로 감량하거나 휴약한다. 증상이 악화되면 기타의 항파킨슨 약물을 병용한다.

>> **TIP 복약 안내**
- 고단백 식품(고기, 생선, 치즈 등)은 이 약의 효과를 감소시키므로 약물과 시간 간격을 두고 섭취합니다.
- 집중력 등의 저하, 졸음이 나타날 수 있습니다.
- 복용량 및 복용 기간이 중요한 약이므로, 임의로 복용을 중단하거나 용량을 바꾸지 않습니다.

(3) 신경안정과 관련된 약물

디아제팜(바리움®정/Valium®Tab)

① 효능

불안, 근육경련, 경련성 질환에 사용되는 정신신경 안정제이다. 음식과 함께 복용시 혈중 농도가 증가되므로 공복에 복용한다.

② 물리치료에 대한 약물의 영향

환자의 심신 안정, 근육의 이완 효과로 치료효과가 상승된다.

* 물리치료 중 다음 증상이 나타나는 경우 의사에게 즉시 알린다.

- 어지러움, 실신, 뇌전증, 심각한 착란 증상.
- 근무력감, 땀의 증가, 근육경련, 피부 또는 눈의 황변.

③ 물리치료 스케줄

근육 질환, 정신신경 안정 목적의 치료시 투약 후 30~90분 사이에 치료를 시작한다.

운동치료 시 급격한 졸음을 유발할 수 있으므로 물리치료 후 투약하도록 한다.

≫ TIP 복약 안내
- 습관성을 유발할 수 있습니다.
- 알코올을 금합니다.
- 졸음을 유발하는 약물(수면 진정제, 감기약, 항알레르기약, 마약성 진통제 등)을 복용할 경우 의사, 약사에게 알립니다.
- 자몽주스는 이 약물의 독성을 증가시킵니다.

4) 근골격계 약물

(1) 근육 이완과 관련된 약물

에페리손(엑소페린®정/Exoperin®Tab)

① **효능**

중추성 근육 이완제로 말초혈관을 이완시키고 혈류 개선을 촉진시킨다.

뼈대근육계 질환에 수반하는 동통성 근육연축 즉 허리통증, 관절 질환, 외상에 사용한다.

신경계질환에 의한 근육연축에 복용한다.

염좌, 근육긴장과 같은 상태에 불편함을 해소하기 위해 물리치료와 같이 사용된다.

② **물리치료에 대한 약물의 영향**

척수나 뇌간에 작용하여 뼈대근육을 이완시킨다.

척수반사에 대한 작용을 하며, 전기자극에 의한 경련을 억제한다.

특히, 강직성 경련을 강하게 억제할 수 있다.

중추신경 억제 증상인 졸음, 주의력, 집중력, 반사 운동능력 등의 저하가 나타날 수 있으므로 운동치료 시 주의해야 한다.

* 물리치료 중 다음 증상이 나타나는 경우 의사에게 즉시 알린다.
  - 호흡장애, 두통, 졸음, 권태감. 어지러움, 복통, 구역, 구토, 설사

③ **물리치료 스케줄**

관절과 근육의 움직임을 증가시키는 운동치료, 근육 이완을 목적으로 하는 치료, 파라핀욕, 수중 걷기 운동을 실시 할 때 투약 후 최적의 약효가 발효되는 2~4시간 이후 치료를 시작한다.

≫ TIP 복약 안내
- 현기증이나 졸음을 일으킬 수 있습니다.
- 운전이나 위험한 기계 조작을 할 경우 주의 하십시오.

(2) 골다공증과 관련된 약물

알렌드론산 나트륨(포사맥스®정/Fosamax®Tab)

① 효능

폐경 후 여성의 골다공증 치료, 남성의 골다공증 치료이다.

② 물리치료에 대한 약물의 영향

약물을 복용 후 30분 이내 혹은 동시에 음식물을 섭취하면 약물의 체내흡수가 저하된다. 누워있는 환자나 정제를 물과 삼키기 어려운 환자는 심각한 식도 부작용이 나타난다. 근육과 관절에 드물게 통증, 근육경련이 나타나고 심하면 활동할 수가 없을 정도이다.

＊ 물리치료 중 다음 증상이 나타나는 경우 의사에게 즉시 알린다.

– 과민 증상(두드러기, 천식발작, 습진 등)

– 속쓰림, 삼킬 때의 통증, 명치의 통증

③ 물리치료 스케줄

누운 자세의 물리치료를 실시할 때는 약물 복용 후 30분 이상 지난 후에 치료를 시작한다. 복용법을 따르지 않고 물리치료를 실시할 경우 심각한 식도 손상이 나타날 수 있다.

참고로 약은 아침에 일어나자마자 복용하여야 하며 약물을 위로 신속히 도달시키고, 식도 자극 가능성을 감소시키기 위해 충분한 양의 물(170~230mL)로 삼켜야 한다.

복용 후에는 적어도 30분간 그리고 최초 음식물 섭취 후까지 누워서는 안 된다.

≫≫ TIP 복약 안내
• 아침 공복에 다량의 물과 함께 복용합니다. 복용 후 최소 30분 동안은 눕지 않으며 공복을 유지합니다.
• 이 약은 턱뼈를 약화시킬 수 있으므로, 정기적인 치과 검진이 권장되며, 치과 진료 시에 이 약을 복용하고 있는 것을 알려야 합니다.

(3) 항 염증과 관련된 약물(Non Steroidal Antiinflamatory Drugs)

이부프로펜(부루펜®정/Brufen®Tab)

① 효능

해열, 진통, 소염에 사용된다.

② 물리치료에 대한 약물의 영향

통증치료의 상승효과를 나타낸다.

소아 및 고령자(노인)는 최소 필요량을 복용하고 이상반응에 유의한다. 과도한 체온 강하, 허딜, 사지 냉각 등이 나타날 수 있으므로 특히 고열을 수반하는 소아 및 고령자(노인) 또는 소모성 질환 환자의 경우, 복용 후의 상태를 지속적으로 관찰해야 한다.

※ 물리치료 중 다음 증상이 나타나는 경우 의사에게 즉시 알린다.

　　　- 과민 증상(두드러기, 천식발작, 습진 등)

　　　- 스티븐슨-존슨 증후군(피부점막 안 증후군), 리엘 증후군(중독성 표피 괴사증)

③ 물리치료 스케줄

최적의 항염증 작용이 나타나는 투약 후 60~90분 후에 치료 시작한다.

환자 스스로 선택할 수 있는 일반 약이므로 약물 복용 여부를 확인하고 약물에 의한 통증의 경감을 판단한다.

치료 중 진통 효과로 나타날 수 있는 여러 사항을 참고하여 스케줄을 작성한다.

≫ TIP 복약 안내

• 위궤양, 속쓰림 등의 증상이 나타날 수 있습니다.

• 다른 NSAIDs와 병용은 금합니다.

• 알코올은 금합니다.

세레콕시브(쎄레브렉스®캡슐/Celebrex®Cap)

① 효능

선택적으로 cyclooxygenase 2(COX-2)를 억제한다.

골관절염이나 류마티스관절염에 의한 통증, 강직성 척추염, 월경통 등 기타 여러 통증에 사용되는 비스테로이드성 항염증 약물이다.

② 물리치료에 대한 약물의 영향

류마티스성 관절염의 경우 약물 투여 후 운동능력 향상, 아침 경직(morning stiffness), 관절 통증, 종창성 관절 감소 정도를 파악한다.

※ 물리치료 중 다음 증상이 나타나는 경우 의사에게 즉시 알린다.

　　　- 가려움, 두드러기, 얼굴이나 손의 부종, 입안이나 인후통과 부종

　　　- 피부 수포, 박리, 발진, 발열, 오한, 오심, 구토, 식욕부진, 복부통증

　　　- 팔, 다리 또는 신체의 한 쪽 부분 마비 또는 약함, 다리(종아리) 통증

　　　- 식은 땀, 피부 변색(청색)

③ 물리치료 스케줄

반감기의 시간이 길다(11시간). 투약 후 60~90분 이후에 치료를 시작하고, 약효 작용 시간이 길기 때문에 치료 시간 조절이 가능하다.

치료 중 진통 효과로 나타날 수 있는 여러 사항을 참고하여 스케줄을 작성한다.

>> **TIP** 복약 안내
- 위궤양, 위출혈 등의 위장장애 증상 또는 심근경색, 뇌졸중 등의 심장혈관 혈전 증상이 있는 경우 의사, 약사에게 알립니다.
- 고용량(400mg 씩 하루 2회)을 복용하는 경우 음식과 함께 복용하고 저용량은 음식과 상관없이 복용할 수 있습니다.

아세클로페낙(에어탈®정/Airtal®Tab)

① 효능

골관절염, 류마티스관절염, 강직성 척추염 등 각종 관절 질환은 물론 통증을 수반한 각종 질환에 널리 사용할 수 있다.

위장장애가 극소화되어 장기 복용이 가능하고, 항염 및 진통 효과가 우수할 뿐만 아니라 관절연골 생성을 촉진하기 때문에 만성적 관절 질환에 효과를 나타낸다.

② 물리치료에 대한 약물의 영향

퇴행성 관절염, 류마티스관절염의 치료에 대해 상승효과를 나타내며, 주요 치료 목표는 통증경감, 부종 및 압통 관절수의 감소, 관절운동 범위 향상, 기능 보전 등이다.

＊ 물리치료 중 다음 증상이 나타나는 경우 의사에게 즉시 알린다.

– 발진, 발적, 담마진, 두통, 현기증, 경미한 위통증, 구토, 오심

③ 물리치료 스케줄

경구투여 시 진통 작용이 시작되는 30~60분에 치료를 시작하고, 진통 시간이 최소 4시간 지속되므로 치료 시간 조절이 가능하다.

치료 중 진통 효과로 나타날 수 있는 여러 사항을 참고하여 스케줄을 작성한다.

>> **TIP** 복약 안내
- 현기증이나 졸음을 유발할 수 있으므로 운전이나 위험한 기계 조작을 하지 않습니다.
- 보통 1일 2회 복용하며 알약을 씹어 먹지 않도록 합니다.

케토프로펜(케토톱®플라스타/Ketotop®plaster)

① 효능

비스테로이드성 항염증 약물로 인체 내 염증과 통증을 완화시킨다.

약 면의 박리지를 떼어낸 후 환부에 1일 1회 부착한다.

② 물리치료에 대한 약물의 영향

경피 제제, 국소 제제가 적용된 부위는 치료 전 약물을 제거해야 한다. 특히 광선, 열치료는 약물치료 부위에 바로 적용하지 않도록 한다. 손상된 피부 및 점막, 습진 또는 발진 부

위에 사용하는 경우 일시적인 자극 및 날카로운 통증을 일으킬 수 있으므로 사용 시 주의한다. 무좀, 백선 등에는 사용하지 않는다. 밀봉 붕대법을 사용하지 않는다.

＊ 물리치료 중 다음 증상이 나타나는 경우 의사에게 즉시 알린다.

– 알레르기반응(호흡곤란, 인후통, 입술·혀·안면의 부종, 두드러기)

③ 물리치료 스케줄

최적의 진통, 항염증 효과가 나타나는 국소 적용 60분 후에 치료를 시작한다.

특히 만성 질환(퇴행성 관절염 등)인 경우에는 물리치료와 약물요법을 병용하여 최적의 치료를 실시하도록 하고, 약물 부착 부위를 병소와 가까운 부위에 적용하고, 치료약물의 재적용은 물리치료 후 30분 이후에 도포하도록 한다.

치료 중 진통 효과로 나타날 수 있는 여러 사항을 참고하여 스케줄을 작성한다.

▶▶ TIP 복약 안내
• 알레르기반응이 나타나면 즉시 의사, 약사에게 알립니다.
• 광과민성이 생길 수 있으므로 장시간 일광에 노출되지 않도록 하고, 외출시 자외선 차단 크림을 바르십시오.

아세트아미노펜(타이레놀®정/Tylenol®Tab)

① **효능**

중추신경계에서 프로스타글란딘 합성을 억제하는 것이고, 통증 충동의 생성을 억제하는 말초 작용은 적은 정도로 작용한다.

말초에서 통각 충동의 생성을 차단하여 진통 작용을 나타낸다.

시상하부의 열 조절 부위를 억제하여 말초혈관 확장을 유도하고 그 결과 피부를 통한 혈류의 흐름을 증가시켜 발한, 열손실을 유도한다. 항염증 작용은 매우 약하다.

② **물리치료에 대한 약물의 영향**

치료 시작 전 약물 복용 후 진통이나 발열 경감 여부를 확인한다.

소아 및 고령자(노인)는 최소 필요량을 복용하고 이상반응에 유의한다. 과도한 체온 강하, 허탈, 사지 냉각 등이 나타날 수 있으므로 특히 고열을 수반하는 소아 및 고령자(노인) 또는 소모성 질환 환자의 경우, 복용 후의 상태를 충분히 살펴야 한다. 의사 또는 약사의 지시 없이 통증에 10일 이상(성인) 또는 5일 이상(소아) 복용하지 않고 발열에 3일 이상 복용하지 않는다. 통증이나 발열 증상이 지속되거나 악화된 경우, 또는 새로운 증상이 나타날 경우 의사 또는 약사와 상의한다.

＊ 물리치료 중 다음 증상이 나타나는 경우 의사에게 즉시 알린다.

– 알레르기반응(가려움, 두드러기, 입과 목의 부종)

     – 어지러움증, 발한, 오심, 구토, 심한 위통

     – 비정상적인 출혈이나 멍, 토혈이나 커피 같은 물질의 구토, 피부나 눈의 황변

③ 물리치료 스케줄

최적의 진통 효과가 나타나는 투약 후 60~90분 후에 치료를 시작한다.

치료 중 진통 효과로 나타날 수 있는 여러 사항을 참고하여 스케줄을 작성한다.

＊참고

• 이알 정(ER Tab. Extended Releasing Tablet)

이 약물은 이중 서방 제형으로, 지속적인 진통 효과를 필요로 하는 통증(스트레스성 두통, 편두통, 치통, 생리통, 관절통 등)에 효과적인 진통제이다.

– 절반의 약물 층은 신속히 붕해되어 빠른 효과를 나타낼 뿐 아니라 나머지 약물 층은 서서히 붕해되어 8시간까지 약효가 지속된다.

– 무카페인, 비피린계 성분으로 카페인에 의한 중추신경계 흥분상태(불안, 초조)나 피린성분에 의한 혈액독성이나 위장장애를 나타내지 않는다. 아스피린, 나프록센, 이부프로펜과 교차 민감성을 나타내지 않는다.

– 고순도 및 미세·균일한 입자도의 원료를 사용한 필름 코팅정이다.

• 이 약물의 효능과 복용법은 무엇인가?

해열 및 감기에 의한 통증과 두통, 치통, 근육통, 허리통증, 생리통, 관절통을 완화시킨다.

– 하루에 4g 이상 복용하면 안전하지 않으므로 의사, 약사가 지시한 용량과 투여 간격에 따라 투약하고, 더 많이 혹은 더 자주 투여하지 않는다.

– 의사의 지시 없이 연속으로 10일 이상 복용하지 않는다.

– 음식과 함께 혹은 공복에 복용할 수 있다.

> **》》 TIP 복약 안내**
> • 해열제로 사용되는 경우 발열이 3일 이상 지속되면 이 약물의 사용을 중단하고 의사, 약사와 상의합니다.
> • 지속적으로 10일 이상 복용하지 말고, 하루에 4g 이상 복용하지 않습니다.

＊ 경고

매일 세 잔 이상 정기적으로 술을 마시는 사람이 이 약이나 다른 해열진통제를 복용해야 할 경우 반드시 의사 또는 약사와 상의해야 한다.

이러한 사람이 이 약을 복용하면 간 손상이 유발될 수 있다.

피록시캄(트라스트®패치, 겔/Trast®Patch, Gel)

① 효능

퇴행성 관절염, 어깨관절 주위염, 인대염, 인대 주위염, 근육통(근육염, 근육막염 등), 외상 후의 종창·동통에 사용한다.

패치(Patch)

이 약물은 관절염 치료 패치제이다. 약물이 환부에 직접 침투함으로써 경구용 소염 진통제의 일반적 부작용인 위장장애 등의 전신 부작용 없이 약효를 나타낼 뿐 아니라, 한번 부착으로 약효가 48시간 동안 지속된다.

환부에 2일마다 1매씩 부착한다. 단, 목욕이나 샤워 후 또는 땀이 날 경우에는 1일 1매씩 부착할 수 있다. 환부를 깨끗이 하고 건조시킨다. 약물 부착면의 박리지를 떼어 낸 후 피부에 견고하게 부착시키고 손바닥으로 잘 눌러 준다. 특히 패치 가장자리 부분이 잘 붙었는지 확인한다.

또한 겔(Gel)형 약물은 환부에 직접 발라서 소염 진통 효과를 나타내는 근육통, 타박상, 관절염 치료제이다. 바르는 약이므로 부작용이 거의 없을 뿐 아니라, 붙이는 약과 달리 떨어질 염려가 없으므로 활동량이 많은 사람에게 편리하다. 특히 온열치료 후에 마사지하면 효과가 더욱 좋다. 눈 및 점막에는 사용하지 않는다.

② 물리치료에 대한 약물의 영향

경피 제제, 국소 제제가 적용된 부위는 치료 전 약물을 제거해야 한다. 특히 열치료는 약물 치료 부위에 바로 적용하지 않도록 한다. 밀봉 붕대법을 사용하지 않는다.

약물 투여 후 통증이나 염증의 감소 여부를 확인한다.

＊ 물리치료 중 다음 증상이 나타나는 경우 의사에게 즉시 알린다.
  － 광과민증, 구역, 위장관 불쾌감, 호흡곤란
  － 국소의 가려움, 발적, 발진, 인설, 습진·피부염, 접촉피부염, 홍반

③ 물리치료 스케줄

최적의 진통, 항염증 효과가 나타나는 국소 적용 60분 후에 치료를 시작한다.

특히 만성 질환(퇴행성 관절염 등)인 경우에는 물리치료와 약물요법을 병용하여 최적의 치료를 실시하도록 하고, 약물 부착 부위를 병소와 가까운 부위에 적용하고, 치료 약물의 재적용은 물리치료 후 30분 이후에 도포하도록 한다. 체모가 많거나, 적용 부위가 넓은 환자는 겔(Gel)을 선택하도록 한다.

치료 중 진통 효과로 나타날 수 있는 여러 사항을 참고하여 스케줄을 작성한다.

5) 비뇨기계 약물

전립샘, 방광과 관련된 약물

탐스로신(하루날디®정/Harnal D®Tab)

① 효능

방광 출구 및 요도에 작용하여 소변이 쉽게 배출될 수 있게 한다.

양성 전립샘 비대증에 따른 배뇨 장애, 여성의 신경과민성 배뇨 장애에도 사용한다.

② 물리치료에 대한 약물의 영향

근골격계에 무력증(8-9%), 요통(7-8%) 등이 나타날 수 있다.

약물 투여 후 이뇨 효과가 급격히 나타날 수 있다. 전해질 평형 실조, 탈수를 주의한다.

＊ 물리치료 중 다음 증상이 나타나는 경우 의사에게 즉시 알린다.

– 알레르기반응, 심한 어지러움, 피부 박리, 발진, 눈 및 피부의 황변 등

③ 물리치료 스케줄

다뇨와 관련된 혼란을 최소화하기 위해 약물 복용 후 4~8시간 이후 치료를 시작한다.

옥시부티닌(디트로판®정/Ditropan®Tab)

① 효능

요실금, 빈뇨, 절박뇨 치료제이다.

② 물리치료에 대한 약물의 영향

근무력증이 나타날 수 있다. 온열치료 중 체온상승이 일어날 수 있다.

＊ 물리치료 중 다음 증상이 나타나는 경우 의사에게 즉시 알린다.

– 현기증, 불면, 구강건조, 변비

③ 물리치료 스케줄

빈뇨, 절박뇨와 관련된 혼란을 최소화하기 위해 약물 복용 후 60분 이후 치료를 시작한다.

치료 전 약물의 복용 유 · 무를 확인한다.

- 체내의 열조절 기능에 이상이 발생할 수 있으므로 체온을 상승시키는 활동 시 주의합니다.
- 땀이 나지 않거나 오심, 변비, 구강건조가 나타날 수 있습니다.

* 참고

다이크로짇®정(Dichrozid®Tab) 이 약물은 이뇨제이다.

최근에는 고혈압 약에 이 약물을 포함시켜 다빈도로 사용한다.

고혈압 약을 복용하는 심혈관계 질환 환자가 다뇨, 빈뇨를 호소하는 이유는 고혈압 약의 이뇨작용 외 이뇨제의 첨가로 배뇨 횟수가 증가하는 것이다. 따라서 이 환자들의 물리치료 시간 설정이 중요하다.

양질의 치료를 위해서는 약물 복용 후 2시간 이후에 치료를 시작한다. 아울러 치료 전 배뇨 확인을 하는 것이 치료에 도움이 된다.

6) 내분비계약물

당뇨와 관련된 약물

시타글립틴+ 메트포르민(자누메트®정/Janumet®Tab)

① 효능

제2형 당뇨병 환자의 혈당 조절을 향상시키기 위해 식사요법, 운동요법의 보조제로 투여한다.

② 물리치료에 대한 약물의 영향

근육통과 근무력을 호소할 수 있다.

젖산산증과 저혈당 증상이 의심될 경우 즉시 치료를 중단한다.

* 물리치료 중 다음 증상이 나타나는 경우 의사에게 즉시 알린다.

- 알레르기반응, 젖산산증 증상(비정상적인 피로감, 근육통, 호흡곤란 등)
- 저혈당 증상(허기, 흐린 시야, 심장박동 증가, 어지러움 등)

③ 물리치료 스케줄

고혈당을 유발하는 약물(스테로이드)의 투여 여부를 확인한 후 치료를 실시한다.

당뇨약 복용 후 1~4시간 후 치료를 실시하고, 복용 후 12시간 경과 후 운동치료 시 저혈당 증상에 유의하여야 한다(반감기 12시간).

- 약간의 금속성 맛이 있을 수 있습니다.
- 불규칙한 식사, 심한 운동, 음주 등은 저혈당, 젖산산증을 유발할 수 있습니다.
- 당(설탕 등) 함유 음식을 항상 휴대하여 저혈당 증상이 나타날 경우 바로 섭취할 수 있도록 합니다.

7) 항히스타민계 약물

알레르기와 관련된 약물

제1세대 항히스타민제(페니라민®정/PHeniramine®Tab. 유시락스정®/Ucerax®Tab)

제2세대 항히스타민제(씨질®정/Xyzal®Tab. 알레그리정®/Allegra®Tab)

① 효능

알레르기, 피부 발진, 두드러기, 가려움증, 불안, 긴장, 신경과민, 오심, 구토를 치료한다.

② 물리치료에 대한 약물의 영향

회전욕 치료, 수치료, 온열치료로 인한 알레르기피부 질환이 나타나면 처방에 의한 약물 투여 후 치료를 실시한다.

항히스타민제 투여 후 졸음, 어지러움증을 호소하는 환자는 제2세대 약물로 대체한다.

* 물리치료 중 다음 증상이 나타나는 경우 의사에게 즉시 알린다.

　　－ 뇌전증이나 진전, 천명이나 호흡곤란, 가슴조임증, 시력의 변화(초점을 맞추기 힘듦)

③ 물리치료 스케줄

치료 도중 갑작스러운 알레르기 질환이 나타나면 가장 속효성인 제1세대 약물을 투약한다. 만성 알레르기 환자는 제2세대 약물을 투약한다. 이들의 치료는 투약 1시간 이후에 치료를 실시한다.

운동치료 시 급격한 졸음을 유발하므로 가급적 치료 후 투약하도록 하거나, 치료 중 계속 관찰하여야 한다(특히 제1세대 약물 복용할 때).

> **TIP 복약 안내**
> • 졸음이나 현기증을 유발할 수 있습니다.

06 | 근육뼈대계 질환

인체의 뼈는 수정 후 6주경부터 발달하여 사춘기까지 성장한다. 배아 발생기 동안 중간엽조직과 연골 조직은 뼈로 대치되는데 이와 같은 과정을 뼈되기(ossification)라고 한다. 뼈되기는 막뼈되기(intramembraous ossfication)와 연골뼈되기(endochondral ossfication)가 있다. 막뼈되기는 결합조직의 중간엽조직이 혈관에 의해 뼈모세포로 분화되어 무기질이 침착되는 과정이다. 뼈되기 중심이 여러 부위에서 형성되어 해면뼈가 만들어지며, 해면뼈는 뼈파괴세포에 의해 작은 골수공간이 있는 치밀뼈로 변화한다. 연골뼈되기는 연골이 형성될 뼈의 모양을 갖추고 있다가 흡수된 후 칼슘이 침착되어 뼈를 형성한다. 인체의 팔 다리와 같이 긴 뼈는 연골뼈되기로 발생되는 대표적인 예이다.

뼈의 성장은 생애 전 과정 동안 뼈모세포와 뼈파괴세포에 의해 지속적으로 재구성과 수복의 과정을 거친다(그림 6-1). 젊은 성인은 뼈모세포 활성과 뼈파괴세포의 활성이 균형을 이루어 뼈의 형성과 뼈의 흡수가 동일하게 유지된다. 그러나 노인의 경우 뼈모세포의 활동이 감소되기 때문에 뼈의 흡수율이 높아져 점차 뼈가 약해진다.

뼈의 성장은 나이뿐만 아니라 영양상태나 호르몬 작용에도 영향을 받는다. 칼슘염, 인산염, 마그네슘, 구연산은 정상적인 뼈의 성장을 돕고, 비타민 A, C는 뼈 발생 및 재구축에 필요한 영양소이다. 특히 비타민 D는 칼슘이나 이온의 재흡수를 촉진하는 호르몬 작용을 도와 뼈의 칼슘 대사에 중요한 역할을 한다. 인체의 호르몬 중 뇌하수체에서 분비되는 성장호르몬과 갑상샘에서 분비되는 갑상샘호르몬은 뼈의 성장을 촉진하는 하는 반면 부갑상샘호르몬은 뼈모세포의 활성을 억제하고 뼈파괴세포의 활성을 증가시킨다. 성호르몬인 에스트로겐은 뼈모세포를 자극하여 뼈형성을 촉진한다. 따라서 성인에게 성호르몬의 지속적인 분비는 뼈의 건강을 유지하는데 매우 중요하다.

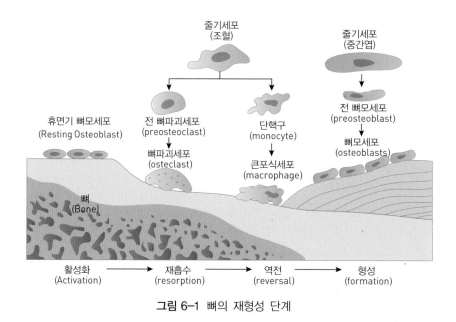

그림 6-1 뼈의 재형성 단계

노인은 노화로 인한 호르몬의 변화, 질병이나 영양상태에 따라 뼈의 성장과 유지에 큰 변화를 겪는다. 따라서 물리치료사는 노인의 골격계 질환을 치료할 때 진단에 대한 단편적인 치료보다는 노화와 함께 나타나는 근육뼈대계 구조의 변화를 이해하여 특성에 맞는 중재를 실시할 필요가 있다. 이 장에서는 노인에게 많이 나타나는 근육뼈대계의 질환과 중재 방법을 설명하였다.

6-1 관절염

1. 뼈관절염

뼈관절염(osteoarthritis)은 우리나라 국민들에게 많이 발생하는 질환으로 노인 진료비의 20%, 전체 진료비의 6.5%를 점유하는 3대 질환 중 하나이다. 뼈관절염은 65세 이상 노인의 37.7%에서 유병률을 나타내며, 그 중 여성은 50%로 여성이 남성보다 2배 이상 발병률이 높아, 65세 이상 여성 노인 중 2명 중 1명이 뼈관절염을 앓고 있다. 특히 노인에게 발생하는 퇴행성 뼈관절염은 체중이 부하되는 다리, 척추관절과 손허리뼈 관절, 먼쪽 손가락 사이관절에 흔히 발생하며 관절의 연골 퇴화와 손상, 관절과 관절 주위, 뼈의 가장자리 변화, 활액 관절의 구조와 기능을 손상시켜 통증, 근육 약화, 신체의 기능 손상을 야기한다.

1) 원인

뼈관절염의 원인은 정확하게 알려져 있지 않지만 외상, 기형, 감염, 연골 손상이나 다른 질환의 영향으로 많이 발생한다. 뼈관절염은 관절연골, 활막, 연골밑뼈, 결합조직을 침범하며, 가장 뚜렷한 변화는 관절연골에서 나타난다. 정상적인 관절연골은 체중이 부하될 때 관절 표면으로 부하를 최소화시켜 고르게 분포시킨다. 연골 아래 가해지는 반복적인 과도한 부하는 연골과 연골 아래 뼈의 미세한 균열을 가져온다. 연골이 얇아지고 퇴행성 변화가 발생하면 관절에 가해지는 부하를 분산시키는 기능이 감소되기 때문에 연골 아래에 위치한 뼈에는 더 많은 부하가 전달된다. 부하를 재분배하는 기능을 감소시키고 연골 아래에 위치한 뼈에 더 많은 부하를 전달한다. 그 결과 연골 아래 뼈는 관절 가장자리를 따라 뼈곁돌기(osteophyte)가 발생하고 관절 가장자리가 거칠어진다. 관절 표면이 악화되면 관절 주머니는 느슨해지고 관절의 불안정성이 야기된다. 뼈관절염 환자는 방사선상 관절 공간이 감소되고 뼈곁돌기 형성이 나타나며, 연골의 경화와 연골 아래 수직 방향의 골절이 관찰된다. 뼈관절염에 기여하는 요소는 나이, 비만, 관절 손상과 관련된 직업이나 스포츠, 대사와 내분비계 장애 등이다.

2) 임상 증상

뼈관절염은 임상적으로 관절 통증, 경직, 압통, 불안정성, 비대 등의 증상을 나타낸다. 특히 관절 주변 근육의 위축과 약화는 기능 장애를 유발한다. 질병 초기에는 활동이 증가됨에 따라 통증이 증가되며 휴식할 때는 통증이 감소된다. 질병이 진행됨에 따라 휴식 시에도 종종 통증이 나타나며 뚜렷한 기능장애를 유발한다. 관절연골은 신경종말이 없기 때문에 통증은 관절 안이나 관절 주변부터 나타난다. 척추의 경우 뼈의 과도한 성장은 신경근의 끝을 자극하여 통증을 유발한다. 강직은 보통 아침이나 오랜 휴식 이후 발생하여 움직임과 함께 감소된다. 연골 퇴행으로 인한 불규칙한 관절 표면 때문에 움직임이 제한되며, 통증으로 인한 근육 경직, 근육 약화 그리고 관절이 움직일 때 염발음이 발생한다. 관절 비대는 활액, 관절액, 결합조직의 과성장이나 골극의 형성은 관절 비대를 야기하기도 하며, 관절 구조 사이의 부적절한 힘의 분배로 기형이 발생하기도 한다. 염증은 일반적인 특징은 아니지만 상태가 좋지 않은 윤활막은 염증 매개 물질을 광범위하게 생산하여 손상에 기여한다.

3) 진단과 평가

미국 류마티스 학회는 한 달 동안 환자가 느낀 관절의 통증과 임상적 소견, 검사, 방사선상 나타나는 골극을 평가하여 관절염을 진단한다(표 6-1).

표 6-1 미국 류마티스학회의 뼈관절염 진단 기준

손의 뼈관절염 진단 기준		
지난 한 달 동안 거의 매일 손의 통증이나 뻣뻣함	+	다음 중 3가지 이상 • 손의 10부위의 관절 중 2부위 이상의 조직 종창 • 2부위 이하의 손허리손가락관절 종창 • 2부위 이상의 먼쪽 손가락 사이관절의 종창 • 손의 10부위 중 1부위의 변형
엉덩관절의 뼈관절염 진단 기준		
지난 한 달 동안 거의 매일 엉덩관절의 통증	+	다음 중 2가지 이상 • 적혈구 침강속도 20mm/hr 이하 • 방사선 소견 상 넙다리 혹은 절구 부위의 골극 • 방사선 소견 상 엉덩관절의 협착
무릎 뼈관절염 진단 기준		
무릎 통증	+	임상 증상과 검사 소견: 다음 중 5가지 이상 •50세 이상 •30분 미만의 관절경직 •염발음 •뼈 압통 •뼈 종창 •촉진 시 열감 •적혈구 침강속도 40mm/hr 이하 •류마티스 인자 음성 •활액 검사 소견
		임상 증상과 방사선학적: 다음 중 3가지 이상 •50세 이상 •30분 미만의 관절경직 + 방사선 소견 상 골극 •염발음
		임상 증상: 다음 중 3가지 이상 •50세 이상 •30분 미만의 관절경직 •염발음 •뼈 압통 •뼈 종창 •촉진 시 열감

4) 치료

뼈관절염의 치료 목적은 증상을 완화시키고 기능을 유지하거나 향상시켜 기능적인 장애 정도를 감소시키는 것이다. 치료는 교육, 휴식, 약물치료, 운동, 체중 감소 그리고 수술이 필요할 수 있다. 치료사는 환자에게 관절을 보호하고 관절에 가해지는 부하와 통증을 감소시키는 방법을 교육해

야 한다. 약물치료는 진통제와 비스테로이드성 항염증 제제(NSAIAs)를 사용하며 환자의 상태에 따라 규칙적으로 감소시켜 나간다. 관절 내 부신피질호르몬(corticosteroid) 주사는 급성기 염증에 효과적이다.

Ottawa Panel은 뼈관절염 환자에게 일반적인 운동을 권고하였다. 개별적인 치료는 근력 강화 운동, 관절가동 범위 운동, 심혈관계 운동이 포함되며, 근력 강화 운동은 관절의 부하를 감소시키기 위해 낮은 부하로 반복적으로 실시한다. 수중에서 실시하는 운동은 물의 부력으로 관절의 부하와 중력을 감소시키기 때문에 효과적이다. 저항운동은 저항이 너무 큰 경우 운동 중이나 운동 후 관절통증을 일으킬 수 있기 때문에 관절운동이 부적절하거나 운동이 올바르게 수행되지 않을 때 선택적으로 사용한다. 손상된 관절을 둘러싸고 있는 근육의 적절한 길이와 장력 관계는 관절 안과 관절 주변의 부하를 감소시킨다. 신장 운동은 3번이나 4번 낮은 부하로 긴 시간 동안 실시한다.

물리적 인자 치료는 통증과 경직을 감소시키기 위한 열치료와 염증을 감소시키기 위한 냉치료를 실시한다. 스플린트, 브레이스, 목발, 보행기와 같은 보조 도구 사용은 관절의 부하를 감소시키는데 도움이 된다. 체중이 많이 나가는 환자의 체중 감소는 증상을 나타나지 않도록 하는데 도움이 될 수 있다.

관절경, 관절 성형술, 뼈자름술과 같은 수술은 증상을 완화시키고 운동을 향상시키며, 관절의 생체 역학을 향상시킨다. 외과적 수술은 뼈관절염으로 인한 통증이나 엉덩관절 골절 환자에게 일반적이며 이 장에서는 따로 분류하여 무릎관절과 엉덩관절의 성형술을 설명한다. 뼈관절염 노인의 수술은 젊은 사람에 비해 합병증이 높지만 회복에 대한 만족감이 크고 통증 경감의 효과도 뚜렷하다. 그 외 연골 재형성을 자극하거나, 연골이식과 같은 실험적인 외과수술은 특정 집단에 효과적이라고 보고되었지만 아직은 일반적으로 사용되지 않는다.

2. 류마티스관절염

류마티스(rheumatoid arthritis)관절염은 만성적인 염증에 대한 자가면역질환으로 류마티스성 질환 중 가장 흔하다. 연령이 증가됨에 따라 발생이 높아져, 40~60세에 발병률이 높고, 남자보다 여자가 2.5배 더 많이 발생한다. 발병은 급성으로 올 수 있지만 보통은 서서히 발달한다.

염증은 육아조직막(판누스, pannus)을 형성하여 관절연골을 침식한다. 초기에는 활막염이 나타나 관절에서 열감이 느껴지고 종창이 발생한다. 류마티스관절염이 진행됨에 따라 활액막의 혈관 분포가 감소되고 관절이 고정되기 때문에 염증은 더욱 심해진다. 특히 힘줄집(tendon sheath)의 염증은 힘줄을 닳게 하고 끊어지게 만든다. 활액 염증은 관절을 고정시켜 아침에 뻣뻣한(morning stiffness) 증상을 유발하며 이러한 증상은 아침에 일어난 후 2시간 이상 지속된다.

류마티스관절염은 인체의 결합조직 전반에 침범하는 계통적 질환으로 관절 외 다른 곳에도 병리학적 변화를 일으켜 근육 섬유증, 위축, 열, 빈혈, 가슴막삼출, 간질성폐질환(interstitial lung disease), 각결막염(keratoconjunctivitis)을 유발하며 감염에 대한 민감성을 증가시키고 감각신경이나 운동신경의 손상을 유발한다. 류마티스관절염으로 인한 증상은 통증이나 불편함을 유발하는 작은 증상부터 심한 통증과 기능 감소, 관절기형을 동반하는 정도까지 다양하다.

1) 원인

류마티스관절염의 원인은 정확하게 알려져 있지 않지만, 박테리아나 바이러스에 의해 활성화되며 유전적인 성향이 있다. 따라서 원인보다는 병리적인 과정을 이해하고 상태에 맞는 치료적 중재를 제공하는 것이 더 중요하다.

2) 임상 증상

만성 염증 과정의 특징은 윤활막염과 미세혈관 내피세포가 발달하여 종창과 울혈이 나타나는 것이다. 질병이 진행됨에 따라 활막은 두꺼워지고 부종을 일으킨다. 이러한 염증은 활액 조직으로 확산되어 결국 관절강으로 침범된다. 염증의 결과로 육아조직막(판누스, pannus)이 생겨나며 관절을 침범하기 때문에 관절 주변의 뼈나 연골이 파괴된다(그림 6-2). 이러한 관절의 섬유성 강직은 뼈의 부정렬, 눈에 보이는 뚜렷한 기형, 근육위축 그리고 관절의 아탈구를 야기한다.

관절 침범은 손, 발, 발목, 무릎, 손목, 팔굽치, 엉덩관절, 어깨관절 등에서 양측으로 나타난다. 전형적으로 작은 관절에서 발생하여 먼쪽 손가락 사이관절은 침범되지 않은 상태에서 손허리손가락관절, 몸쪽 손가락 사이관절이 침범된다(그림 6-3). 몸통에서는 위 목뼈의 발생이 가장 흔하다. 첫 번째 목뼈의 가로 인대 힘줄염과 뼈돌기 관절의 침범은 목관절의 불안정성을 야기하며 신경을 압박한다. 질병이 발생하여 1년 이내에 대부분의 관절이 침범된다.

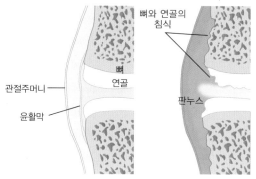
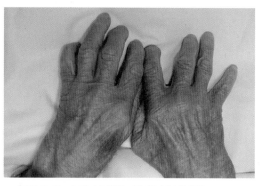

그림 6-2 육아조직막(pannus)로 인한 관절 손상   그림 6-3 손에 발생한 류마티스관절염

관절의 기형과 윤활막염, 판누스로 인한 연골 파괴로 통증이 유발된다. 만성 윤활막염은 관절을 지지하는 인대를 느슨하게 만들고, 연골 침범으로 인한 관절연골의 역학적 변화는 힘줄의 장력을 변화시켜 관절기형을 야기한다. 또한 힘줄집(tendon sheat)의 염증으로 인한 힘줄 운동의 변화는 힘줄을 약화시키거나 끊어지게 한다. 그 외 증상으로 윤활막염으로 신경압박이 발생할 수 있으며 특히 손목 터널에서 많이 발생한다. 팔꿈치나 손의 자신경도 압박되기 쉽다.

류마티스관절염으로 나타나는 일반적인 관절기형은 손목 노쪽굽힘, 손허리손가락관절 자쪽 치우침, 그리고 손가락 기형이 일반적이다. 팔꿈치 관절은 굽힘 기형이 많이 나타나며 어깨 운동이 상실된다. 다리는 발목과 발가락이 침범되어 발허리발가락관절과 지방패드 변화를 유발하는 발가락의 쿡업(Cock-up) 기형, 발허리뼈 머리의 아탈구로 보행 시 통증이 유발된다.

3) 진단과 평가

검사는 적혈구 수 감소, 적혈구 침강속도(eryth-rocyte sedimentation rate)의 증가, 류마티스 인자 검사(rheumatoid factor, RF) 양성반응 등으로 진단한다. 류마티스 인자 검사에서 양성반응 환자를 모두 류마티스관절염으로 진단하는 것은 아니지만, 류마티스관절염을 가진 사람에게 대부분 양성으로 나타난다.

4) 치료

류마티스관절염의 중재 목표는 염증과 통증을 감소시키고 관절 기능을 유지하며 기형이 발생하지 않도록 하는 것이다.

환자는 일상생활하는 동안 활동과 휴식에 대한 적절한 균형을 유지해야 한다. 밤에는 8~10시간의 충분한 수면을 취하도록 하고, 상태에 따라 낮에도 낮잠이나 적절한 휴식을 취해 피로를 감소시킨다. 그러나 너무 오랫동안 침상에서 휴식하는 것은 효과적이지 않다. 치료적 운동은 질병의 진행을 변화시킬 수 없다. 그러나 기형이나 근력 감소를 방지한다. Ottawa Panel은 낮은 강도에서 어깨, 손, 무릎을 강조하여 신체 전반에 걸친 기능적인 강화 운동을 강조하였다. 능동이나 수동 관절가동 범위 운동, 통증이 없는 상태에서의 등척성 운동 그리고 적절한 자세를 유지하기 위한 자세 치료는 기능적인 목표를 성취하기 위해 규칙적으로 시행해야 한다. 운동 시에는 관절에 부하가 가해지는 활동은 실시하지 않는다. 저항이 많은 운동은 관절에 압박을 가해 통증을 일으키고 관절을 손상시킬 수 있기 때문이다. 수중에서 실시하는 운동은 환자 개인이나 그룹 치료에 도움이 되지만 일반적인 수중 치료보다 물의 온도가 더 높은 상태에서 실시한다. 그 외 관절을 보호하기 위해 스플린트와 같은 보조기를 사용한다.

염증이 활발한 시기의 운동은 관절을 보호하면서 조심스럽게 실시한다. 이 상태에서는 관절주머니가 유착되기 보다는 팽창되어 움직임이 제한되기 때문에 강한 신장 운동은 피한다. 증상이 감소되는 시기에는 환자의 인내에 따라 수영, 고정 자전거 타기를 실시하거나 무산소나 낮은 유산소 긴디셔닝 운동을 실시한다. 이 때 가벼운 신장이 수행될 수 있으며, 근육긴장과 부하를 감소시키기 위해 이완운동이 도움이 된다.

저출력 레이저, 초음파, 열치료, 경피 신경자극치료가 효과적이며 류마티스관절염 환자에게 시행하는 전기자극 치료의 효과는 불분명하다. 외과적 수술은 통증 감소와 기능 향상, 불안정성과 기형을 교정하기 위해 실시될 수 있으며, 수술은 힘줄윤활막 절제술, 힘줄 재건술, 윤활막 절제술, 관절 성형술 등이 시행된다.

6-2 뼈엉성증

뼈엉성증(osteoporosis)은 "뼈질량(bone mass)의 감소와 뼈조직의 미세구조 결함으로 뼈가 약화되고 골절의 위험이 높아지는 특징"을 가진 질환이다. 뼈엉성증은 뼈 미네랄 밀도(bone mineral density, BMD)를 측정하여 진단한다. WHO는 최대 뼈 밀도를 가진 젊은 여성의 표준적 뼈밀도를 이용하여 표준 편차가 2.5 이하인 대상자를 뼈엉성증으로 정의한다.

뼈엉성증은 일차성 뼈엉성증과 이차성 뼈엉성증으로 구분하며, 일차성 혹은 특발성 뼈엉성증은 다시 폐경 후 뼈엉성증과 노인성 뼈엉성증으로 분류한다. 폐경으로 인한 뼈엉성증은 제1형 뼈엉성증이라고도 하며 51~75세의 여성에게 에스트로겐 감소와 관련하여 흔히 발생한다. 노인성 뼈엉성증은 60세 이상 노인에게 일반적으로 발병하며, 뼈를 형성하는 세포수가 감소되어 뼈 재형성이 줄어들어 나타난다. 이차성 뼈엉성증은 질병이나 약물이 뼈에 영향을 미쳐 이차적인 결과로 발생하는 것을 의미한다.

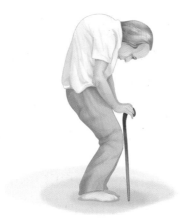

그림 6-4 뼈엉성증에 의한 척추 변형

뼈엉성증으로 인한 골절은 기능적인 독립성에 영향을 미치기 때문에 삶의 질을 떨어뜨린다. 통증뿐만 아니라 척추 뒤굽음증, 키의 감소와 같은 신체 변화는 이차적으로 척추의 압박골절을 발생시키는 위험 요소이다(그림 6-4). 또한 보행, 호흡계통, 소화계통 등에도 영향을 미친다. 특히 뼈엉성증으로 유발되기 쉬운 엉덩관절 골절의 경우 환자의 50%는 이전의 기능으로 다시 회복되지 못하며, 20~25%가 엉덩관절 골절 후 사망한다. 따라서 뼈엉성증의 예방과 조기 진단 그리고 치료는 노인의 건강관리를 위해 매우 중요하다.

1. 원인

뼈엉성증의 기전을 이해하기 위해서는 뼈세포, 성장인자, 칼슘 유지를 위한 호르몬 작용, 골격 구조와 외상에 대한 저항의 상호 작용을 이해해야 한다. 뼈의 무기화는 유전적 배경, 생활 방식, 식생활에 의해 세포와 세포, 세포와 무기질, 세포와 호르몬의 상호 작용으로 영향을 받는다. 뼈는 무기물(인산칼슘 결정체)과 유기화합물(콜라겐 90%, 비콜라겐 단백질 10%)로 이루어진다. 비콜라겐 단백질인 알부민, 오스티오폰틴, 오스테오칼신, α2-HS 당단백질, 성장인자 등이 뼈의 기질을 형성한다. 뼈의 기질은 뼈모세포에 의해 만들어지고 뼈와 외부 요인이 조화를 이루는 상호 작용에 의해 형성된다.

폐경 후 뼈엉성증과 노인성 뼈엉성증

뼈의 재구성은 일생 동안 일어나는 과정이다. 노화나 폐경 후에는 뼈를 재구성하는 여러 과정이 변화되어 뼈밀도가 감소되므로 골절의 위험이 높아진다. 인체는 팔과 다리의 긴뼈를 주로 이루는 치밀뼈, 척수와 골반의 80%를 구성하는 해면뼈 두 종류로 구성되어 있다. 두 뼈는 모두 재형성 과정을 거치며, 특히 해면뼈는 치밀뼈보다 대사가 활발하고 성스테로이드 호르몬의 변화에 빨리 반응한다.

에스트로겐은 칼슘 흡수를 증가시켜 칼슘 항상성에 영향을 미친다. 그러나 폐경으로 에스트로겐이 감소되면 칼슘 흡수가 감소되고 소변으로 배출되는 양이 많아진다. 폐경 후 골다공증은 여성호르몬 결핍으로 발생하며 척추와 손목의 골절 빈도를 높인다. 골다공증으로 인한 척추의 압박골절은 통증 뿐만 아니라 흉강 및 복강의 공간을 감소시켜 여러 가지 문제를 야기한다.

연령이 증가하면 뼈모세포의 전구 세포인 줄기세포가 변화되기 때문에 뼈모세포와 뼈 생성이 감소되고 지방세포가 증가한다. 노인성 뼈엉성증의 유발 요인 중 비타민 D는 노화에 따른 골밀도 감소에 가장 중요한 역할을 한다. 노인 인구는 비타민 D 섭취 부족, 햇빛 노출 부족, 피부의 비타민 D의 합성 기능이 감소되기 쉬우며, 이것은 뼈의 재흡수를 증가시키는 부갑상선호르몬 항진을 유발하여 파골세포의 활동을 증가시킨다. 또한 인슐린유사성장인자1(insulin-like growth factors,

IGF-1)과 같은 성장호르몬도 연령 증가와 함께 감소되어 뼈모세포의 활동을 감소시키고 뼈의 무
기질화를 감소시키는 요인이다(그림 6-5).

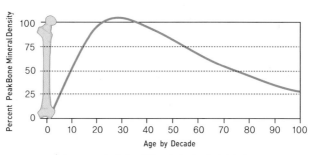

그림 6-5 나이에 따른 뼈의 무기질 함량

2. 뼈엉성증의 위험 요인

나이, 성별, 유전, 인종, 체형 그리고 피부색과 같은 요인들은 뼈엉성증에 많은 영향을 미친다.
또한 영양상태, 비활동, 흡연과 같은 요인들은 뼈의 손실을 가속시킬 수 있으며, 뼈와 관련된 국
소 성장인자의 이상은 노화로 인한 뼈 소실을 가져온다. 뼈엉성증은 인종에 따라 발생율이 다르다.
보편적으로 유럽계 백인 여성과 아시아 여성이 흑인 여성에 비해 발생율이 더 높다. 또한 가족력
이 있으며, 유전적으로 체격이 가늘고, 주근깨가 있으며, 금발인 백인의 위험이 더 높다. 뼈엉성증
발생과 관련된 위험 요인은 다음과 같다(표 6-2).

표 6-2 뼈엉성증의 위험 요인

유전적 요인	성별(여성 > 남성) 종족(코카시안, 아시안 > 흑인), 가족력, 작은 체구, 밝은 피부색
영양학적 요인	가벼운 체중, 칼슘 섭취 감소, 지나친 알코올 섭취, 식사장애
생활 습관 요인	비활동 앉아서 생활하는 습관, 오랜 침상 안정, 중력이 부하되지 않는 활동 흡연
의학적 요인	조기 폐경 약물 사용(코티코스테로이드, 항응고제, 항경련제, 제산제) 월경장애, 비임신, 피임제 사용, 안전문제
이차적 뼈엉성증	내분비 질환(부갑상선 기능항진증), 위장 질환(과민성 대장증후군) 골수 질환(골수종, 암), 결합조직 질환(마프판 징후)

3. 진단과 평가

뼈엉성증을 치료하기 위해서는 뼈의 골량을 측정하여 골절의 위험을 예측한다. 골량은 X-ray,

CT, 초음파를 사용하여 골밀도를 측정하며, 방사선을 이용한 측정 방법이 가장 많이 사용된다. WHO는 이중에너지 방사선흡수법(dural energy X-ray absorptiometry, DXA)으로 골밀도를 측정하여 인종, 연령, 성별에 따라 같은 성별의 젊은 집단의 표준 편차인 T-값과 같은 성별의 동일 연령 집단의 평균 값의 표준 편차인 Z-값을 환산하여 뼈엉성증을 평가한다(표 6-3).

그 외에도 총 알카리성 인산분해효소나 오스테오칼신 등의 골밀도와 골절의 위험도와 연관되는 생화학적 골표지자(biochemical marker of bone turnover)를 검사하여 골절 위험도를 평가한다.

표 6-3 WHO에 의한 뼈엉성증 정의

WHO 분류	BMD 표준 편차 점수
정상	>-1
뼈감소증(osteopenia)	≤1 그러나 ≥-2.5
뼈엉성증(osteoporosis)	≤-2.5
심한 뼈엉성증(severe osteoporosis)	≤-2.5 + 골절

4. 치료

1) 일반적인 치료

뼈엉성증의 일반적인 치료로 충분한 비타민 D 섭취, 규칙적인 체중부하 운동, 근력 강화 운동, 금연, 과도한 음주 금지, 낙상 방지 등이 실시된다. 약물치료는 T-값이 -2.5 이하 그리고 넙다리, 척추의 골절이 있는 경우, 골감소증 중 과거의 골절이나 골절 위험이 증가된 이차성 원인이 있거나 10년 내의 넙다리 골절 위험도가 3% 이상, 골다공증으로 골절 위험도가 20% 이상인 환자에게 권장된다.

2) 물리치료

뼈에 가해지는 중력과 역학적 스트레스는 뼈의 기능적 요구에 반응하여 뼈의 재형성에 지속적으로 영향을 미친다. 뼈에 가해지는 스트레스는 압전효과에 따라 뼈 내에 음 전위를 발생시키고 칼슘과 같은 양 이온을 끌어당긴다. 또한 역학적 부하는 뼈세포를 자극하여 뼈 재형성을 효과적으로 증가시키기 때문에 최소한의 긴장이나 스트레스가 필수적이다. 운동은 압박이나 긴장성 스트레스를 줄 수 있는 좋은 방법이다. 또한 인체의 근육은 뼈에서 시작되고 정지되기 때문에 저항에 대하여 근 수축을 실시할 때 근육, 힘줄, 뼈로 구성된 관절에 힘을 발생시켜 뼈 기질에 영향을 미친다. 노인을 위한 최적의 운동프로그램은 근력, 유연성, 협응성을 향상시킬 수 있는 운동들로 구성되어야 하며, 넘어짐을 예방하여 뼈엉성증으로 인한 골절 발생율을 감소시켜야 한다(표 6-4).

표 6-4 국제보건기구(WHO)의 뼈엉성증에 대한 활동과 운동

분류	골절 위험 요소	활동	운동 방법
징싱 BMD<1SD	평균 이하	임상적 유발 경계 예방: 식이요법과 운동	몸통 폄 운동 저항운동 체중부하 운동 심호흡 운동 유산소운동
골감소증 BMD<~2.5SD	평균 이상	호르몬 대체 요법 임상적 경계 영양보충 약물치료 2~3년 간 반복	몸통 폄 운동 저항운동 체중부하 운동 심호흡 운동 유산소운동 기능적 활동 환경 수정 낙상 예방 프로그램
골다공증 BMD>2.5SD	높음	두 번째 원인 배제 지시된 치료 체중과 관련된 식이요법 운동, 보조제 및 약물치료 호르몬 대체 요법	몸통 폄 운동 저항운동 체중부하 운동 심호흡 운동 기능적 활동 환경 수정 낙상 예방 프로그램
심각한 골다공증 BMD>2.5SD 골절	매우 높음	두 번째 원인 배제 지시된 치료 체중과 관련된 식이요법 운동, 보조제 및 약물치료 확립된 골다공증	몸통 폄 운동 저항운동 체중부하 운동 심호흡 운동 기능적 활동 환경 수정 낙상 예방 프로그램 보호 의류

6-3 척추 질환

노화에 따른 근육의 유연성, 탄력성, 근력의 감소는 노인의 목과 허리에 통증과 기능부전을 야기한다. 특히 노화에 의한 뼈의 변화는 장력을 흡수하는 주변 조직과 관절 구조물에 영향을 미쳐 관절가동 범위를 감소시키고 관절을 약하게 만든다. 이러한 관절의 구조적 변화는 관절의 모멘트에 영향을 미쳐 노인의 자세를 변화시킨다. 정렬의 변화로 노인의 척추는 등뼈의 뒤굽음증이 증가한다. 특히 뼈엉성증으로 키가 작아지면 추간판 사이 간격이 더욱 좁아지고, 뼈밀도의 감소로 연골 종판이 손상된다. 노화에 따른 척추원반의 수분 감소나 높이 감소는 척추관의 협착을 일으

커 노인의 목과 허리 통증의 주요 원인이 된다. 노인의 척추의 관절연골은 시간이 지남에 따라 석회화가 증가되어 척추관절의 뼈곁돌기(osteophyte)를 발생시킨다.

1. 목뼈 질환

척추의 퇴행은 50대 남성과 60대 여성의 90%에서 발견되며, 노인에게 목의 통증을 유발하는 주요 원인이다. 특히 추간원판의 퇴행과 수분 함유량 감소는 목척추증(cervical spondylosis)과, 목 신경근병증(radiculopathy), 척수병(myelopathy)등을 야기한다. 척추에서 발생된 통증은 단순한 퇴행성 증상인지 아니면 퇴행성 변화가 신경을 압박하여 통증, 근력이나 감각이상, 반사 변화를 나타내는지를 구분하여 평가해야 하며 상태에 따른 중재를 제공해야 한다.

1) 일반적인 목뼈 질환

(1) 목통증(cervicalgia)

자세나 생활 습관으로 목 주변의 근육이나 인대에서 통증이 유발되는 경우가 대부분이며 추간판이나 후관절의 퇴행성 변화도 통증을 일으킬 수 있다. 환자는 머리 뒤편이나 날개뼈 사이의 통증을 호소하며, 목을 움직이거나 팔을 어깨 위로 벌릴 때 증상이 심해진다. 환자의 통증은 온습포, 초음파, 전기치료, 견인 같은 다양한 물리적 인자 치료나 마사지와 같은 연부 조직 치료로 완화된다. 목 근력 강화 운동과 함께 초기 통증이 심한 경우에 보조기를 사용하는 것이 도움이 될 수 있다. 노인 환자는 연성 목 보조기(soft collar)가 크고 불편하기 때문에 착용하기 어려우며, 이런 경우 경성 보조기를 사용한다.

(2) 신경근병증(radiculopathy)

신경근병증은 특정 신경근의 문제로 야기되는 통증으로 정의한다. 신경근 주위의 기계적 압박이나 화학물질 자극, 자가면역반응, 허혈성 변화 등으로 신경근에 영향을 미치며 침범된 신경근을 따라 저림과 같은 이상감각이나 근력 약화, 힘줄반사의 변화 등의 증상이 나타난다. 신경근 압박에 의한 통증은 피부절을 따라 예리하게 나타나기 때문에 일반적인 목통증과 구별된다. 여러 피부분절의 증상이 함께 나타나는 것은 일반적이지 않으며, C5-6 사이 침범이 가장 흔하다.

(3) 척수병(myelopathy)

척수병은 척추관의 공간이 좁아져 척수를 압박하는 질환으로 55세 이상에서 많이 발생한다. 방사선상 전형적인 뼈곁돌기 형성과 추간판 사이 공간이 감소되는 특징을 보이며, 추간판의 전방 탈출, 뒤세로인대 골화, 돌기사이관절 비후, 황색 인대 비후 등으로 척추관의 직경이 감소된다. 척추관의 직경은 16~18mm 정도이며, 직경이 10mm 이하인 경우 척수가 쉽게 압박된다. 척수병은 오랜기간 동안 서서히 점차적으로 발달하여 전형적인 신경학적 증상을 나타낸다. 침범 수준의 하위운동신경과 반사 변화, 침범 수준 아래로 상위운동신경 손상 증상을 보이며, 경직성 보행(spastic gait) 등의 이상보행이 나타날 수 있다.

2) 진단과 평가

목의 통증을 가진 노인 환자의 신체검사 시 환자는 목과 척추 주변 근육의 경축으로 목의 관절운동 범위가 감소된다. 가시돌기 위에 압통이 있을 수 있으며, 통증은 어깨를 움직일 때 더욱 심해지거나 완화된다. 또한 머리 쪽 근위부나, 특정 신경이 분포되는 쪽의 아래팔에 통증이 방사될 수 있다.

척수병인 경우 상위와 하위 신경학적 검사가 수행되어야 한다. 척수병 환자는 침범 당한 척수와 관련된 쑤시는 통증이나 타는 듯한 이상감각을 호소하며 손의 민첩성(dexterity)이 떨어진다. 또한 긴 시간 동안 통증이나 기능상실이 일상화되어 있고, 이미 요실금 같은 문제를 가지고 있거나 천천히 발병되기 때문에 진단이 어려울 수 있다. 환자가 요실금이 있는 경우는 원인 파악을 위해 좀 더 깊은 신경학적 검사가 필요하다.

CT와 같은 이미지 검사는 다양한 형태의 목 질환을 감별하기 위해 유용하다. 뼈나 연부 조직 병변에 대한 감별이 쉽고, 척추관 크기와 좁아진 정도를 정확하게 관찰할 수 있다. MRI는 척수, 연부 조직, 신경 구조의 비침습을 평가하는 데 도움이 된다. 방사선으로 뼈의 변화와 추간공 협착을 검사할 수 있다.

3) 치료

노인 환자의 목 증후는 대부분 물리치료에 의해 완화된다. 그러나 척수병 환자의 점진적인 척수압박이나 신경근 침범으로 통증과 점진적인 약화가 유발될 때에는 외과적 수술을 고려한다. 열, 전기치료, 초음파, 견인, 연부조직 마사지, 관절가동 범위 운동과 근력 강화 운동을 실시한다. 관절가동술과 신장 운동과 같은 맨손 기술은 환자의 증상을 완화시키는데 도움이 되지만 척추 기저동맥계(vertebrobasilar system)를 자극할 수 있다. 임상적으로 목 척추증 특히 척추동맥 부전은 목뼈의 관절운동 범위에 제한을 가져올 수 있으며 할파이크 수기법(Hallpike maneuver) 등을 사용하여 조심스럽게 평가한다. 격렬한 맨손 치료는 척추동맥을 침범할 수 있고, 뇌졸중의 가능성이 있기 때문에 위험하다. 항염증제는 부수적으로 도움이 된다. 그러나 많은 노인 환자에게 위장 자극과 출혈과 같은 부작용을 일으키기도 한다. 척수병 환자는 척추의 기형을 방지하기 위해 꼭 필요한 경우가 아니라면 침상 안정을 시키지 않으며, 욕창이 발병하지 않도록 과도한 압박을 피한다. 또한 폐렴이 발달하지 않도록 호흡기 관리도 필수적이다.

2. 척추 압박골절

임상적으로 척추의 노화는 척추뼈 몸통의 높이 감소와 운동성 감소가 일반적이다. 45세부터 남성의 75%, 여성의 60%는 허리 추간판의 1~4등급의 퇴행성 변화를 가지고 있다. 65세부터는 각각 90%, 80%에서 3~4등급의 퇴행이 증가된다. 척추는 노화로 인하여 추간판 퇴행성 변화와 관절돌기의 분리가 일반적으로 발생한다. 등뼈에서는 퇴행성 관절염과 뼈엉성증이 추간판 질환보다 더 많이 발생한다.

1) 원인

등뼈는 목뼈나 허리의 전형적인 문제와는 다르게 대사성 질환 특히, 뼈엉성증으로 인한 환자들이 많다. 노화와 함께 뼈 질량이 감소되어 척추뼈 몸통은 압박의 위험이 증가되며 등뼈의 압박골절은 심한 뒤굽음증(dowager's hump)과 같은 심각한 기형을 만든다. 뼈의 무기질 함량이 낮은 노인 집단은 외상이 없는 상태이거나 아주 작은 외상으로도 압박골절이 야기될 수 있다. 환자는 등뼈 중간 부분의 급성 통증을 호소하며 종종 움직이지 못한다. 가시돌기를 촉진하면 뚜렷한 압통이 나타나고 침범된 척추뼈 몸통이 많을 경우 뚜렷한 기형이 보인다. 또한 척추 주변 근육의 뚜렷한 경축이 있다. 일반적으로 신경학적 검사는 정상으로 나타난다. 방사선 촬영을 실시하여 뼈 질량의 감소와 기형을 평가한다.

2) 임상 증상

척추 압박골절(VCF, vertebral compression fractures)은 50세 이상에서 여성은 2명 중 한명, 남성은 4명 중 한 명이 뼈엉성증과 관련이 있다. 노년기 후반으로 갈수록 VCF는 증가하여 남성은 21.5%, 여성은 23.5%의 높은 발생 비율을 보인다. 검사는 방사선 촬영을 통하여 실시하며 환자는 중등도의 허리 통증을 호소한다. 척추와 뼈엉성증과 관련된 골절은 중복적이고 돌이킬 수 없는 손상을 일으키며, 골절은 의료적인 문제와 관련되며 사망 위험을 증가시킨다. 또한 등이나 허리 골절은 폐기능을 뚜렷하게 감소시켜 등뼈 한 개의 골절이 노력성 폐활량(forced vital capacity, FVC)의 9%를 감소시킨다. 특히 폐기능 손상을 가진 환자나 만성폐쇄성폐질환을 가진 환자의 4개 이상의 골절은 척추 압박골절로 인한 심한 손상을 유발한다.

다발적인 척추 압박골절은 키를 감소시키고 등뼈의 과도한 뒤굽음증(hyperkyphosis)을 유발하며, 허리뼈 앞굽음을 감소시킨다. 따라서 척추가 신체 지지를 하지 못하기 때문에 내부 장기의 잠재적인 압박을 야기한다. 골반에 대한 흉곽의 압박은 가슴과 복부의 공간을 감소시키며 손가락으로 이 공간의 넓이를 측정한다. 표 6-5는 척추 압박골절로 인한 임상적인 영향을 나타냈다.

표 6-5 척추 압박골절에 따른 임상적인 영향

• 복부 돌출	• 신체적 기능 손상
• 뒤굽음증과 복부 돌출로 인한 옷 입기 불편함	• 골절과 넘어짐에 대한 두려움
• 급성이나 만성의 허리 통증	• 목욕과 옷 입기와 같은 일상생활 동작 수행의 어려움
• 키 감소	• 우울증
• 역류(reflux)	• 수면 방해
• 초기 포만감	• 굽히기, 물건 들어올리기, 계단 내려오기, 요리하기
• 체중 감소	등의 어려움
• 폐기능 감소	• 골절과 관련된 입원 기간의 연장
• 짧은 호흡	• 사망률 증가

3) 위험 요소

뼈밀도는 뼈엉성증으로 인한 골절에 중요한 지표가 되며 환자가 뼈엉성증을 가지고 있거나 이전에 뼈엉성증의 병력이 있는 경우 척추의 압박골절과 관련성이 많다.

코르티코스테로이드(corticosteroid)와 같은 약물은 건강한 뼈 대사에 방해가 되기 때문에 이 약물을 사용하고 있는 노인은 뼈엉성증을 예방하거나 둔화시키기 위한 치료가 필요하다. 셀리악병(Celiac disease)이나 특발성 뼈엉성증을 가진 폐경 전 여성에게 압박골절이 발병하기 쉽고, 암이나 칼슘 대사의 장애와 같은 질환도 위험 요소이다.

4) 진단과 평가

척추 압박골절의 증상은 등과 허리의 급성 통증이다. 그러나 척추뼈 몸통의 붕괴와 통증 수준의 상관관계는 적다. 따라서 환자의 위험도, 병력, 신체적 검사, 방사선 검사 등의 검사가 필수적이다.

신체적 검사는 선 자세에서 척추 뒤옆굽음증과 같은 뼈엉성증의 증후를 관찰한다. 엄지손가락으로 가시돌기를 위에서부터 아래로 촉진한다. 척추 압박골절은 뒤통수부터 엉치뼈까지 발생할 수 있으나 일반적으로 중간 등뼈(T7-T8)와 등과 허리뼈가 만나는 부분에서 많이 발생한다. 압박골절이 있는 경우 가시돌기를 촉진할 때 뚜렷한 압통이 유발되며, 다발성 척추뼈 몸통의 골절이 있는 경우는 척추의 기형이 뚜렷하다. 척추 기형은 그 자체가 골절을 의미하는 것은 아니다. 촉진 시 날카로운 통증이 나타나지 않는다면 노화와 관련된 다른 척추 문제를 의미한다. 척추 압박골절은 몸통굽힘과 폄을 실시할 때 움직임 때문에 통증이 심해진다. 이 외에도 척추뼈 몸통 앞부분에 가해지는 부하를 감소시키기 위해서 척추의 항중력근의 근육 경직이 발생할 수 있다.

척추 압박골절은 골수염(osteomyelitis)의 증상과 유사하므로 신경학적 검사를 실시하여 감별한다. 영상의학적 진단으로 방사선은 추체의 높이 등으로 골절을 확인할 수 있으나 급성이거나 골절이

표 6-6 다발성 척추 압박골절에 대한 신체적 검사

- 갈비-골반 거리<손가락 2개: 겨드랑이 중간에서 갈비뼈의 하단 끝과 골반의 윗면 사이의 깊이
- 굽은 등(humped back)에 대한 자기 보고
- 치아의 수가 20개 미만
- 벽-뒤통수 거리: 벽에 등을 대고 선 자세에서 벽에서 뒤통수가 닿지 못함
- 여성의 경우 체중이 51kg 미만

경미한 경우는 진단하기가 힘들다. 따라서 다발성 골절이나 급성 골절에는 자기 공명 촬영을 실시한다. 뼈엉성증의 위험도나 척추 골절과 관련된 기타 검사는 표 6-6에 나타냈다.

5) 치료

척추의 압박골절은 발생된 골절에 대한 치료 접근도 중요하지만 골절이 발생하기 전 예방을 위한 중재를 제공하는 것도 매우 중요하다. 약물요법이나 생활양식 변화, 뼈 보호와 같은 비약물적 요법에 대한 지침이 여기에 해당된다.

척추 압박골절에 대한 치료는 통증 감소와 기능 유지 및 증가, 추가적인 골절 예방, 척추 정렬 회복이다. 과거의 전통적인 치료는 침상 안정과 오피오이드 진통제, 통증을 감소시키기 위한 보조기 등이 사용되었다. 그러나 침상 안정은 뼈 소실을 더욱 증가시킬 수 있고, 오피오이드 진통제는 중추 신경계에 영향을 미쳐 넘어짐의 위험을 증가시킬 수 있다. 비약물적 예방 전략은 운동과 환자 교육을 포함한 물리치료, 보조기와 식이요법 등이 추천된다.

(1) 운동

체중부하 운동이나 저항운동은 골밀도를 유지하거나 증가시키며 운동성, 민첩성, 근력을 촉진하여 넘어짐을 방지한다. 만약 골절로 진단된 경험이 있다면 추가적인 골절이 일어나지 않도록 골밀도가 향상될 때까지 주의한다. 장기적으로 운동프로그램에 참여하는 것은 증상을 완화시키고 정서적인 측면을 향상시키며 여가, 사회적 활동이라는 측면에서 환자 삶의 질을 증가시킨다. 에너지 수준이 증가되면 통증 수준은 감소된다.

(2) 식이요법

적절한 식이요법, 비타민 D와 칼슘 섭취는 필수적이다. 비타민 D 유형 중 콜레칼시페롤(cholecalciferol)를 하루에 700-800IU 섭취하는 것은 엉덩 골절 위험을 26%, 척추 골절 위험을 23% 경감시킨다. 과도한 알코올 섭취는 뼈엉성증의 주요한 위험 요소이다. 흡연은 폐경을 빠르게 하고 에스트로겐의 이화작용을 증가시켜 비흡연자보다 엉덩 골절을 더 많이 유발한다.

(3) 환자 교육

환자는 운동프로그램이나 약물 복용을 시작 한 후 1년이 지나면 지속적으로 약물이나 운동을 계속 유지하는 것이 힘들다. 특히 뼈엉성증으로 완전히 진단되지 않은 환자들은 운동이나 약물 복용을 중단하는 경우가 많다. 따라서 환자가 임의적으로 약물을 중단하지 않고, 운동을 지속할 수 있도록 환자 교육이 실시되어야 한다. 또한 질병에 대한 걱정과 우울증이 있는 환자는 의뢰하여 도움을 받도록 한다.

(4) 물리치료

항중력 근육의 근력 강화 운동과 자세교정은 기형을 예방하고 올바른 자세를 유지하는 데 도움이 된다. 호흡운동은 가슴 확장에 도움을 주어 폐기능을 향상시키기 때문에 척추 압박골절 합병증의 위험을 감소시킨다.

(5) 보조기

초기의 물리치료와 통증조절을 위하여 제한적으로 보조기를 사용하는 것이 도움이 될 수 있지만 장기간의 사용은 좋지 않다. 특히 경성 자켓이나 나이트테일러 척추 보조기 같은 경우는 환자들이 사용을 꺼린다. 가벼운 등허리 보조기는 입고 벗기에 편리하여 노인 환자가 사용하기 쉽다. 허리 코르셋은 등과 허리가 만나는 부위에 스트레스를 줄 수 있기 때문에 추천하지 않는다.

3. 척추관 협착증

1) 원인

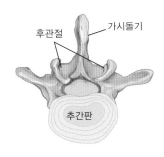

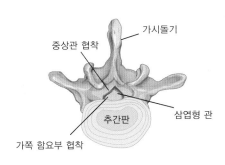

b) 협착증이 발생하여 좁아진 척추관

그림 6-6

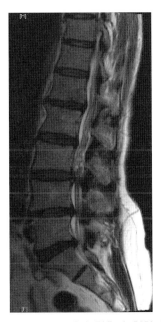

그림 6-7   L3-L4 수준에서 척추관 협착이 관찰된다.

노화가 진행되어 75세가 되면 90%의 노인이 출생 당시 수분 함유량의 65~71%가 감소하며 콜라겐의 수와 구조가 변화되고, 프로테오글리칸(proteoglycan)이 감소한다. 따라서 추간판의 유연성이 감소되어 추간판이 돌출되거나 손상된다. 추간판 사이 간격의 감소는 척추의 불안정성을 야기하여 기계적인 허리 통증을 유발한다. 관절의 변화와 더불어 후관절 비후나 황색 인대의 비후는 척추관을 더욱 좁아지게 만들고 중심 척추관의 협착이나 신경뿌리 구멍의 협착을 유발한다(그림 6-6, 그림 6-7).

2) 임상 증상

척추관 협착증의 전형적인 증상은 허리와 양쪽 다리로 방사되는 통증 때문에 지속적인 보행이 힘들어지는 것이다. 통증은 짧은 시간 걷고 난 후에 나타나며, 앉아서 쉬거나 허리를 굽히면 줄어든다. 그러나 환자가 걸으면 통증이 다시 나타난다. 허리를 펼 때 척추관과 신경공의 면적이 좁아지고 굽힘 시에는 넓어진다. 따라서 환자가 허리를 펴고 걸음을 걸을 때 이 공간은 더욱 좁아져 신경학적 증상이 나타나고, 허리를 구부리면 척추관이 다시 넓어져 증상이 완화된다.

3) 진단과 평가

척추관협착 환자의 몸통을 폄시키면 증상이 재현된다. 폄 상태는 허리엉치 주변의 척추관이 좁아져 신경을 압박하기 때문에 척추 구멍의 협착으로 인한 신경뿌리 증상을 일으킨다.

4) 치료

증상이 심한 환자는 외과적 수술이 필요하지만 노화와 관련하여 여러 가지 질환을 동시에 가지고 있는 경우 제한될 수 있다. 증상이 심하지 않을 경우 비스테로이드성 항염증 제제나 경막외 스테로이드 차단술이 환자의 증상을 완화하는데 도움이 된다.

복부 운동이나 신장 운동은 기계적인 허리 통증을 호소하는 환자에게 증상을 완화시키기 위해 도움이 될 수 있으며, 마사지, 온습포, 초음파는 증상을 완화시킨다. 수중에서의 체중부하를 감소시킨 보행 운동이나 지면에서 현수를 이용한 운동은 증상을 감소시키고 운동 지구력을 향상시킨다. 척추관협착은 퇴행성 변화와 함께 수반된다는 것을 고려하여 치료적 운동프로그램을 개별화해야 한다. 척추관협착증 환자의 운동프로그램은 자세 훈련, 근력 운동, 일반적인 컨디셔닝 운동이 포함된다.

6-4 관절 성형술

뼈관절염으로 알려진 관절의 퇴행은 노화로 인한 가장 흔한 관절 질환이다. 특히 무릎이나 엉덩관절은 체중을 부하하기 때문에 뼈관절염에 걸리기 쉽다. 최근 정형외과적 수술 기법이 발전됨에 따라 관절 안에 인공물을 삽입하여 통증을 감소시키고, 기능적인 안정성을 향상시키고자 하는 시도가 증가되었다. 미국에서는 매년 12만 번 이상 엉덩관절 성형술이 실시되고 있다. 무릎관절 성형술은 무릎관절염 환자에게 가장 많이 사용되는 외과적 수술 방법으로, 엉덩관절과 무릎관절 성형술의 70% 이상이 뼈관절염을 갖고 있는 노인들에게 시행된다. 관절 성형술과 관련된 의료 시장에서는 인공삽입물에 대한 150개 이상의 상표가 등록되어 있으며 각 인공삽입물에 따라 수술 방법에 차이가 있다.

관절 성형술(arthroplasty)은 노인 환자의 통증을 감소시키고 기능을 증가시켜 삶의 질을 향상시킬 수 있다. 그러나 수술 후 감염, 통증, 퇴원 후 관리 등의 모든 요소를 통합하여 환자를 활동으로 복귀시켜야 한다. 물리치료사는 수술 후 감염과 통증 관리, 퇴원 후 가정 프로그램과 같은 지침도 중요하지만 삽입물의 탈구로 인한 재수술이나 부작용을 방지하고 수술 후의 안정성을 확보하기 위해 많이 사용되는 인공삽입물의 특성과 수술 절차 등을 이해하여 환자의 특성에 맞는 중재를 제공하여야 한다.

1. 엉덩관절 성형술

엉덩관절 성형술은 지속적인 통증이나 장애로 직업에 종사하기 어렵거나 사회생활이나 레저 활동 참여가 어려운 환자에게 시행한다. 미국에서는 엉덩관절 성형술의 대부분이 65세 이상의 노인에게 시행되고 있으며, 일반적으로 남자는 65~74세, 여자는 75~84세에 많이 시행된다.

일차적인 적응증은 심한 뼈관절염이나 류마티스관절염, 무혈성 괴사, 외상성 관절염, 엉덩관절 골절, 뼈 종양이나 파젯병으로 다양하다. 그러나 부분적인 감염이나 전신 감염이 있는 환자, 당뇨나 말초혈관 질환 등의 의학적 상태는 수술 전, 후 합병증이나 사망의 위험을 증가시키기 때문에 주의한다. 비만 환자는 기계적으로 실패 비율이 높기 때문에 금기증으로 고려된다. 반관절 성형술이나 부분적인 재건술은 엉덩관절 절구 연골의 손상이나 관절병리가 있을 때 시행된다.

엉덩관절 성형술을 양쪽에 실시할 때는 정맥 혈전의 합병증 위험을 피하기 위해 적어도 첫 번째 수술 후 6개월이 경과한 후 시행한다. 엉덩관절 성형술은 수술 후 삽입물이 헐거워지는 문제점이 발생할 수 있다.

1) 수술 방법

관절 성형술을 실시하는 방법은 앞과 옆쪽으로 접근하는 방법과 뒤쪽으로 접근하는 방법이 있다. 앞과 옆쪽으로 시행하는 수술은 시멘트를 사용하지 않으며 중간 볼기근을 절제하여 접근하기 때문에 넙다리뼈 절구의 노출이 쉽다. 그러나 수술 후 안쪽돌림이 감소되고 엉덩관절 벌림근이 약화된다.

뒤쪽으로 접근하는 방법은 수술로 인한 앞쪽 관절주머니 손상이 없지만 인공삽입물의 앞경사가 정상적인 넙다리뼈의 앞경사(anteversion)보다 작기 때문에 수술 후 바깥돌림이 감소된다. 최근에는 근육과 힘줄을 최소한 절개하여 입원 기간을 줄이고 통증을 감소시켜 더 빨리 회복하도록 하며 미용성을 증가시키고자 하는 방법이 사용되기도 한다.

2) 치료

엉덩관절 성형술 후 첫날 환자에게 보행을 격려한다. 물리치료사는 환자가 침상에서 나오는 적절한 방법을 알려 주고 이동 시간이 짧더라도 환자를 격려하여 걷도록 한다. 수술 후 초기 단계에서 엉덩관절 90도 굽힘이 넘지 않도록 주의하고, 특히 뒤쪽으로 수술한 환자는 삽입물이 탈구되는 것을 예방하기 위하여 안쪽돌림과 모음을 피하도록 환자에게 교육한다. 신경학적 장애나 정신적인 혼동이 있는 환자에게는 엉덩관절탈구의 합병증이 더 많기 때문에 주의한다(표 6-7).

퇴원 후나 가정에서에서는 정상적인 일상생활 동작이나 안전한 보행 기술에 초점을 맞춘다 (표 6-8). 6주 이내의 초기 단계에서 환자는 탈구가 일어나지 않도록 주의하여 과도한 엉덩관절 굽힘, 모음과 안쪽돌림을 피한다. 환자는 별도의 의사 지시가 있을 때까지 의자나 화장실 시트를 높여 사용한다. 수술 후 6주가 지난 다음에는 엉넝관절 벌림, 굽힘근, 폄근의 근력 강화에 초점을 둔다. 환자는 체중부하를 최대로 하여 서기를 진행할 수 있다. 시멘트를 사용하지 않고 수술한 경우 새로운 뼈가 자라 방사선으로 확인될 때까지 체중부하를 제한적으로 실시한다.

엉덩관절 성형술을 받은 환자의 물리치료는 수술 절차를 이해하고 삽입물의 안정을 위해 가동성, 체중부하 그리고 관절가동 범위에 대한 특정 지침을 아는 것이 중요하다. 정상으로 회복하는데는 오랜 시간이 필요하며, 다음 단계는 의학적 상태에 따른 지침에 주의하여야 한다. 만족할 만한 기능적 회복은 6개월에서 12개월 정도가 필요하다.

표 6-7 수술 후 고려 사항

물리치료사는 수술 후 환자의 상태에 따라 다음 프로그램을 사용하여 환자에게 교육한다. 또한 수술 전 환자에게 다음 사항들을 주의하도록 알려 준다.

1. 엉덩관절 성형술을 실시한 환자는 침상이나 휠체어에서 다리 사이에 베개를 사용하여 벌림 자세를 유지한다.
2. 환자에게 수술한 엉덩관절의 굽힘이 90도를 넘지 않도록 주의시킨다.
3. 엉덩관절의 수동적 혹은 강제적인 움직임은 통증을 일으키기 때문에 피한다.
4. 안쪽돌림과 모음은 금기이다.
5. 환자는 수술 후 처음 며칠 동안 혈전성 정맥염을 예방하기 위해 능동적 발목 운동을 자주 수행한다(리듬감을 가지고 발목 굽힘과 발등굽힘을 능동적으로 실시한다).
6. 체중부하나 서기는 물리치료사의 직접적인 감독 아래에 실시한다.
7. 이동이나 구르기(log rolling)는 다리를 지지하여 수술하지 않은 쪽으로 수행한다.

표 6-8 퇴원 후나 가정에서의 고려 사항

주의 사항	해야 할 일
1. 낮은 의자 또는 소파에 앉기	1. 신발과 양말을 신을 때 도움을 받는다.
2. 다리를 꼬기	2. 압박 스타킹을 사용한다.
3. 수술한 다리를 억지고 굽히거나 엉덩관절 돌림하기	3. 지시된 운동을 실시한다.
4. 욕조 바닥에 앉기	4. 바로 누운 자세로 잔다.
5. 앞으로 숙이기나 무릎을 엉덩이 보다 높게 하기	5. 앉거나 잠을 잘 때 무릎 사이에 베개를 사용한다.
6. 별도의 지시 없이 보행 보조도구를 사용 중지하기	6. 앉는 자세, 바닥을 향하거나 수술한 쪽을 향해 전화를 받거나 테이블을 향할 때 수술한 쪽의 움직임을 주의한다.
7. 허용되기 전에 운전하기	7. 침대를 사용하거나 화장실 시트에서 앉고 설 때 후방 측면으로 접근하여 수술한 경우 엉덩관절 모음, 안쪽 돌림, 90도가 넘는 굽힘을 주의한다.
8. 의사가 전외측 접근법으로 수술한 경우 강제적으로 엉덩관절 벌림, 바깥돌림, 폄하기	

2. 무릎관절 성형술

무릎관절 성형술은 무릎전치환술(Total knee replacement, TKR)이라고도 하며 심한 무릎관절염 환자에게 가장 일반적으로 시행되는 수술 방법이다. 무릎관절 성형술에 사용되는 인공삽입물은 폴리에틸렌(polyethylene)으로 만들어진 정강뼈와 금속성 넙다리뼈 관절융기로 이루어져 있으며 디자인에 따라 곁인대의 장력과 균형, 십자인대를 절제나 유지, 무릎관절의 관절가동 범위가 다르다.

1) 수술 방법

인공삽입물을 고정하는 방법에는 시멘트를 사용하거나, 사용하지 않는 두 가지 방법이 있으며, 시멘트를 사용하지 않는 방법보다는 폴리메틸메타크릴레이트(polymethylemethacrylate) 시멘트를 사용하는 방법이 더 많이 사용된다. 그러나 삽입물에 시멘트가 끼기 때문에 삽입물이 쉽게 닳을 수 있으며, 인접한 뼈세포에 독성이 생겨 백혈구를 감소시키기 때문에 인공삽입물 주변의 감염 위험이 높아질 수 있다. 또한 시멘트 고정 방법은 수술 후 외과 수정이 어려운 단점이 있다. 무릎관절 성형술은 표면 관절에 아주 많은 양의 인공물을 삽입하기 때문에 잠재적인 감염에 대한 주의 깊은 관찰을 해야 하다. 상처 주변의 괴사, 피부 벗겨짐, 동로(sinus tract) 형성, 혈종 형성 등은 피부의 상처치유를 어렵게 하고 회복에 영향을 미친다. 특히 이런 문제가 해결될 때까지 치료를 중지해야 하는 경우에 관절가동 범위 회복에 영향을 미친다.

2) 치료

환자에게 보행을 시작하도록 격려하는 것은 무릎관절 성형술 환자에게 중요하다. 수술 후 첫날은 짧은 시간이라도 걷도록 하고 물리치료사는 가동성, 자조 관리, 적절한 체중부하, 걷기와 적절한 방법으로 침대에서 나올 수 있도록 한다. 또한 수술 후 며칠 동안 지속 수동 운동기(continuous passive motion, CPM)를 이용하여 최대 관절운동 범위를 달성하도록 한다. 지속 수동 운동은 하루에 2~3번 실시하며 치료적 운동이나 관절가동 범위 운동, 걷기 훈련과 함께 실시한다. 입원 기간 동안 물리치료는 환자가 퇴원하여 집으로 돌아가 계단 오르기나 장애물 넘기와 같은 가정 환경에 적응할 수 있도록 준비시킨다. 특히 이 시기에는 구축을 예방하기 위해 잠을 자는 동안 무릎의 적절한 자세를 취하도록 환자를 이해시키는 것이 중요하다. 무릎관절 성형술은 노인 환자에게 많이 실시하기 때문에 환자가 시각, 균형, 지구력의 손상이 발생하는지 주의 깊게 관찰해야 한다. 퇴원 환자나 가정 관리에서는 정상적인 일상생활 동작을 위해 관절운동 범위 회복, 안전한 보행에 대한 교육을 실시한다.

관절가동 범위는 초기 단계인 0~4 주 동안 중요하며, 기능적인 관절운동 범위 110~120° 굽힘과 완전가동 범위의 폄이 되도록 하여 구축이 일어나지 않도록 한다. 넙다리근육, 엉덩관절 굽힘근, 엉덩관절 폄근의 근력 강화 운동을 실시하며 전체적인 체중부하 상태로 걷기 훈련을 진행시킨다. 시멘트를 사용하지 않는 환자는 4~6주 동안이나 새로 뼈 성장이 충분해질 때까지 체중부하를 제한한다. 관절가동 범위를 완전히 달성하기 위해서는 6주 정도가 걸리며 충분한 측부 순환(collateral circulation)이 될 때까지 몇 달 농안 종창이 있을 수 있다.

종아리의 통증이나 종창은 심부정맥혈전증의 증상이기 때문에 명확하게 검사하여야 하며 무릎관절 성형술 환자의 40%에서 발생할 수 있다. 무릎관절 성형술이 통증을 감소시키고 계단 오르기, 욕조에 들어가고 나오기, 장애물 넘기, 의자에 앉기와 같은 기능적인 일상생활 동작을 향상시키지만 수술 전 무릎관절의 굽힘이 좋은 환자가 관절운동 범위가 작은 환자 보다 수술 후 관절운동 범위가 더 향상된다. 즉 수술 전 관절운동 범위가 작은 사람은 수술 후에도 관절운동 범위가 제한될 수 있다는 것을 기억해야 한다. 또한 관절섬유증(arthrofibrosis), 무릎뼈 아래 뼈곁돌기, 비후성 활막, 십자인대의 충돌 그리고 인공삽입물의 마모나 느슨함이 나타날 수 있다.

07 신경계질환

노인 재활의 중요 요소 중 하나는 뇌 또는 척수에 지속적인 신경학적 손상을 가진 노인 환자들의 관리를 포함한다. 치료사들은 노화과정 동안 일어나는 인접한 신경의 변화들과 함께 이런 외상적 손상들의 영향을 반드시 고려해야 한다. 신경계 손상을 가진 노인 환자들을 관리하는 것은 그들이 가지고 있는 신경계, 근골격계, 그리고 인지적인 중재를 필요로 한다. 이를 위한 인체 계통의 평가는 지속된 손상 다음에 일어난 신체적 상태, 감정 그리고 인지에서 일어난 변화들을 제공할 것이며, 이렇게 누적된 평가는 적당한 재활 진단과 예후 그리고 치료 중재에 사용되어질 것이다. 특히 신경학적 외상을 가진 노인 환자의 중재에는 기능적인 움직임의 제한을 향상시키기 위해 제안된 중재 전략을 이행하고, 동시에 노인 환자의 질병 이전 상태와 기관 계통에 생긴 노화와 관련된 변화들을 함께 통합시켜 관리해야 한다. 따라서 노인의 신경계질환을 효과적으로 관리하기 위해서는 신경계의 외상적인 요소와 더불어 자연 노화의 변화를 통합 관리하고, 더불어 노인 환자의 특별한 요구들을 인식하여 관리 계획에서 최근의 근거 중심의 활동을 적용시키는 것이 중요하다.

7-1 뇌졸중

1. 원인

뇌졸중(Stroke)은 노화로 인한 주요한 신경학적 문제는 아니지만, 기능적 손상이 큰 질환이므로 중요하다. 일반적으로 뇌졸중이라 불리는 뇌혈관 장애는 뇌 조직으로 가는 혈류의 차단이다. 뇌졸중은 허혈성 또는 출혈성으로 산소가 억제된 뇌 조직이 손상을 받거나 죽는 경우를 말하는데, 이 중 허혈성 뇌졸중은 가장 흔한 유형으로 80% 이상을 차지한다. 허혈성 뇌졸중은 혈전성, 색전성 또는 열공성일 수 있다. 혈전성 뇌졸중은 뇌에 공급되는 동맥 안에서 생긴 혈전에 의해 일어나고,

색전성 뇌졸중은 뇌의 바깥에서 생겨 혈류를 타고 뇌로 이동한 혈전에 의해 생긴다. 그리고 열공성 경색은 대뇌 바닥핵, 속섬유막 그리고 숨뇌에서 발견되는 작은 관통성 혈관의 끝에서 혈류가 차단되어 나타난다. 출혈성 뇌졸중은 일반적으로 외상, 혈관의 비성장 또는 고혈압에서 기인하는데, 주로 뇌의 안쪽 또는 거미막하 공간에서 일어난다. 대뇌출혈은 뇌 조직으로의 출혈된 결과이며, 거미막하 출혈은 거미막과 연막 사이의 공간에서 출혈된 결과이다.

2011년 우리나라의 뇌졸중 발생빈도는 인구 100명 당 매년 남자는 3.94명, 여자는 2.52명이 발생하여 남성과 노령 층에서 더 흔하게 발생하고, 발병률로는 세계 1위이며, 3대 사망원인 중 가장 빈도가 높다. 건강 보험 공단에 따르면 2015년에 뇌졸중으로 진료 받은 환자는 2011년 52만 8천 명 대비 3.2% 증가한 53만8천 명이다. 이같이 증가한 주된 이유로는 인구 고령화와 만성 질환자의 증가를 꼽을 수 있다. 70대가 되면 40대보다 뇌졸중의 확률이 40배나 높아진다. 연령별로 발생 구간을 분석해 보면 뇌졸중의 발생 비율이 가장 높은 연령 구간은 70~79세(31.6%)이며 성별로는 여자는 70~79세 구간(36.0%), 남자는 60~69세 구간(30.9%)에서 가장 많이 발생하는 것으로 나타났다. 50대 미만의 젊은 층에서도 9.8%의 발병률을 보이고 있어 특히 겨울철에 남녀노소를 막론하고 뇌졸중을 주의해야 한다.

2. 임상 증상

뇌졸중의 신호와 증상은 두통, 시각의 변화(잘린 시야, 뿌연 현상), 혼란, 얼굴·팔·다리의 약화나 변화된 감각 그리고 발성의 변화이다. 대부분의 이런 신호나 증상의 발달은 환자에게 신속하게 의학적인 관심을 갖게 한다. 때때로 '뇌사고'라고 불리는 뇌졸중은 뇌졸중의 발달이 응급 상황임을 나타낸다. 만약 뇌졸중이 허혈성이면, 조직의 플라스미노겐 활성체(Plasminogen Activator) 같은 혈전성 인자를 통해 회복될 수도 있지만 이런 치료는 오직 뇌졸중 이후 첫 3시간 내에 이루어져야만 향상된 결과를 보이는 것으로 나타났다. 손상의 정도에 따라 뇌출혈이 일반적으로 가장 위험하고 그 다음 뇌혈전증, 뇌색전증 순으로 위험하다. 또한 뇌졸중의 위험성은 손상 부위, 혈액 공급이 단절된 기간과 정도에 따라 다르다(표 7-1). 뇌졸중 이후에 여러 가지 손상과 기능적 제한이 일어날 수 있다. 상지나 하지 또는 한쪽 상하지와 관련된 편마비는 물리치료사들에게 보여야 할 필요가 있는 가장 흔한 손상들이다. 환자들은 또한 뇌졸중에 의해 영향 받은 신체의 영역에서 감각의 손실이나 변화된 감각을 경험할 수도 있다. 일반적인 손상들은 저하된 균형, 감각, 시력 그리고 인지적 손상, 감소된 협응 운동, 증가된 근 긴장도와 경직, 감소된 운동조절 능력이다. 기능적인 손상들은 침상 운동, 이동, 보행 그리고 일상생활 활동(ADLs) 중 특히 옷 입기나 목욕과 같은 항상 양손을 사용하는 활동들에서 저하된 기능적인 움직임을 포함한다.

뇌졸중 이후의 마비는 뇌졸중 이후에 일어나는 근육 섬유 수의 감소, 근육 섬유 유형의 변화와 근육 동원 유형, 그리고 말초신경 전도 속도의 감소를 포함하는 여러 가지 구조적 그리고 생리학적 변화들과 관련하여 나타난다.

표 7-1 뇌혈관 손상과 신경혈관 질환의 임상적 증상

혈관	임상 증상	관련된 구조
뇌혈관 손상		
중뇌동맥	• 반대쪽 마비와 감각 손상 • 운동 언어 손상 • "중추"실어증, 명칭 언어상실증, 횡설수설 언어 • 반대쪽 마비와 감각 손상 • 한쪽 무시, 행위 상실증, 거리를 판단하는 능력 손상 • 같은쪽 반맹 • 반대쪽으로의 공동주시 결핍 • 반대쪽 사지의 회피 반응 • 순수 운동 편마비 • 사지-운동 행위 상실 피막	• 체성 운동영역 • 브로카 영역(우성 대뇌 반구) • 마루뒤통수 피질(우성 대뇌 반구) • 뒤통수엽(열성 대뇌 반구) • 이차 곁이랑의 시각로부챗살 심부 • 이마영역 • 마루엽 • 내포후각 • 전운동 또는 마루겉질
앞뇌동맥	• 마비-하지 • 반대쪽 팔의 마비 • 겉질 감각 상실 • 요실금 • 반대측 파악 반사, 빨기 반사 • 자발적인 운동의 활동저하, 반향언어증 • 보속증과 기억상실	• 운동영역-다리 • 피질의 팔 영역 • 감각영역 • 상부 앞쪽 이랑의 후내측면 • 이마엽 아래의 내측 표면 • 불확실 • 불확실
뒤뇌	• 같은쪽 반맹 • 양측 동측 반맹, 피질맹, 물체를 인지하는 능력 부재 안구 실행증 • 양측 뒤통수엽 • 기억력 결핍 • 국소 지남력장애	• 새발톱겉질 또는 시각로부챗살 • 관자엽의 하내측 부분 • 열성 새발톱고랑 및 혀이랑 • 새발톱겉질 또는 시각로부챗살 • 관자엽의 하내측 부분 • 열성 새발톱고랑 및 혀이랑
중심영역	• 시상 증후군 • Weber 증후군 • 반대측 편마비 • 수직 안구운동 마비, 빛에 대한 동공반응이 느림	• 뒤배쪽 핵 눈 • 제3뇌신경과 대뇌다리 • 대뇌다리 • 핵상섬유에서 제3뇌신경
속목동맥	• 운동실조, 자세성 진전 • 폐색 정도와 위치에 따라 다양한 징후-중뇌, 앞뇌 뒤뇌 영역	불확실

표 7-1 뇌혈관 손상과 신경혈관 질환의 임상적 증상(계속)

뇌바닥동맥

혈관	임상 증상	관련된 구조
위소뇌 동맥	• 운동실조 • 어지러움증, 욕지기, 구역, 구토, 수평안진 • 반대측의 호너증후군, 통증과 온각 감소 • 상지보다 하지의 촉각, 진동감각, 자세감각이 더욱 감소	• 중간과 위쪽 소뇌다리 • 안뜰핵 • 내림 교감신경 섬유, 척수시상로 • 안쪽 섬유띠
앞아래 소뇌 동맥	• 안구진탕증, 어지러움증, 욕지기, 구토 • 같은쪽 안면마비 • 이명 • 조화운동불능 • 같은쪽 안면 감각 손상 • 반대측 통증과 온각 감소	• 안뜰신경 • 제7뇌신경 • 청각신경, 아래 달팽이핵 • 중앙 대뇌 다리 • 제5뇌신경핵 • 척수시상로

출혈

	임상 증상	관련된 구조
고혈압 출혈	• 심한 두통 • 발생시 구토 • 혈압>170/90, 보통 특발성 고혈압 • 갑작스러운 출혈, 보통 잠자지 않는 낮에 발생 • 출혈 속도에 따라 수 시간이나 며칠 동안 점차적으로 출현 • 출혈 재발 없음 • 고혈압성 출혈에서 흑색의 빈도는 백색의 빈도보다 더 큼 • 출혈된 혈액의 흡수는 느림–증상의 호전이 빠른 경우는 거의 없음 • 큰 출혈이 발생했을 경우에는 이차적으로 뇌줄기가 압박되어 수 시간이나 며칠 동안 생존 가능	CT 스캔에서는 대뇌와 소뇌반구에서 출혈이 1.5cm 이상일 경우 발견. 진단학적으로 동맥조영술보다 우위에 있음. 특히 뇌척수액으로 혈액이 유출되지 않은 작은 출혈을 진단하는 데 유용함. 광범위한 출혈 및 압력 증가와 함께 뇌척수액에 많은 혈액이 보임. CT 스캔이 가치가 없을 경우 필요에 따라 허리천자. 방사선 촬영술에서는 때때로 중앙 이동이 나타남(경색일 경우에는 진성이 아님). EEG는 전형적인 패턴을 보이지 않지만, 연령에 따라 고전압 느린 파형이 출혈의 가장 일반적임. 소변의 변화는 신장 질환을 반영

표 7-1 뇌혈관 손상과 신경혈관 질환의 임상적 증상(계속)

주머니뇌 동맥자루 파열	• 손상되기 전 무증상 • 파열시 거미막하 공간의 높은 압력으로 혈액 유출 • 의식 상실과 함께 고통스런 두통 • 갑작스런 의식의 상실 • 혼수와 함께 대뇌 제거 경직 • 중증인 경우: 호흡정지와 함께 깊은 혼수 상태 지속, 사망을 초래할 수 있는 순환허탈, 5분 이내에 사망 가능 • 중등도의 경우: 몇 시간 이내에 의식 회복, 혼동, 기억상실, 두통, 경부 경직, 기면 • 편마비, 부전마비, 같은쪽 반맹 또는 언어상실증의 부재	• 수두증 환자에게 출혈이 존재한다면 CT 스캔에서 국소적 혈액 발견. 뇌척수액에 심한 혈액 유출. 방사선 촬영술에서는 나타나지 않음. 경동맥과 척추동맥 조영술은 특정 진단을 위해서만 시행 • 수두증 환자에게 출혈이 존재한다면 CT 스캔에서 국소적 혈액 발견. 뇌척수액에 심한 혈액 유출. 방사선 촬영술에서는 나타나지 않음. 경동맥과 척추동맥 조영술은 특정 진단을 위해서만 시행

혈관	임상 증상	관련된 구조
완전 뇌바닥 동맥 증후군	• 소뇌와 뇌신경의 비정상으로 인한 양측 추체로 징후 • 혼수 • 사지마비 • 거짓연수마비 • 뇌신경 비정상	
척추동맥	• 반대측 통증과 온각 감소 • 촉각과 고유 수용성 감각의 소실 • 팔과 다리의 편마비 • 같은쪽 안면 통증과 무감각 • 호너증후군, 눈꺼풀 처짐, 발한 감소 • 조화운동 불능 • 척수소뇌로 • 혀의 마비 • 성대 약화, 구역 감소 • 딸꾹질	• 척수시상로 • 안쪽 섬유띠 • 피라미드로 • 내림로와 제5뇌신경핵 • 내림 교감신경 전달로 • 제7뇌신경 • 제4 및 5뇌신경 • 불확실

표 7-1 뇌혈관 손상과 신경혈관 질환의 임상적 증상(계속)

신경혈관 질환

혈전증	• 매우 다양함 • 고르지 못한 진행 • 수 분, 몇 시간 또는 며칠 내에 발현(혈전으로 진전) • 60%는 수면 동안 발생–문제를 지각하지 못하고 잠에서 깨어 일어난 후 바닥에 쓰러짐 • 고혈압, 당뇨, 혈관질환 • CT 스캔은 공동화가 발생한 만성적인 경우에 유용	• 뇌척수압은 정상 • 뇌척수액은 투명 • EEG: 제한된 감별진단 • 보통 두통은 없으나 가벼운 형태로 발생 • 두개골 방사선 촬영술은 도움이 되지 않음. 동맥 조영술은 확실한 진단 절차로 곁순환의 위치를 제시해 줌
TIAs	• 죽상경화 혈전증과 연결됨 • 뇌졸중과 동반되거나 선행됨 • TIAs 자체로 출현 • 2~30분 지속 • 수회 또는 수백 번 경험	보통 없음
색전증	매우 다양함	혈전증과 유사함
심장성	매우 갑자기 출현–몇 초 또는 수 분	
비심장 죽상 동맥 경화증	경고 없이 나타남	색전이 커다란 출혈성 경색을 유발한다면 뇌척수액에 혈액이 보임

혈관	임상 증상	관련된 구조
폐색전증(주지방이나 공기가 원인)	• 중간 대뇌동맥의 가지에 가장 호발 • 큰 색전이 내측 경동맥이나 중뇌 동맥의 줄기를 막음 • 뇌바닥 계통에 발생한다면 깊은 혼수와 전신마비가 발생할 수 있음 • 흔히 심방세동이나 심근경색증과 같은 심장 질환이 나타남 • 색전이 동맥을 지나갈 때 신경학적 손상이 나타날 수 있음	색전성 뇌졸중의 30%는 뇌척수액에 혈액이 보이지 않는 작은 출혈성 경색

3. 평가

선진국에서 뇌졸중의 확정적인 진단은 컴퓨터 단층촬영(CT)이나 자기공명영상(MRI)의 결과를 근거로 이루어진다. CT는 MRI에 비해 이용이 더 용이하고 가격이 저렴하여 일반적으로 사용된다. CT와 MRI에 더하여 초음파 심장 검진과 혈관 초음파도 허혈성 뇌졸중을 일으키는 혈전의 위치를 알아내기 위해 사용할 수 있다.

뇌졸중 환자를 위한 물리치료적 평가 방법과 양식도 다양하게 개발되었는데, Tripp은 다음과 같은 영역으로 분리하여 평가하는 흥미로운 모델을 개발하였다.

- 운동신경 반응: 경련(spasticity)과 연합반응 및 관련된 근육의 수축과 이완 능력을 평가
- 세분화된 운동: 개별적인 사지분절의 운동능력을 평가
- 운동의 일관성: 대단위 운동 수행능력과 분리된 동작을 수행하는 능력 사이의 일관성을 평가
- 정신상태: 명령 이행 능력과 안전 및 판단을 습득하는 능력을 평가
- 기능평가: 가동성과 대단위 상지 기능을 평가

그 외 몇 가지 평가 방법들을 아래와 같이 소개한다.

*Carr와 Shepherd 평가

Carr와 Shepherd는 오스트레일리아의 물리치료사로 뇌졸중 환자에 대한 다른 평가 방법을 제시하고 있다. 이 치료사들은 운동 재학습에 근거한 전체적인 전략을 개발하였다. 그들의 전략은 불필요한 운동은 제거하고 바람직한 운동 패턴을 형성하는 것이다. 평가 전략을 찾을 때 이 원칙을 이해하는 것이 중요하다. 한 예로 상지 기능을 평가할 때, 공동운동이나 관절가동 범위 손상으로 기능을 평가하는 대신에, 일반적인 문제와 대상 전략을 세운다. 예를 들어 상지에서의 일반적인 문제는 ⅰ) 어깨뼈 운동성 저하와 지속적인 어깨뼈 내림, ⅱ) 자세 유지의 어려움과 벌림과 굽힘 제한으로 인한 위팔어깨관절(gleno-humeral joint)의 근육 조절 손상, ⅲ) 과도하고 불필요한 팔굽관절 굽힘, 어깨관절, 안쪽 돌림과 아래팔 뒤침 등이다.

손을 평가할 때는 다음 운동 패턴의 이상을 살펴보아야 한다.

- 쥐기의 어려움
- 손허리손가락관절의 폄과 굽힘의 어려움
- 엄지벌림과 돌림의 어려움
- 손을 컵 모양으로 만들기 어려움
- 팔을 움직이는 동안 물건을 잡기 어려움
- 아래팔을 엎침 시키는 경향
- 손가락과 엄지의 과도한 폄
- 물건을 놓기 어려움
- 물건을 쥐려할 때 엄지를 벌림시키고 돌림시키기 어려움

*Olney와 Colbourne의 보행 평가

뇌졸중 환자에게 고려해야 할 중요한 또 하나의 문제가 보행 분석이다. 권위 있는 저널의 논문에서 Olney와 Colbourne은 보행 문제를 치료하는 방법을 제시하였다. 그들은 보행 패턴을 여

러 단계로 나누었다. 첫 번째 단계는 '말기 흔듦기에서 발바닥 닿기'로 뇌졸중 환자에게는 세 가지 문제가 있다. ⅰ) 흔듦기 동안 충분한 엉덩관절 굽힘의 어려움, ⅱ) 무릎을 완전히 폄하기 어려움, ⅲ) 발목관절 등쪽 굽힘근을 활성화시키기 어려움 등이 있으며, 또한 뇌졸중 환자는 불안정성을 피하기 위해 무릎을 과도하게 펴기도 한다. 다음 보행 단계의 문제는 '발바닥 닿기에서 발뒤꿈치 들어올리기'에 있다. 이 단계의 문제는 엉덩관절 폄근의 감소, 엉덩관절 폄 가동범위 제한, 발목관절 발바닥 굽힘근의 부적절한 수축이다.

　다음 보행 단계인 '발끝 밀기, 너무 빠른 흔듦기 달성'은 발목의 발바닥 굽힘근과 엉덩관절 굽힘근의 약화로 발생한다. 또한 이로 인해 환측 디딤기가 정상보다 길어지고 체중이 발끝 떼기를 통해 하지로 이동된다. 뇌졸중 노인 환자의 보행 평가에 유용한 임상 척도는 위스콘신 보행 척도(Wisconsin Gait Scale)이다(표 7-2).

표 7-2 Wisconsin 보행 척도(Wisconsin Gait Scale: WGS)

대상	만성 편마비 환자
설명	Wisconsin 보행 척도(Wisconsin Gait Scale: WGS)는 임상적으로 보행과 관련된 14개의 관찰 가능한 변수들로 구성되어 있다.
설문 방법	치료사는 환자가 치료사에게 다가오거나 지나갈 때와 좌우로 움직일 때 보행을 관찰한다.
득점 설문 완성 시간 채점 시간 득점	5분 설문 완성 시간 각 항목의 점수는 각 검사에 제시되어 있다. 각 항목의 점수를 합산하여 총점을 산출한다.
해석	총점이 낮을수록 환자의 보행 기능이 높은 것이다
신뢰도	전체 득점에는 높은 일관성이 있다. 평가자 일관성에 있어서 피험자 사이에 4 보행 점수의 평균으로부터 가장 큰 편차는 피험자의 평균 총점의 26%이었다. 각 평가자의 총점은 보행훈련 전 또는 후에 다른 평가자의 총점과 유의한 차이가 없었다.
타당도	WGS의 평균 점수는 보행훈련 후에 유의하게 향상되었다. 흔듦기 시간 및 보장, 엉덩관절 폄, 디딤 넓이, 체중 이동에 있어서 훈련 전과 후 사이 평균 점수에 통계적으로 유의한 차이가 있었다 ($p < .05$). 뿐만 아니라 훈련 전 WGS 점수는 신체 기능척도인 건강상태 설문지(Health Status Questionnaire, HSQ)와 유의한 관계가 있었다. 따라서 WGS 점수에서 WGS에 대한 타당도가 1년 이상 된 뇌졸중 환자가 스스로 평가한 신체적 제한과 유의한 상관관계가 있었다.

보행 평가 척도

피검자가 관찰자에게 다가오거나 지나갈 때와 좌우로 움직일 때 보행을 관찰한다.

환측 다리의 디딤기

1) 손으로 쥐는 보행 보조기의 사용

1 = 보행 보조기를 사용하지 않음	
2 = 최소한으로 보행 보조기를 사용	좁은 지지면에서 작은 체중 이동을 위해서 선택적으로 사용
3 = 지지면을 넓히고 최소한으로 보행 보조기 사용	최소한으로 보행 보조기를 사용하지만, 체중을 앞으로 이동할 때 네발 지팡이의 다리가 흔들릴 수 있다. 건측 발과 지팡이 사이의 거리가 환측과 건측 발 사이의 거리보다 크다(넓은 지지면).
4 = 현저한 사용	보조기를 통해 체중 이동, 좁은 지지면
5 = 현저한 사용, 넓은 지지면	보조기를 통해 체중 이동, 넓은 지지면

2) 환측의 흔듦기 시간

1 = 동일	건측 한 다리로 서 있는 시간만큼 동일하게 환측 다리로 서 있다.

표 7-2 Wisconsin 보행 척도(Wisconsin Gait Scale: WGS)(계속)

2 = 동일하지 않음	건측 한 다리로 서있는 시간보다 짧은 시간 동안 환측 다리로 서 있다.
3 = 매우 짧음	건측 다리가 앞으로 나아가는데 필요한 최소의 시간밖에 환측 한 다리로 서 있지 못한다.
3) 건측의 보장	
1 = 스텝 스루(step through)	건측 발의 뒤꿈치가 명확히 환측 발가락 앞으로 놓여진다.
2 = 명확하지 않음	건측 발의 뒤꿈치가 환측 발가락 앞에 놓이지 못한다.
3 = 스텝 투(step to)	건측 발이 환측 발 앞에 놓여지지 못하고, 환측 발의 바로 앞이나 뒤에 놓여진다.
4) 보행 보조기를 이용한 또는 이용하지 않고 환측으로 체중 이동	
1 = 완전한 이동	환측 한 다리로 서 있는 동안 환자의 머리와 몸통을 환측 발위 측면으로 이동시킨다.
2 = 감소된 이동	환자의 머리와 몸통을 정중선 너머로 가로지르지만 환측 발 위로는 이동시키지 못한다.
3 = 매우 제한된 이동	환자의 머리와 몸통을 정중선 너머로 가로지르지 못하고, 환측 방향으로 최소의 체중만 이동시킨다.
5) 디딤 넓이(환측 다리의 발끝 떼기 전 두 발 사이의 거리로 측정)	
1 = 정상	두 발 사이의 거리가 한쪽 신발 넓이 정도
2 = 중등도	두 발 사이의 거리가 양쪽 신발 넓이 정도
3 = 넓음	발 사이의 거리가 양쪽 신발 넓이 이상
환측의 발끝 떼기	
6) 정지(환측 발을 앞으로 내딛기 전의 정지)	
1 = 없음	주저없이 바르게 앞으로 진행
2 = 약간	발끝 떼기 전에 약간 정지
3 = 뚜렷한 주저	발끝 떼기 전에 주저
7) 환측의 엉덩관절 폄(환자의 뒤 모습에서 둔부 주름이 관찰)	
1 = 동일한 폄	발뒤꿈치 밀기를 하는 동안 양쪽 엉덩관절이 동일하게 폄. 발끝 떼기를 하는 동안 바로 선 자세를 유지
2 = 약간 굽힘	양쪽 엉덩관절이 최소한 중립적으로 폄하지만, 환측의 폄이 더욱 작음
3 = 완전한 굽힘	발끝 떼기에서 체간은 앞쪽 굽힘되고 엉덩관절은 굽힘

표 7-2 Wisconsin 보행 척도(Wisconsin Gait Scale: WGS)(계속)

환측 다리의 흔듦기	
8) 초기 흔듦기 동안 외측 회전	
1 = 건측 다리와 동일	
2 = 회전 증가	환측 다리의 가쪽 돌림이 45° 미만이지만, 건측보다는 큼
3 = 뚜렷함	환측 다리의 가쪽 돌림이 45° 이상
9) 중간 흔듦기에 회선(환측 발뒤꿈치의 궤도가 관찰)	
1 = 없음	흔듦기 동안 환측 발이 건측 발보다 더 크게 모음하지 않음
2 = 중등도	흔듦기 동안 환측 발이 한쪽 신발 넓이 정도 모음함
3 = 뚜렷함	흔듦기 동안 한쪽 신발보다 더 크게 환측 발이 회선함
10) 중간 흔듦기에 엉덩이 들어 올리기	
1 = 없음	흔듦기 동안 골반이 약간 내려감
2 = 올림	흔듦기 동안 골반이 올라감
3 = 들어 올림	엉덩관절 굽힘이 실제로 나타나지 않고, 흔듦기 동안 바깥쪽 몸통 근육을 수축시켜 엉덩이를 들어 올림
11) 발끝 떼기에서 중간 흔듦기까지 무릎관절 굽힘	
1 = 정상	환측 무릎관절이 건측과 동일하게 굽힘
2 = 약간	환측 무릎관절이 건측 무릎관절보다 적게 굽힘
3 = 최소	환측 무릎관절의 최소 굽힘이 관찰(굽힘이 겨우 관찰)
4 = 없음	흔듦기 동안 무릎관절은 폄 상태를 유지
12) 발가락 끌림	
1 = 정상	흔듦기 동안 발가락이 지면에서 끌리지 않음
2 = 약간 끌림	흔듦기 시작 동안 약간 발가락이 끌림
3 = 현저함	흔듦기 대부분에 발가락이 끌림
13) 말기 흔듦기에 골반 회전	
1 = 앞	발뒤꿈치 닿기를 준비하기 위해 골반을 앞쪽 회전
2 = 중간	골반을 중립 위치에 놓은 상태에서 바로 선 자세
3 = 뒤	건측 골반 뒤로 환측 골반이 현저하게 뒤에 놓임

표 7-2 Wisconsin 보행 척도(Wisconsin Gait Scale: WGS)(계속)

환측 하지의 발뒤꿈치 닿기	
14) 초기 발 접지	
1 = 발뒤꿈치 닿기	발뒤꿈치를 지면에 처음 접촉
2 = 발바닥 닿기	발 전체에 체중을 실어 발을 지면에 착지
3 = 발뒤꿈치 닿기 부재	발가락이나 발 바깥쪽 연으로 발을 지면에 착지

*Pusher 증후군 평가

Pusher 증후군을 갖고 있는 환자에게는 편마비측 감각 손상으로 편측 시야결손인 반맹증, 고유 수용감각 이상, 자세 조절장애를 유발하는 체성감각 손상 등이 나타난다. 지각기능 이상으로는 측면 무시와 실인증이 있다. 인지 기능은 뚜렷한 기억력 손상과 주의력 감소로 인한 충동성(특히 좌측 편마비 환자), 통찰력이나 문제 이해력 소실, 실행증 등으로 감소한다. Pusher 증후군의 운동기능에서는 환측 하지의 굽힘 공동 운동 패턴의 우세와 동측 밀기가 나타나며, 건측의 폄 운동이 과도하게 나타난다. 자세에서는 환측에 체중부하가 증가되고 건측으로부터 몸통 쪽으로 체중이 이동되면서 머리와 몸통이 편마비측으로 기울어진다. 그리고 환자의 균형 감각은 정중선에 대한 방향 감각의 소실로 심하게 손상을 받는다. 실제로 환자들은 지지면 안으로 운동의 중심을 이동하려는 모든 시도에 대해 저항을 받는다. 즉 환자가 체중 이동을 시도하면 강력하게 뒤쪽으로 밀린다.

전형적으로 낙상에 대한 위험이나 공포를 느끼지 않고 체중을 지지할 수 있도록 조절하는 균형 감각 소실에 대한 자동적인 보상 작용이 없다. 보행의 디딤기 동안 환자들은 환측에 폄능력이 부족하다. 발을 내딛을 때 체중을 충분히 건측 다리로 이동시킬 수 없어 편마비측 다리는 흔듦기 동안 전형적으로 가위처럼 모음이 된다. 기능평가에서는 앉았다 일어서기와 이동에 장애가 발견되고 환자들은 보조 없이는 설 수 없는 경우가 많다.

*운동 평가 도구(Motor Assessment Scale)

뇌졸중 환자를 평가할 수 있는 완벽한 검사 방법을 찾기는 어렵지만 몇 가지 평가 방법이 있다. Carr와 Shepherd는 표 7-3의 운동 평가 척도(Motor Assessment Scale)를 개발하였다. 이 도구의 모든 항목은 6점이 최대 운동기능을 나타낸다. 득점 기준은 표 7-4에 제시되어 있다. 이런 기준에 의해 검사자는 6점 척도를 이용하여 매우 간단한 형태로 환자의 개선 정도를 평가할 수 있다.

뇌졸중 환자를 평가할 때 환자의 상태를 적절하게 반영할 수 있으면서 치료 진행을 평가할 수 있는 도구를 선택하는 것이 중요하다.

표 7-3 운동 평가 척도

운동 평가 척도

성명: _____

동작 측정지

날짜: _____

1. 바로 누운 자세에서 옆으로 누운 자세
2. 바로 누운 자세에서 침대에 걸터앉은 자세
3. 균형 있게 앉은 자세
4. 앉은 자세에서 선 자세
5. 걷기
6. 상지 기능
7. 손동작
8. 고급 손동작
9. 전신 긴장도

운동 점수지

0	1	2	3	4	5	6

견해(적용할 수 있다면)

_____
_____
_____
_____

표 7-4 득점 기준

1. 바로 누운 자세에서 완전히 옆으로 누운 자세	1. 스스로 옆으로 당긴다(시작 자세는 바로 누운 자세여야 하며, 무릎을 구부려서는 안 됨. 건측 팔을 사용하여 옆으로 누운 자세를 만들고, 건측 다리를 사용하여 환측 다리를 움직임). 2. 다리를 능동적으로 교차시켜 몸의 하위 1/2를 따라 움직인다(시작 자세는 위와 같음. 팔은 뒤로 남겨둠). 3. 한쪽 팔을 이용하여 몸을 가로질러 다른 팔을 들어 올린다. 다리는 능동적으로 움직이고 몸은 나무토막처럼 따라 움직인다(시작 자세는 위와 같음). 4. 능동적으로 팔이 몸을 가로지르고 몸의 나머지는 부분은 나무토막처럼 따라 움직인다(시작 자세는 위와 같음). 5. 팔과 다리가 움직이고 옆으로 구르지만 균형을 잃는다(시작 자세는 위와 같음. 어깨는 내밈, 팔은 굽힘). 6. 3초 내에 옆으로 구른다(시작 자세는 위와 같음. 손을 사용해서는 안 됨).
2. 누운 자세에서 침대에 걸터앉은 자세	1. 옆으로 누운 자세에서 머리를 옆으로 들어 올리나 일어서 앉을 수 없다(환자는 옆으로 누운 자세에서 보조를 받음). 2. 옆으로 누운 자세에서 침대에 걸터앉는다(치료사는 움직일 수 있도록 환자를 보조하고 전체적으로 머리를 조절함). 3. 옆으로 누운 자세에서 침대에 걸터앉는다(치료사는 침대 측면에서 다리를 보조함으로써 일어서도록 함). 4. 옆으로 누운 자세에서 침대에 걸터앉는다(보조를 받고 일어서지 않음). 5. 누운 자세에서 침대에 걸터앉는다(보조를 받고 일어서지 않음). 6. 누운 자세에서 10초 내에 침대에 걸터앉는다(보조를 받고 일어서지 않음).

표 7-4 득점 기준(계속)

3. 균형 있게 앉은 자세	1. 보조를 받아야만 앉는다(치료사가 보조하여 환자를 앉힘). 2. 10초 동안 보조 없이 앉는다(잡지 않고, 무릎과 발이 함께. 발을 바닥에 놓고 지지할 수 있음). 3. 보조 없이 체중이 앞으로 잘 유지되고 균등하게 분포된다(체중은 엉덩관절에서 앞쪽으로 잘 유지되고, 머리와 등뼈는 폄되고, 체중은 양측으로 균일하게 분포됨). 4. 보조 없이 앉는다. 머리와 체간을 돌려 뒤를 돌아본다(발을 바닥에 놓아 지지함. 다리를 외전하거나 발이 움직이지 않도록 함. 손을 넙다리 뒤에 놓고 움직이지 않도록 함). 5. 보조 없이 앉는다. 바닥을 만지기 위해 몸을 앞으로 숙이고, 다시 시작 자세로 돌아온다(발을 바닥에 놓아 지지함. 환자가 멈추어 있지 않도록 함. 발과 다리가 움직이지 않도록 하고, 필요하다면 환측 팔을 지지함. 손을 최소한 발 전방 10cm 바닥에 닿도록 함). 6. 보조 없이 등받이가 없는 의자에 앉는다. 바닥에 닿기 위에 몸을 옆으로 숙이고, 다시 시작 자세로 돌아온다(발을 바닥에 놓아 지지함. 환자가 멈추어 있지 않도록 함. 발과 다리가 움직이지 않도록 하고, 필요하다면 환측 팔을 지지함. 환자는 앞쪽이 아니라 측면으로 팔을 뻗어야 함).
4. 앉은 자세에서 선 자세	1. 어떤 방법이든지 치료사의 보조로 일어선다. 2. 보조로 일어선다(체중은 균일하게 분포되지 않고, 손을 이용해 지지함). 3. 일어선다(체중 분포가 균일하지 못하거나 손으로 보조). 4. 엉덩관절과 무릎은 폄한 채로 5초 동안 선 자세를 유지한다(체중 분포가 균일함). 5. 보조 없이 앉은 자세에서 일어선 후, 다시 앉는다(체중 분포가 균일함. 엉덩관절과 무릎의 완전한 폄). 6. 10초 내에 3회 도움 없이 앉은 자세에서 일어선 후, 다시 앉는다(체중 분포가 균일함).
5. 걷기	1. 환측 다리로 서서 반대쪽 다리를 이용하여 앞으로 걷는다(체중이 부하되는 엉덩관절은 신전해야 함. 치료사가 보조). 2. 한 사람의 보조로 걷는다. 3. 3m (10ft)를 혼자 걷거나 사람의 도움 없이 보조기를 사용한다. 4. 5m (16ft)를 15초 내에 보조기 없이 걷는다. 5. 10m (33ft)를 보조기 없이 걷고, 돌고, 바닥에 있는 작은 모래주머니를 잡고, 25초 이내에 되돌아온다(양 손을 사용할 수 있음). 6. 35초 동안 난간을 세 번 이상 잡지 않고, 보조기 없이 또는 사용하여 네 계단을 오르내림.
6. 상지 기능	1. 누워서 팔을 거상한 채로 팔이음뼈를 내민다(치료사는 팔꿈치를 폄 상태로 둠). 2. 누워서 2초 동안 팔을 거상하여 폄을 유지한다(치료사는 약간 가쪽 돌림. 팔꿈치는 완전 폄에서 20° 내로 유지해야 함). 3. 2단계에서처럼 이마에 손바닥이 닿도록 팔꿈치를 굽힘하고 폄한다(치료사는 아래팔 가쪽 돌림을 보조함). 4. 앉은 자세에서 2초 동안 팔을 90° 굽힘하고 팔꿈치는 폄을 유지한다(환자는 약간의 가쪽 돌림과 팔꿈치 폄 상태를 유지하도록 해야 함. 과도한 어깨관절 거상을 하지 않도록 함). 5. 앉은 자세에서 팔을 거상하여 10초 동안 유지하였다가 아래로 내려놓는다(환자는 약간의 가쪽 돌림으로 자세를 유지. 엎침이 되지 않도록 함). 6. 서서 벽에 손을 댄다. 몸을 벽 앞쪽으로 옮기는 동안 팔의 자세를 유지한다(편평한 손바닥을 벽에 대고 팔을 90° 벌림).

표 7-4 득점 기준(계속)

7. 손 운동	1. 앉은 자세에서 손목을 편한다(치료사는 테이블 위에 아래팔을 두고 앉도록 함. 치료사는 환자의 손바닥에 원주형 물체를 놓음. 손목을 펌으로써 물체를 테이블 위로 올리라고 함. 팔꿈치가 굽힘되지 않도록 함).
	2. 앉은 자세에서 손목을 노뼈쪽으로 기울인다(치료사는 전완이 회내-회외가 중위가 되도록 함. 즉 자뼈쪽은 편안히 하고, 아래팔과 같은 선에 엄지가 있고 손목은 펌. 손바닥은 공을 잡도록 함).
	3. 앉은 자세에서 아래팔을 엎침과 뒤침한다(팔꿈치는 지지되지 않고 90°. 3/4 범위가 수용됨).
	4. 두 손을 앞으로 뻗어 직경 14cm (5in.)의 공을 집어 내려놓는다(팔을 완전히 신전하여 환자 앞에 있는 테이블 위에 공을 둠. 어깨는 내림, 팔꿈치는 펌, 손목은 중위 또는 펌. 손바닥은 공에 닿아 있음).
	5. 테이블 위에 있는 폴리스티렌 컵을 잡고 몸의 반대 방향을 가로질러 테이블 위에 놓는다(컵 모양을 교체하지 않도록 함).
	6. 10초 내에 14번 이상 엄지와 각 손가락을 지속적으로 대립시킨다(각 손가락은 엄지를 교대로 두드림. 검지손가락에서 시작. 한 손가락에서 다른 손가락으로 엄지가 미끄러지거나 다시 돌아오지 않도록 함).
8. 고급 손동작	1. 펜의 끝을 집고 다시 내려놓는다(환자는 팔을 앞으로 뻗고, 펜의 끝을 집고, 몸 가까이 테이블 위에 내려놓음).
	2. 컵에 있는 콩 모양 젤리 과자 한 개를 집어 다른 컵에 넣는다(찻잔에 8개의 콩 모양 젤리 과자가 담겨 있음. 두 개의 컵은 팔 길이에 있어야 함. 왼쪽 손으로 오른쪽 컵에 있는 콩 모양 젤리를 집어 왼쪽의 컵에 놓음).
	3. 20초 이내에 10회 수평선을 그려 수직선 끝에 닿도록 한다(최소한 5개의 선이 수직선을 닿아야 함).
	4. 펜을 잡고, 종이에 빠르게 연속적인 점을 그린다(환자는 5초 동안 1초에 최소 한 두 개의 점을 그려야 함. 펜을 집고 보조 없이 자세를 취함. 쓰는 것처럼 펜을 잡음. 선을 치지 않고 점을 그려야 함).
	5. 입에 유동식 디저트 스푼을 가져간다(머리가 스푼 쪽으로 내려가지 않도록 함. 유동식을 흘리지 않도록 함).
	6. 빗을 잡고 머리 뒤의 머리카락을 빗질한다.
9. 전신 긴장도	1. 신체를 조절할 때, 이완과 처짐으로 저항이 나타나지 않는다.
	2. 신체 일부분을 움직일 때, 약간의 반응이 느껴진다.
	3. 다양하다. 때로는 이완, 때로는 정상적인 긴장, 때로는 과긴장.
	4. 일정한 정상 반응을 보인다.
	5. 전체 시간 중 50% 정도가 과긴장이다.
	6. 거의 대부분 과긴장 상태이다.

4. 치료

신체적 기능을 증가시키는 것은 뇌졸중 이후에 삶의 질에 중요한 역할을 한다. Duncan (2003)의 연구는 저하된 신체적 능력이 뇌졸중 이후에 삶의 질에 엄청난 영향을 준다고 했는데, 그 중 손 기능의 손실이 가장 불능적이라고 보고하였다.

뇌졸중 후의 재활에서 가장 일반적으로 쓰여지는 치료 중의 하나는 보바스 접근 또는 신경 발달 치료이다. 이 접근은 정상적인 움직임을 격려하거나 촉진하고 비정상적인 패턴은 억제하는데 중점을 두는 것이다. 보바스 치료를 사용하는 많은 숙련된 치료사들은 운동 학습 원리를 적용하고 기능적인 활동을 하는 동안 여러 기술들을 수행한다. 보바스 접근은 환자가 활동을 성취하기 위해 그들 자신이 가지고 있는 근력과 운동 패턴을 사용하도록 하는 대신에 정상적인 움직임의 재획득에만 너무 포괄적으로 집중을 한다는 비판도 있다. 하지만 이것이 효과적이지 못한 접근이라는 증거 또한 없다. 보바스 방법에 고용되어 있을지도 모를 훈련 방법과 여러 가지 기술들 때문에 연구자들은 이 방법에서 통제된 연구를 수행하기 어렵다는 것을 알아냈다.

뇌졸중 중재에 사용되는 다른 일반적인 방법들은 고유 수용성 신경근 촉진법(PNF), Brunnstrom, Rood, Johnstone 그리고 Ayres가 개발한 접근들이다. 보바스 방법과 같이 이런 전략들에 대한 효과나 비효과는 통제된 조사 연구에 의해 지지되지 않았다. 뇌졸중 재활에 자주 사용되는 양식들은 기능적 전기자극(FES), 신경근 전기자극(NMES)과 바이오피드백이다. FES는 걷기 능력과 같은 기능적인 움직임을 증가시키기 위해 특별히 전기자극을 사용하는 것을 말한다. NMES는 근력이나 관절 가동 범위 또는 특별히 근육 안의 변화를 일으키기 위해 사용되어지는 전기자극을 말한다. 특히 어깨뼈위팔관절의 하부 탈구를 줄이고 어깨의 가쪽 돌림의 수동관절 범위를 증가시키는데도 NMES의 사용은 도움이 된다.

최근 검토된 연구는 뇌졸중 환자를 위한 가장 효과적인 방법의 신체적 재활은 과제 지향적이고 환자가 반드시 일상생활에서 성취할 수 있는 특정한 과제들을 연습하는 것이 중요하다는 것을 알게 되었다. 과제 지향적인 접근은 학습이 목표 지향적이라는 개념에 근거를 둔다. 비록 과제 지향적 접근이 직접 해보는 활동을 방해하지는 않지만 그것은 환자가 시도와 오류를 포함하는 어떤 탐구 과제에 참여해야 한다는 것을 의미한다. 과제 지향적인 접근에 기본을 둔 한 가지 특별한 방법은 운동 재학습 프로그램이다. 최근의 연구는 이 방법이 급성 뇌졸중을 가진 환자에서 운동 기능 향상이 일상생활 수행능력을 향상 시키는데 효과적일 수 있다는 것을 증명하였다.

뇌졸중으로부터 온 마비는 기능적인 제한과 관련이 있기 때문에 근력 훈련은 뇌졸중 후의 재활에 적절한 중재이다. 여러 연구들은 근력 훈련과 과제 지향적 기능 훈련 양쪽 다 참가한 환자들에게 기능적인 향상이 있었음을 증명하였다.

뇌졸중 환자들의 재활을 위해 개발된 몇몇 새로운 중재들은 특정한 손상이나 기능적인 제한에 중점을 두고 있다. 이 중 하나가 통제-유도(constraint-induced) 치료로 통제-유도 동작 치료나 강요된 사용 등으로 알려져 있다. 이 중재는 상지의 편마비에 중점을 두고 있다. 손상된 팔의 사용을 촉진시키기 위해 슬링이나 장갑과 같이 억제시키는 장치를 건측 상지에 적용시킨다. 이러한 방법은 손상된 손목과 손가락들을 펼 수 있는 약간의 능력을 가진 환자들에게서 더욱 성공적이었다. 활동적인 움직임이 적은 환자들에게는 덜 성공적이었지만 향상은 여전히 가능하다.

걷기 능력을 중점으로 하는 중재는 체중지지 트레드밀 훈련(Body-Weight-Supported Treadmill Training; BWS-TT)이다. 이 중재에서 어떤 환자들의 체중은 머리 위의 장치에 부착되어 있는 슬링을 이용하여 지지된다. 그 다음 환자는 트레드밀 위에서 보행훈련을 수행하는데 도움을 받는다. 무작위로 시도된 연구들은 BWS-TT가 보행에서 인내력을 증가시키는데 도움을 줄 수 있다고 나타났고, 더 나아가 체중지지 없이 트레드밀 위에서 하는 보행훈련이 걷기 능력을 향상시킴을 보여주었다.

뇌졸중 후에 손상과 기능적 제한을 줄이는데 도움이 되는 최근의 연구에는 로보틱 훈련과 가상현실의 이용이다. 이런 분야들의 연구가 계속됨에 따라 이런 중재들은 현재의 물리치료 실행에 부가되어 가치 있는 것으로 증명되어질 것이다.

7-2 파킨슨

1. 원인

진전 마비라고도 알려진 파킨슨병(Parkinson's Disease, PD)는 65세 이상 노인의 약 1%에 영향을 미치는 진행성 신경 퇴행병으로 인구의 노령화로 증가될 것으로 예상된다. 예를 들면 파킨슨병은 2013년 현재 우리나라 인구 100,000명당 53.1명의 발병률을 보이면서 그 수는 해마다 증가하는 추세이고(국민 건강 보험 공단, 2017), 미국은 해마다 1만 명 정도의 유병률을 보이고 있으며, 향후 10년 안으로 이 숫자는 세 배 또는 네 배로 늘어날 것으로 예측된다. 유럽에서의 연간 발생 건수는 인구 십만 명당 5명에서 345명의 범위까지이며, 남성과 여성이 동등하게 영향을 받는다.

파킨슨병은 흑색질에서 유색의 신경세포의 감소로부터 일어나는데, 이것은 신경전달물질인 도파민의 생산을 감소시킨다. 그 결과로 오는 운동장애는 진전, 강직, 운동완만 그리고 자세의 불안정을 특징으로 한다. 진단은 증상과 징후의 관찰로 내려지고 단일광자 방출단층촬영(SPECT) 뿐만 아니라 광자 방출단층촬영(PET)에 의해서도 관찰된다. MRI와 CT는 다른 질병들과 파킨슨병을 구별하는데 유용하게 사용될 수 있다. 임상적인 발현에서 파킨슨병과 비슷한 징후를 보이는 질환을 파킨슨적 징후 또는 파킨스니즘(parkinsonism)이라고 부른다. 파킨스니즘은 노인에서 기능 손상의 빈번한 원인이다. 진단은 네 가지의 징후인 휴식 시 진전, 운동 상실, 강직 그리고 비정상적인 자세를 기본으로 한다. 파킨스니즘은 파킨슨병에 의해 일어나기도 하고 다른 신경 퇴행성 질병의 임상적인 출현의 한 부분일 수도 있다.

2. 임상 증상

파킨슨병의 징후와 증상은 병의 단계에 따라 다양하다. 초기 단계는 진전(종종 한쪽)과 피로감을 포함한다. 중간 단계는 진전, 여러 단계의 강직, 운동완만, 그리고 자세 변화와 불안정을 포함하고, 환자는 돌보는 사람으로부터 보조를 필요로 할 수도 있다. 파킨슨병의 마지막 단계는 환자가 움직임과 일상생활 활동을 수행하는데 절대적인 도움이 필요하고 광범위한 운동 질환을 포함한다. 인지적 변화(우울증, 치매) 역시 흔하게 파킨슨병과 동반한다(표 7-5).

진전은 휴식할 때 나타나고 환자가 움직이려 할 때나 잠잘 때 대부분 사라진다. 흔하게 관찰되는 반복적인 손가락의 운동을 나타내는 용어를 "환약말이(pill-rolling)"라고 한다. 임상적으로 파킨슨 환자들은 느리게 움직이고 연속적이지 않은 가속으로 움직이는데, 이런 운동완만은 병의 초기 단계에서 자주 보여진다. 또한 완전한 운동의 손실(운동 불능)도 일어날 것이다. 파킨슨 환자는 특정한 자세에서 '얼어붙는' 상태가 될 수 있고, 그 후 자연적으로 다시 움직이기 시작한다. 강직은 구축의 발달, 고정적인 후만증 그리고 골반 운동의 감소와 연결되어 있다. 자세적 불안정은 위에서 말한 근골격의 변화뿐만 아니라 중추신경계의 병인을 가장 많이 반영한다.

표 7-5 파킨슨병 단계 척도(Hohn and Yahr Scale)

단계	질병 상태
0단계	질병의 증상이 없음
1단계	환측의 질병
2단계	균형의 손상이 없는 양측의 질병
3단계	가벼운데서 부터 중증의 양측 질병, 어느 정도의 자세적 불안정, 신체적 독립
4단계	극심한 장애, 아직 도움 없이 걷거나 설 수 있음
5단계	도움이 없으면 휠체어 또는 침상 생활

3. 평가

Schenkman과 Butler는 파킨슨병 환자들을 평가하는 방법을 개발했다(표 7-6). 이 모델은 파킨슨병 환자를 평가하는 지침으로 사용된다. 치료사는 진전, 경직, 운동저하, 자율신경계 손상과 같은 신경계의 직접적인 효과를 평가하는 것으로 시작할 수 있다. 또한 손상의 간접적인 영향으로 유연성, 근력, 폐활량과 같은 근골격계의 변화가 나타날 수 있다. 그리고 직접적인 영향과 간접적인 영향이 결합된 복합적인 결과로 큰 손상이 초래된다.

특징적인 증상들에 대한 임상적인 평가 예로 먼저, 진전은 간헐적으로 작게 또는 한 관절에서만 나타나기 때문에 간과될 수 있다. 이처럼 진전은 평가하기 어렵기 때문에 치료사는 환자에게 팔을 자신의 다리 위에 올려놓은 상태로 앉도록 한다. 그 다음 환자에게 100에서 2까지 거꾸로 수를 세도록 한다. 이런 활동으로 환자가 스트레스를 받게 되면 안정 시 진전이 나타나므로 치료사는 진전을 관찰할 수 있다.

운동 완서(bradykinesia)의 좋은 검사법은 환자에게 양손을 자신의 무릎 위에 놓고 앉도록 한다. 그리고 환자에게 가능한 빨리 아래팔의 엎침과 뒤침을 시키도록 한다. 한쪽 측면만 침범된 경우에는 이환되지 않은 부분부터 검사를 실시한다. 이 검사를 위해서는 최소한 20초 동안 환자가 이 동작을 실시해야 한다. 처음에는 두드러진 손상을 찾아내기 어려울 수 있다. 그러나 3~4초 후 움직이는 범위가 작아지고 완전하게 손을 뒤집는 것이 어렵게 되거나, 전체적인 움직임이 느려지는 것이 관찰되면 운동 완서를 확인할 수 있다. 손의 자세는 환자 뒤나 앞에 서서, 양 손목을 쥐거나 양손을 악수한 채 위로 올렸다 내렸다 해보면서 검사한다. 만일 악수하는 동안 일반적인 느슨함이나 엄지손가락의 대립 동작을 할 수 없으면 이환 초기 단계라고 할 수 있다. 병이 진행될수록 환자들은 손가락이 모음되면서 손허리뼈의 굽힘과 손가락뼈의 폄, 그리고 자뼈 편위가 나타난다. 매우 진전된 경우에는 손목이 굽힘과 엎침 상태로 뒤틀어질 수 있다.

경직은 목과 몸통, 팔, 다리에서 평가해야 한다. 경직 평가는 환자를 이완시켜 긴장하지 않은 상태에서 간단하게 관절가동 범위 내에서 움직임을 살펴보는 것이다. 그리고 저항이나 긴장을 주시한다. 정상적인 근육의 움직임은 부유하듯 자유로워야 한다.

파킨슨병 환자의 보행 변화는 특별한 주의가 필요하다. Murray 등은 정상 보행과 비교했을 때 파킨슨병 환자의 보행에는 큰 변화가 있다고 보고하였다. 이런 변화로 다음과 같은 것들이 있다. 보장(step length)의 감소, 넓은 활보폭(stride width), 선 자세에서 무릎 굽힘 증가(장애 정도에 따라 경도 3°, 중등도 6°, 중증도 12° 굽힘), 편안하게 걸을 때 굽힘-폄의 평균 총 크기 감소, 편안한 보행 속도에서 가슴안과 골반의 동시 회전, 발뒤꿈치 닿기 시에 바닥과 발뒤꿈치 각도 감소(정상 각도는 21°-16°, 파킨슨병 환자는 11°-6°) 등이다.

표 7-6 파킨슨병 환자를 위한 문제, 해석, 목표의 예

문제	과제	설명	해석	목표
보행	18초에 7.6m 이동(18걸음)	작은 걸음, 뒤꿈치 닿기 감소, 체중지지 순간부터 발끝 밀기까지 왼쪽 무릎 굽힘, 왼쪽팔의 흔듦기 부재	왼쪽 무릎과 발목의 관절가동 범위 제한으로 인한 문제, 운동프로그램과 계획의 결함으로 인한 몸통 및 팔다리의 경직과 함께 몸통 회전의 감소	10초 내에 7.6m 이동(12걸음), 뒤꿈치 닿기, 발끝 밀기, 몸통 회전, 팔 흔듦기 개선
침상 가동성 (누운 자세에서 앉은 자세로)	7초 동안 완전히 과제를 수행	몸통 회전과 어깨로부터 골반 분리가 어려움, 균형을 잃는 것에 대한 두려움	체간의 가동 범위 제한, 경직, 평형성 손상으로 인한 문제	2초 동안 완전히 과제를 수행, 골반으로부터 팔이음뼈의 분리와 함께 몸통 회전의 향상
이동(낮은 치료 테이블에 앉은 자세에서 선 자세로 이동)	10초 동안 앉은 자세에서 서기	골반의 앞쪽 경사와 앞으로 구부리기의 어려움, 팔 굽혀 펴기의 과도한 사용	허리뼈-골반 가동성의 결함, 경직, 운동 프로그램과 계획의 어려움으로 인한 문제	골반의 앞쪽 경사와 앞으로 구부리기, 손의 사용을 줄여 5초 내에 과제를 수행
엉덩관절 가동 범위 감소	하지폄 올림 (왼쪽 다리: 0~50°, 오른쪽 다리: 0~45°) 안쪽 돌림 (왼쪽 다리: 0~25°, 오른쪽 다리: 0~30°)		경직과 부적절한 자세로 인한 문제	엉덩관절의 정상 가동 범위
경직		중등도	질병의 일차적인 손상으로 인한 문제	관절가동 범위 증가를 위한 경직의 자가-이완

4. 치료

파킨슨병의 중재는 대개 비약물학적 그리고 약물학적 치료를 결합한다. 비약물학적인 치료에는 여러 가지 치료(물리적, 직업적, 그리고 언어적)들과 환자의 독립과 환자를 돌보는 사람의 훈련을 강조하는 것을 포함하는 다각적인 접근을 포함한다. 노화와 관련된 근골격계의 변화가 앞으로 나온 머리, 증가된 등뼈 뒤굽음, 골반의 뒤쪽 경사 그리고 느리고 발을 끌며 걷는 걸음과 같은 파킨슨병에서 전형적으로 보여지는 변화와 혼동되지 않아야한다. 대신에 파킨슨병은 통합된 파킨슨병 측정 척도와 같은 적절한 장치를 사용하여 객관적으로 평가되어야 한다(표 7-7).

표 7-7 파킨슨병 평가

작업치료			
상지 기능		**일상생활 활동**	
1. 동심원 그리기	a. 30초 동안의 그린 개수 b. 원의 크기(수초 내에) c. 선의 질	1. 옷 입기	a. 셔츠 입기 b. 세 개의 단추 채우기 c. 신발 신기 d. 신발 끈 매기
2. 손가락 굽힘과 폄 교대운동 　 10초 내에 반복 횟수		2. 이동하기 (수 초 내에)	a. 선 자세에서 눕기 b. 누운 자세에서 서기 c. 선 자세에서 앉기 d. 앉은 자세에서 서기
3. 쥐는 힘		3. 움직이기 (수 초 내에)	a. 바로 누운 자세에서 엎드린 자세로 구르기 b. 선 자세에서 360° 돌기 c. 문열기/들어가기
4. 서명: 시간, 읽기 쉬움			d. 층계 올라가기/내려가기
물리치료			
근육 긴장		**균형**	
1. 가슴근 – 능동 범위 2. 오금근 – 수동 범위 3. 엉덩관절 굽힘근육 – 수동 범위 4. 엉덩관절 모음근 – 수동 범위 왕복 운동(30초 내에 반복) 1. 눕기 2. 걷기 3. 걷다 멈추기: 초/15m		1. 반대 팔과 다리로 네발기기 자세 균형, 5초 2. 한 발로 서기, 5초 3. 전진(환자를 앞으로 밀기) 4. 후진(환자를 뒤로 밀기) 자세 1. 서기　　a. 앞 – 뒤 　　　　　　b. 측면 2. 걷기 3. 바로 눕기	

표 7-7 파킨슨병 평가(계속)

I 단계:	ROM, 상호작용, 가동성을 위한 준비 운동
	매트 운동: 교각, 체간 회전, 다리를 옆으로 들기, 상호 운동 평행봉: 무릎 구부리기, 다리를 옆으로 들기, 균형 잡기 자전거/활차
II 단계:	가동성과 균형을 위한 활동
	모든 관절에서 ROM 운동, 안면 근육운동
	정적 · 동적 균형 : 호키포키(Hokey Pokey), 앨리켓(Alley Cat)
III 단계:	협조성과 사회성을 위한 활동

1주: 호흡을 위한 특별한	얼굴과 입술을 위한 특별한 운동
앨리켓(Alley Cat)	
원반 밀어치기 놀이(Shuffleboard)	뜨거운 감자
원반던지기(Frisbee)	악기 연주
	틱택토(Tic-Tac-Toe)
2주: 호키포키(Hokey Pokey)	소그룹 a : 앨리켓(Alley Cat)
볼: 서로 튀기기, 던지기, 차기, 건네기,	솜뭉치 불기
받기, 해변용 볼	박수치기
	소그룹 b : 개인 과제, 인지 과제, 추적
3주: 오자미 던지기	편자
앉은 자세에서 건네기: 머리 위, 옆	뜨거운 감자
4주: 호키포키(Hokey Pokey)	팔, 손을 위한 특별한 운동
볼링	왕패싱(Wang passing)
	야구

그리고 때때로 임상적인 평가는 운동 질환을 더욱 쉽게 추적할 수 있는 비디오 판독을 사용하기도 한다.

1) 비약물적인 관리

치료 중재는 가능한 질병의 상태가 초기 일 때 시작해야 한다. 연부조직의 구축과 관절가동 범위의 손실, 폐활량의 감소, 우울증, 다른 사람에게 의존하는 습관을 피하는 것은 파킨슨병 환자의 삶의 질을 향상시킨다. 중재는 환자의 현재 질병의 단계에 근거하여 목표 지향적이어야 하고 개인별로 맞춰져야 한다. 이완운동은 강직을 줄이는데 유용할지도 모르며, 근력 강화 운동이 낙상을 방지하는데 도움을 줄 수 있다.

스트레칭과 능동적 관절가동 운동 훈련은 필수적이고 환자는 기능적인 자세 유지 향상을 촉진시키는 가정용 운동프로그램을 제공받아야 한다. 수동적인 근육 스트레칭은 물리치료에 사용되는 또 다른 방법이다. 이완을 위한 가장 효과적인 스트레칭은 환자의 보호 반응을 감소시킬 수 있도록 지지하는 자세로 하는 것이다. 따라서 바로 누운 자세 또는 옆으로 누운 자세에서 스트레칭을 시작한다. 특별한 스트레칭을 요하는 부분은 다음과 같다.

① 곧은 허리뼈 유지를 위한 허리폄

② 골반의 가쪽 굽힘과 돌림

③ 뒤넙다리근과 발바닥 굽힘

④ 목뼈 및 가슴뼈 폄과 돌림, 그리고 가쪽 굽힘

⑤ 엉덩관절 폄과 가쪽 돌림 그리고 벌림

⑥ 팔굽관절 폄과 뒤침

⑦ 손가락 굽힘과 폄

호흡과 인내력 운동은 폐와 유산소 능력을 유지하는데 도움을 줄 수 있다. 이것은 파킨슨병 환자가 폐렴과 같은 폐의 합병증이 높기 때문이다. 균형, 이동 그리고 보행 활동(체중 이동 포함) 또한 추천된다.

균형 운동은 스스로 유도됨과 외부적인 이동뿐만 아니라, 다양한 속도에서 보상적인 걸음의 반복적인 훈련을 포함해야 한다. 기대기, 뻗기 그리고 입기와 같은 과제에서 환자를 돕기 위하여 스스로 유도된 이동이 필요하다. 만약 환자가 군중 속에서 걷고 있거나 평평하지 않거나 친밀하지 않은 지역에서 이동하려고 시도할 때 외부의 도움을 통한 이동이 기대될지도 모른다.

이동 훈련은 환자가 합리적으로 기대할 수 있는 활동들에 중점을 두어야 한다. 최소한 침상 움직임과 이동, 의자와 변기 이동 등이 고려되어야 한다. 능동적인 몸통과 골반 회전의 제한은 침상에서 파킨슨 환자의 움직임을 방해할 것이다. 광택이 곱고 부드러운 면직물이나 침상 이불 등은 마찰로부터 움직임의 저항을 줄일 것이다. 전기로 열을 공급해 주는 매트리스는 덮는 이불의 무게를 줄여줌으로써 움직임을 쉽게 할 것이다. 만약 파킨슨 환자가 독립적으로 이동의 수행을 배울 수 없으면 편의 시설들이 고려되어야 한다. 예를 들면 침대 난간이나 공중 그네, 들어 올리는 사슬, 팔이 달린 변기 등이 포함된다.

앉았다 일어서기와 같은 특별한 훈련이 특정 이동의 수행에 필요한 파킨슨병 환자의 능력을 향상시킬 수 있다. 최근의 연구에서는 앞정강근의 활성화를 위해 앉았다 서기 수행능력을 향상시킬 수 있을 것이라고 보고하였다. 그러나 파킨슨병 환자는 이동을 수행하는데 타인의 도움이 필요할 것이다. 주의 깊은 교육과 인도된 연습은 학습 경험의 효과적인 이행을 보장하는데 도움이 될 것이다.

보행훈련은 근골격계 제한에 중점을 두어야 한다. 파킨슨병 환자는 발목 등쪽굽힘, 무릎 굽힘과 폄, 한 걸음의 길이, 엉덩관절 폄과 돌림이 제한되는 경향이 있다. 관절가동과 연부조직 스트레칭은 관절가동 범위를 증가시키고 보행을 증가시키는데 효과적일 수 있다. 파킨슨병 환자를 위

표 7-8 FLEWITT-HANDFORD 운동

1. 다리를 펴고 앉은 자세. 교대로 발가락과 발과 무릎을 굽힘/폄한다.
2. 무릎을 세우고 바로 누운 자세. 양쪽 측면으로 무릎을 구부린다.
3. 누운 자세. 바닥에서 각 발을 들고 교대로 엉덩관절과 무릎관절을 굽힘/폄한다.
4. 평행봉이나 무거운 의자
   a. 높은 발걸음을 한다.
   b. 무릎을 쭉 펴고 뒤로 기대지 않은 상태에서 교대로 발을 배측굴곡한다.
   c. 오른쪽 다리 앞에 왼쪽 다리를 교차시키며 바닥에 발뒤꿈치가 먼저 닿도록 한다. 반대로도 실시한다.
   d. 체육관이라면 평행봉에서 옆으로 위와 아래로 걸으며 체중을 이동하는 연습을 해야 한다. 그리고 서로 다리를 교차하며 다시 실시한다.
5. 평행봉이나 의자에서 바로 서서, 발끝 밀기에서 발뒤꿈치 닿기까지 한 걸음 걷기를 양발 교대로 실시한다. 엉덩관절을 폄시키면서 똑바로 발뒤꿈치가 닿도록 주의한다.
   걸을 때, 발뒤꿈치가 먼저 닿을 수 있도록 학습해야 한다. 많은 환자들은 보행할 때 고정된다. 스스로 자신의 몸을 후방으로 흔들어 체중을 발뒤꿈치로 이동시키면 쉽게 이동할 수 있다. 옆이나 뒤로 발걸음을 옮기더라도, 전방으로 다시 이동할 수 있다.

한 포괄적인 보행훈련 프로그램에서 몸통의 움직임(회전)과 상지의 관절가동 운동을 포함시키는 것이 중요하다. 율동이나 음악은 움직임을 촉진시키나, 케인이나 워커 같은 보조 장비의 사용은 파킨슨 환자에게 항상 적합하지는 않다. 때때로 보조 장비의 사용은 가속보행을 증가시키거나, 균형이나 협응과 관련한 문제들을 악화시킬 수 있다. 그리고 훈련을 통해 발생될 수 있는 과도한 근골격계의 스트레스와 낙상은 피해야 한다. 왜냐하면 골다공증과 같은 상태에서는 환자가 손상당하기 쉽기 때문이다.

보행과 관련하여 가장 잘 알려진 프로그램은 Flewitt-Handford 운동이다. 이 운동은 파킨슨병 환자들의 보행 능력을 향상시키기 위해 개발되었다. 이 운동의 개발자는 보행을 전방으로의 진행과 균형을 조절한 적응의 결과라고 생각했다. 파킨슨병 환자들은 추진력은 많이 갖고 있지만, 제동 기전이 부족하다. Flewitt-Handford 운동은 발뒤꿈치 닿기를 재교육하고, 체중 이동을 향상시키고, 엉덩관절과 무릎관절의 운동을 증가시키고, 하지의 경직을 예방하도록 고안되었다(표 7-8).

파킨슨병 환자의 일차적인 문제는 운동 계획의 어려움이다. 침상에서 나오는 이동과 화장실로 걸어가기와 같은 복잡한 과제는 단순한 요소로 분리되어야 한다. 즉 환자나 환자를 돌보는 사람에게 언어적 그리고 신체적 신호는 기능과 움직임의 전반적인 목표를 성취하기 위해 여러 가지의 단순 과제들의 완료로 지향되어야 한다. 그러나 환자를 돌보는 사람에 의해 강요된 스트레스, 피로, 걱정이나 조바심 등은 파킨슨병 환자와 관련된 "정지(freezing)"를 악화시킬 수 있다.

파킨슨병 환자를 검사하거나 중재를 계획할 때 연령과 관련된 변화들을 반드시 고려해야 한다.

예를 들면, 노인 환자는 눈부신 빛에 더 민감하고 깊이를 판단할 때 대조적인 색이 유익하다. 이것은 특히 계단에서 보행훈련같은 활동을 할 때 명백하다. 파킨슨 환자는 후각의 감소나 상실, 글쓰기의 어려움이나 읽기의 불가능 그리고 수면 패턴의 변화가 나타날 수 있다.

특징적인 비약물적 중재는 바이오피트백, 고유 수용성 신경근육촉진 등이 포함된다. 스트레칭, 능동적 관절가동 운동과 근력 운동은 안전을 강조해야 한다. 환자는 초기에 완전히 지지된 상태에서 위치해야 하고 점차 지지되지 않은 자세로 이행한다. 이에 더해, 척추의 움직임은 몸통 근육이 늘어나는 것을 포함한 완전 정상 가동 범위를 지향해야 한다. 파킨슨병 환자는 정상 활동들을 수행하는데 독립성의 손실 때문에 욕구 불만을 경험할 것이다. 이는 증상이 악화됨에 따라 사회적 회피로 이어질 수 있다. 사회적 회피는 얼굴 표정의 연관성과 관련될 수 있는데, 파킨슨병 환자의 전형적인 "마스크" 얼굴로 지속적인 눈꺼풀의 닫힘, 불명확한 말 그리고 침 흘림을 포함한다. 침 흘림은 앞으로 나간 머리 자세와 혀와 삼킴의 기능장애를 표출하는 언어치료를 사용함으로써 교정될 수 있다. 언어치료는 또한 목소리의 성량과 흡기 근육의 근력을 향상시키는데 도움을 준다. 식사 전에 20-30분 간 얼음 조각을 빠는 것은 삼킴에 도움을 주고 기침과 목이 막히는 것을 줄이는데 도움을 줄 수 있다.

환자 교육은 파킨슨병 환자 치료에 매우 중요한 요소이다. Parkinson's Disease Foundation은 파킨슨병 환자와 그 가족들에게 정보와 도움을 제공하는 훌륭한 단체이다. 이 단체는 'Get up and Go'라는 운동 비디오테이프를 만들어 환자들에게 재미있고 흥미롭게 재활 프로그램을 실시할 수 있도록 도움을 주고 있다.

2) 약물적 관리

파킨슨병의 약물적 관리는 도파민 대체[carbidopa와 levodoap를 결합한 Sinemet와 bromocriptine (Parlodel)]와 같이 후시냅스 부분에서 활동하는 도파민성 약물과 같은 항콜린성 약물을 포함하는 신경보호 약물(추가적인 도파민성 세포의 죽음을 막는데 도움을 주는 약물)을 포함한다. 그리고 의심되는 파킨슨병을 실험하기 위해 사용될 수 있는 약물은 항바이러스성 약물[amantadine (Symmetrel)]로 이것은 도파민성과 항도파민성 성질을 가지는 것으로 알려져 있다.

파킨슨 질환에 사용되는 약물은 재활을 방해하는 수많은 부작용을 가지고 있다. 오심, 구토, 혼란, 가벼운 두통, 저혈압 그리고 운동 불능은 흔하지 않는 임상적인 징후들이다. 특정 약물에서 임상적인 문제들을 야기할 수 있는데, 예를 들어 Sinemet와 Parlodel은 환상과 생생한 꿈, 다리 경련 그리고 낮 동안의 졸음을 일으킬 수 있다고 하였고, levodopa는 '작동-비작동(on-off)' 증상과 연관이 있고 복용량이 증가함에 따라 약 효과가 떨어지기도 한다. 또한 다음 투약에 가까워질 때 운동 수행이 악화되기도 한다. 이런 levodopa의 제한 때문에 어떤 임상의들은 이것의 사용을 지연시키고, selegiline과 같은 약물의 시작을 선호한다. 일반적으로 질병이 진전됨에 따라 적당한 투약량을 찾기가 어려워져 환자는 과하게 또는 적게 투약하게 될지도 모른다.

3) 수술적 중재

보고된 결과에 따르면 수술적 중재는 다양하다. 특정한 기술로는 대뇌 바닥핵의 입체 공간적인 수술, 시상 절개, 시상의 수술적 절개(진전을 감소시킨다고 보고됨), 만성적 시상 자극 그리고 창백핵 절단술, 창백핵의 수술적 절개(진전보다 운동완만을 완화시킨다고 보고됨) 등을 포함한다. 환자는 분명히 시상 절개와 창백핵 절단술로 항 파킨슨병 약물과 관련하여 감소된 운동실조를 보인다. 몇몇 국가에서 태아의 연부조직 이식 시술이 행해져 왔지만 다른 국가들에서는 금지되었다. 태아와 다른 세포 유형의 이식 기술은 다양한 연구와 발전 단계에 있다.

7-3 말초신경병증

1. 원인

말초신경병증은 이것이 신경축삭이나 수초 그리고 손상된 신경에 영향을 끼치는지 안 끼치는지 손상받은 신경섬유의 따라 특징지어질 수 있다. 대부분의 말초신경병증은 퍼지고 대칭적이지만 비대칭적이거나 여러 곳에 나타나는 신경병증도 많은 혈관계 질병에서 볼 수 있다. 뚜렷하게 작아진 신경섬유와 섬유, 체성 또는 자율신경에 영향을 끼치는 신경병증은 신경병성 통증이 있지만 상대적으로 정상적인 생리학적 그리고 전기진단학적 실험 결과를 지니므로 진단하기가 어려울 수 있다.

만약 말초신경이 길수록 더 크게 신경병적인 과정에 영향을 준다고 이해된다면 말초신경병증의 신호와 증상을 직관으로 느끼게 된다. 하지가 상지보다 길고 감각신경이 운동신경보다 길기 때문에 먼쪽 하지의 감각기능이 퍼지는 말초신경병증에 가장 극심하게 영향을 받고, 그 다음으로 먼쪽 하지의 운동기능, 먼쪽 상지의 감각기능, 먼쪽 상지의 운동기능 순으로 영향을 끼친다. 추가적으로 정중신경이나 종아리신경과 같이 압박 신경병증에 취약한 신경들은 이미 말초신경병증에 손상된 환자에서 추가적인 손상에 더욱 민감할 수 있다.

2. 임상 증상과 평가

환자들은 말초신경병증에 관한 시각이 매우 다양하고 역사적인 특징 또한 다양하다. 많은 환자들이 확실하게 그들의 저린 증상과 통증을 알고 있는데 반해, 다른 사람들은 베개 위에서 걷는 것처럼 막연한 비정상적인 감각을 불평하거나, 단순히 균형이 필요한 활동을 수행하는데 더욱 소심해야한다는 것을 안다. 통증이나 저림이 명백할 때 증상은 발 앞쪽에서 대부분 나타나고 근위부

표 7-9 말초 다발성 신경병증의 원인들

노인에서 일반적인 말초 다발성 신경병증의 흔한 원인들

- 알코올중독
- 만성폐쇄성폐질환 – 당뇨병
- 단일 클론 감마글로블린 장애(양성 또는 악성)
- 신생물(특히 백혈병, 림프종)
- nitrofurantoin macrocrystals (Macrodantin), phenytoin (Dilantin), lithium, gold compound(금 화합물), vincristine sulfate (Oncovin, Vincasar PFS), isoniazid, ethambutol HCl (Myambutol), disulfiram (Antabuse)를 포함하는 특정 약물의 과거 또는 장기간의 사용
- 신장 질병
- 갑상선 질병
- 항부정맥 약물의 사용[amiodarone HCl (cordarone)]
- 비타민 B_{12} 부족

쪽으로 갈수록 줄어든다. 상지에서 증상은 병의 심각 정도에 따라 손가락 끝이나 손 그리고 아래팔에 나타나거나 나타나지 않을 수도 있다. 운동 증상은 잘 나타나지 않지만, 심각한 질병에서 발처짐(foot drop)과 손의 민감도 저하가 나타날 수도 있다. 말초신경병증에서 지속적인 균형 문제는 손잡이 없이 계단에 오르는 것이 어려운 것이다. 환자들은 걷는 동안 특히 바닥이 불규칙하거나 조명이 어두울 때 서서히 무언가를 잡으려고 한다. 작은 섬유의 신경병증에서도 자율신경계의 증상들은 나타나는 데 감소된 발한, 건조한 눈, 발기부전과 피부 온도의 변화 등이다. 임상적으로 중요한 기립성 저혈압은 당뇨병과 아밀로이드증과 관련된 작은 섬유 신경병증에서 보여질 수 있는데, 이는 특히 기립성 저혈압과 낙상 사이에 연관성이 높은 노인에서 주의해야 한다.

감각의 소실은 근위에서 원위로 단계적인 손실을 보인다. 이것은 128Hz의 소리굽쇠를 최대한 세게 친 후 엄지발가락 기저부, 복사뼈 그리고 정강뼈 거친 면에 놓았을 때 가장 잘 나타난다. 실험의 정확성은 처음에 환자를 빗장뼈에서의 진동 자극에 익숙해지게 함으로써 향상될 수 있다. 실험자는 환자가 각 단계에서 진동을 느끼는 시간의 횟수를 기록해야 한다. 이 테스트는 소리굽쇠를 두 번째 손가락의 기저부와 팔꿈치머리에 위치함으로 상지에서 시행될 수도 있다. 말초신경병증에서 환자가 진동을 느끼는 시간은 영향 받은 사지가 먼쪽일수록 증가한다. 만약 환자가 엄지발가락의 기저부에서 최대한으로 진동된 소리굽쇠를 10초나 그 이상 느낄 수 있다면 말초신경병증이 없는 것이다. 만약 비슷한 환자가 복사뼈에서 10초 이하의 같은 진동을 느끼지 못한다면, 말초신경병증이 있을 수도 있다. 가벼운 접촉(10g의 단일 필라멘트를 이용)과 아주 작은 지점의 감각(pinprick)은 감소하는데 반해 진동감각은 상대적으로 남아있을 수 있다.

근육 신장반사 또한 먼쪽에서 몸쪽으로 서서히 감소한다. 아킬레스건반사의 감소는 말초신경병증에서 거의 동일하나 무릎반사는 영향을 덜 받는다. 아킬레스건반사는 건에 대한 직접적인 타진이

나 노인 인구에서 더 신뢰할 만하게 얻을 수 있는 발바닥 타진 기술(plantar strike technique)로 얻어질 수 있다. 고유 수용감각 또한 기능적으로 중요한 말초신경병증에서 영향을 받는데, 특히 엄지발가락에서 큰 영향을 받는다. 실험자의 신호 없이 적어도 8-10번의 작은(대략 1cm) 엄지발가락 운동 인식의 불능을 정확히 일 수 있으며, 이는 감소된 발목의 모음과 벌림의 고유 수용감가과 연관시킬 수 있다. 촉진과 상관없이 아킬레스건반사는 적어도 8-10번의 엄지발가락 움직임의 인식불능과 8초 이내의 진동감각의 손실은 노인에서 전기진단으로 손실과 연관된 말초신경병증을 예견할 수 있다. 발의 내재근은 말초신경병증에서 흔히 위축되는데, 이는 발허리뼈-발가락관절이 폄되고 발가락 사이관절이 굽힘['해머 발가락(hammer toes)']되는 것과 같은 발의 구조적 변화들을 일으킨다. 발가락은 최소한으로 움직이거나 광범위한 양상에서 굳어진다. 가벼운 증상에서부터 중증의 말초신경병증에서 10-15번의 저항을 주는 방법을 수행함으로써 발목 근육의 근력은 더욱 민감하게 평가될 수 있다. 심각한 말초신경병증에서는 앞쪽 구획의 근육들과 뒤쪽 장단지 근육에서 위축이 올 수 있다. 일반적으로 이런 하지의 변화가 올 때, 손의 내재근들도 약해지고 위축이 오기 시작한다. 피부 손상이나 파괴도 발꿈치에서 보이며, 대근육 운동기능 또한 영향을 받는다.

환자는 양성의 Romberg's sign을 보일지도 모르는데, 환자가 두 발을 모으고 눈을 뜬 상태에서 설 때는 안정적이지만 만약 눈을 감으면 안정적이지 못하다. 이는 체성감각 입력의 부족과 균형에 대한 과도한 시각의 의존을 암시한다. 양성의 Romberg's sign은 말초신경병증이 상대적으로 심각하다는 것을 의미한다. 그러나 기능적으로 중요한 말초신경병증을 가진 많은 환자들이 음성의 Romberg's sign을 나타낸다. 말초신경병증 이후의 균형 손상에 더 민감한 테스트는 한 발로 서는 시간의 측정이다. 만약 환자가 한 발로 10초나 그 이상 균형을 잡을 수 있다면(선택한 발에서 세 번의 시도 중 가장 좋은 기록), 기능적으로 중요한 말초신경병증을 나타내지 않는 경향이 있다. 만약 환자가 한 발로 오직 3-4초나 그 이하로 균형을 잡을 수 있다면, 말초신경병증은 기능적으로 의미가 있다. 한 발 서기 테스트는 말초신경병증을 알아내는데 사용되지 않지만, 그 보다 다른 임상 실험 요소들에 의해 알려진 말초신경병증이 원인인 균형 손실의 범위를 결정하는데 사용된다. 상지에서 기능적으로 중요한 말초신경병증을 가진 환자는 보지 않고는 버튼을 잠글 수 없다는 걸 알아낼 수 있다(상지의 Romberg's sign).

몇몇의 다른 질병이 말초신경병증과 비슷한 양상을 보인다. 노인 인구에서 흔한 허리뼈 협착증이 비슷한 양상을 보이는데, 하지 말단에 점차적인 저림과 근력 약화를 보인다. 그러나 허리뼈 협착증의 증상은 지속적으로 선 자세나 걸을 때 증가하고 앉아 있거나 누워 있을 때 증상은 좋아진다. 어느 정도의 요통 또한 동반한다. 이것은 통증을 지닌 말초신경병증과는 대조적으로 환자는 항상 통증이 비슷하거나 밤에 더 심하다. 실험에서 허리뼈 협착증 환자는 대개 말초신경병증 환자에서

표 7-10 기능적으로 중요한 말초신경병증의 임상적인 발견

검사 또는 조건	말초신경병증이 있을 때	말초신경병증이 없을 때
진동감각 (128Hz 소리굽쇠)	뚜렷한 변화율 복사뼈에서의 진동감각 5-10초 미만	최소한 또는 변화율 없음 발허리발가락관절에서의 진동감각 10초 이상
발의 기형, 굳은 살	있음	없음
발목 건반사	없음	있음
엄지발가락의 위치 감각	10개 중 8개 미만의 정확한 반응	10개 중 8개 이상의 정확한 반응
한 발 서기	각 시도 당 5초 이하	세 번의 시도 중 한 번 10초 이상 (선택된 발로 세 번 시도)

발견되는 양측성의 점차적인 신경 손상은 보여 주지 않는다. 만약 운동이 연관되었다면, 허리뼈 협착증 환자는 비대칭적인 약화가 말단 근육뿐만 아니라 일반적으로 엉덩이 부위까지 침범한다. 반대로 대칭적인 약화를 가진 말초신경병증 환자는 대부분 원위부에서 심각하고 근위부에서는 향상된다.

3. 치료

만약 임상적으로 말초신경병증이 발견되거나 의심된다면, 이후 추가적인 조사가 필요한가? 정답은 주변 환경에 달려있다. 예를 들어 알코올중독, 당뇨병, 만성폐쇄성폐질환(COPD), 그리고 중요한-관리 질병(critical-care illness)은 노인 인구에서 다소 일반적이다. 이 중 어느 질병 환자에서 말초신경병증이 발견되어도 반드시 추가적인 조사가 필요하지는 않다. 왜냐하면 말초신경병증이 치료 가능한 계통적 질병을 확증하는데 활용될 수도 있기 때문이다. 그러나 임상적인 배경에서 이런 구별을 만들어 내는 것은 어렵다. 탈수초화 말초신경병증의 단서는 근육양의 상대적인 보존과 함께 모든 반사의 이른 손실인데, 반대로 축삭성 말초신경병증의 단서는 몸쪽의 반사는 유지되지만 상대적으로 몸쪽에 더 큰 근육의 위축이 나타난다. 일반적으로 축삭성 말초신경병증은 대사적 질병이나 중독과 연관되어 있고, 탈수초화 말초신경병증은 면역질환이나 때때로 악성 종양 등과 연관되어 있다. 비대칭적인 침범을 보이는 신경병증은 자가면역질환이나 혈관성 질병을 의심해야 한다.

말초신경병증의 기능적인 영향에 대한 치료에서 가장 중요한 면은 교육이다. 환자와 환자의 가족은 질병의 본성에 대해 이해하여야 한다. 환자는 먼쪽 하지(때때로 상지)의 특별한 감각을 잃어버린다. 그들은 이런 특별한 감각의 손실로 균형이 손상되고, 낙상의 위험을 피하기 위해 보상적인 기술이 필요하다는 것을 이해하여야 한다.

손상된 체성감각 입력을 보상하기 위해 시각적인 입력은 반드시 최대화되어야 한다. 만약 시각이 손상되었으면 적절한 건강 전문가에게 보내져야 한다. 또한 환자는 반드시 적절한 빛의 사용을 배워야만 한다. 이것은 밤에 화장실을 이용할 때 특별히 중요하기 때문이다. 집안의 구성원들을 방해하지 않기 위해 불을 끄고 이동하는 것이나 안경을 쓰지 않는 것은 반드시 피해야 한다.

말초신경병증 환자는 적절한 신발을 사용해야 한다. 균형에 좋은 신발은 넓은 지지면과 얇은 바닥을 가지고 있다. 두꺼운 크레이프(crepe) 바닥이나 운동선수 신발같이 무거운 쿠션은 피해야 한다. 만약 심한 발 기형이 존재한다면 맞춤 보조기나 발의 기형을 수용하도록 추가적인 깊이가 있는 신발이 처방되어야 한다. 때때로 균형이 좋지 않은 환자는 맞춤으로 된 플라스틱 발목—발 보조기를 찾는 것이 이익이 되지만 발의 상처를 피하기 위해 보조기를 맞출 때 특별히 유의해야 한다. 환자와 환자의 가족은 무감각한 부위의 정기적인 피부 관찰의 중요성을 교육받아야만 한다.

말초신경병증의 결과로서 균형에 손상이 있는 환자는 걸을 때 보조를 받아야 한다. 대부분 말초신경병증이 있는 환자들은 서 있는 동안 50%의 시간을 케인(지팡이) 없이 균형을 유지하는데 실패했지만, 대략 96%의 시간 동안 케인을 가지고는 성공하였다. 그리고 더욱이 낙상 방지를 위해 그들의 체중에 25%를 케인으로 지지할 수 있어야 한다. 환자는 낙상을 방지하기 위하여 케인 쪽으로 뿐만 아니라 반대편의 발에 케인을 내려놓을 수 있도록 교육받아야 한다. 그러나 종종 조명이 좋거나 걷는 표면이 견고하고 평평하고 친숙할 때 케인을 사용하지 않을 수도 있다.

말초신경병증 환자에게 야간통 또한 중요한 문제가 될 수 있다. 만약 환자가 지적인 능력과 정확히 사용할 수 있는 손의 민감도가 있으면 국소 약물인 캡사이신(capsicin)의 시도가 적용된다. 비록 그것은 하루에 3-4번을 적용해야 하기 때문에 성가시고, 처음에는 증상을 악화시킬 수 있지만 특히 쇠약한 노인들에게는 중요한 계통적인 부작용을 일으키지 않는 뚜렷한 이점이 있다. 만약 통증 부위가 상당히 분리되어 있으면 경피(lidoderm patch, 일종의 파스)가 적용될 수 있다. 다른 선택으로 예를 들면 자기 전 10-50mg의 nortryptyline과 같은 낮은 항콜린성 효과를 가지는 트라이싸이클릭(tricyclics) 항우울제 중 하나를 소량으로 복용하는 방법이 있다. 다른 것들로는 carbamazepine (Tegretol), phenytoin (Dilantin) 그리고 gabapentin (Neurontin)과 같은 항경련제가 있지만, 이런 약물들의 부작용은 노인에게 사용을 제한하게 만든다. 미국식약청(FDA)에서 허가된 신경병인적 통증을 위한 새로운 약물은 duloxetine (Cymbalta)과 pregabalin (Lyrica)이 있다. 경피 신경자극(TENS)은 캡사이신과 같이 도움을 줄 수 있고, 이것은 계통적인 부작용을 일으키지 않는 장점이 있다.

7-4 균형과 낙상

1. 균형의 개념

균형(주어진 감각의 환경에서 중력의 중심을 지지 기반 위에 유지시킬 수 있는 능력)은 여러 가지의 하부 요소로 이루어져 있고 여러 계통에 영향을 받는다. 인간의 균형은 인체 동작에 대한 감각의 탐지, 중추신경계 안의 감각운동 정보의 통합, 그리고 프로그래밍과 적절한 신경근육 반응의 실행을 포함하는 복잡한 신경근육계의 과정이다. 뇌는 공간에서의 신체의 위치와 움직임을 결정하기 위해 시각, 안뜰계 그리고 체성감각계를 사용한다(그림 7-1). 비록 이런 계통에는 노화와 관련된 변화들이 있지만, 일반적으로 노인층은 이러한 세 가지 감각을 이용할 수 있어, 서 있거나 걸을 때를 젊은 층과 비교하여도 증가된 자세의 흔들림은 보이지 않는다. 그러나 만약 노인이 제한된 체성감각과 시각적 입력 하에 플랫폼 위에서 균형을 잡도록 한다면 그 중 절반은 균형을 잃는다. 이는 노인 낙상은 감각 또는 운동계 중 하나에서의 임상적인 병리 과정과 밀접한 관련이 있다는 것을 말해 준다.

여러 가지 감각계로부터의 정보는 중추신경계에 연계되고 적절한 운동반응 이전에 안뜰핵과 소뇌를 포함하는 여러 곳에서 통합된다. 중추신경계에 의해 사용되기 위한 감각 정보 이용의 우선권은 특정한 감각 도구들의 이용 가능성, 실질적인 과제, 그리고 과거의 경험에 기본을 둔다. 그 후 중추신경계는 직립의 신체 자세를 유지하기 위하여 적절한 운동반응을 만들어 낸다. 균형을 유지하기 위해 생각할 수 있는 여러 가지 균형 전략들은 방해하는 요소의 속도와 지지 표면에 달려있다. 디딤 전략(stepping strategy)은 방해 요소가 중력의 중심을 지지면의 바깥으로 이동시키거나 안정성을 제한하는데 사용되고 균형을 회복하는데 사용된다. 노인층은 미끄러운 바닥을 걷거나 좁고 느린 방해 요소가 있을 때 젊은 층에 비해 다른 상황에서 빈번히 발목 전략에서 엉덩이 전략으로 바꾼다. 적절하지 못한 균형 전략의 사용은 노인층에서 낙상을 유발한다.

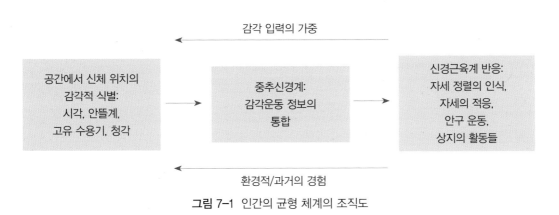

그림 7-1 인간의 균형 체계의 조직도

2. 균형 장애의 원인

신경 감각계의 문제는 노인들의 균형 감각 문제로 전이된다. 균형에 관련된 요소 중 하나에 이상이 생겨도 운동조절에 영향을 미칠 수 있다. 노인들은 목뼈 및 가슴뼈, 허리뼈의 가동성 제한과 중력 중심에 영향을 미치는 자세 변화가 나타난다. 또한 노인들은 목돌림과 폄이 감소되고, 근육도 약화되고 유연성도 감소되며 관절은 구축되거나 제한된다. 시력은 약화되고 안뜰계도 올바르게 작동되지 않을 수 있다. 보행 패턴도 느리고 발이 바닥에 끌리고 발의 위치가 부적절해진다. 또한 노인들은 신경 감각과 신경근육 신호를 통합하지 못하고 혼돈할 수 있다.

노인들의 균형을 위한 직립 자세 유지 능력에는 많은 요소들이 있다. 그 중 첫 번째는 근골격계의 역할이다. 충분한 관절가동 범위는 특히 발목과 엉덩이 같은 매우 중요한 관절에서 반드시 이용 가능하여야 한다. 손상된 발목의 관절가동 범위나 목뼈 근육의 통증이 있는 증상들은 몸통과 머리의 움직임에 변화된 운동 양상으로 이를 것이므로 불균형을 일으킨다. 또한 신경근육 힘의 적절한 생성은 적당한 균형 전략을 개발하는데 필수적이다. 근육을 적절하게 순차적으로 동원하는 능력과 근육 활동의 시기는 매우 중요하고 때때로 손상 뒤에 재훈련하기 가장 어려운 부분 중 하나이다.

뼈의 분절, 즉 관절에서 나오는 자세 혹은 정렬은 균형 반응의 생성을 돕거나 균형 반응을 생성하는데 더욱 어렵게 만들 수도 있다. 환자의 자세 정렬을 극대화하는 것은 균형 반응을 생성하는 환자의 능력을 다시 얻는데 도움을 줄 수 있다. 대부분의 균형 반응은 무의식 단계에서 일어나지만, 환자의 인지적 상태는 직립 자세를 유지하기 위해 필요한 균형 반응을 생성하는 환자의 능력에 영향을 줄 수 있다. 또한 환경적인 요인들이 균형에 영향을 미칠 수 있는데 감소되거나 꺼진 조명 그리고 부드럽고 유연한 표면은 공간적인 방향을 위해 환자가 이용 가능한 감각 입력을 줄인다. 발 밑의 작은 애완동물이나 식물들은 갑작스런 방해를 일으킬 수 있고 환자가 균형을 유지하는데 어려움을 줄 수 있는데, 특히 환자가 이미 증가된 반응시간을 가지고 있을 때 더 그러하다. 많은 유형의 약물(이뇨제부터 중추신경 억제제까지) 또한 균형에 대한 환자의 능력을 손상시킨다.

이러한 노인들의 균형 감각 손상으로 자세 유지를 위한 신체의 중력 중심(center of gravity, COG)에 대한 잘못된 정보가 주어지거나, 균형을 유지할 수 있는 위치에 COG를 놓지 못하는 부적절한 운동이 흔히 발생할 수 있다. 신체 방향 정위에 대한 안뜰계의 정보는 방향 정위에 대한 체성감각계나 시각적 신호가 부족한 노인들에게 특히 중요하다. 균형 감각은 유연한 자세 협력을 통해 유지된다. 노인들에게서 균형을 유지하는 여러 기관들의 기능 악화가 점차 진행될 때, 이런 기능적 변화를 보상하고 적응할 수 있는 중추신경계가 건재하는 동안 균형 감각은 지속된다. 불균형은 균형 기능의 손상으로 발생한다. 불균형은 보상 작용을 통해 과제를 적절히 수행하는 한 드러나지 않을 수 있다. 이런 시스템에 대한 요구로 인하여 기능을 초과할 때마다 불안정성이 뚜렷이 나타난다. 기능이 계속해서 악화되면 불균형이 더욱 빈번하게 나타나고 낙상 등의 임상적인 문제점들을 야기시킬 수 있다.

3. 낙상의 개념

노인층에서 낙상의 의학적 그리고 사회적 결과는 가장 큰 공중보건 문제 중에 하나이다. 노인의 낙상 사고는 해마다 증가하는 추세로 2013년 한국소비자원 소비자 위해 감시 시스템에 접수된 65세 이상 낙상 사고 건수는 294건이었지만, 2014년에는 402건, 2015년에는 554건으로 매년 약 35%씩 증가하고 있다. 노인기에서의 낙상은 약물의 사용, 환경적 어려움, 심폐계의 손상, 인지적 변화 그리고 감각과 운동 손실에 기여한다. 노인층에서 한 번 넘어지면 그들의 낙상 위험도는 더 높게 변한다(예 낙상의 두려움, 감소된 움직임, 속도 그리고 이동의 비능숙함).

노인에게 낙상은 종종 비극적인 결과를 불러올 수 있다. 낙상에 대한 공포는 노인들의 주요한 근심거리이다. 이런 낙상의 공포로 일상 활동이 제한되고 억압되면서 기능이 소실될 수 있으며, 이로 인해 낙상의 위험이 더욱 증가할 수 있다. 그 결과 점차적으로 활동이 감소되어 삶의 질과 정신적 안녕이 감소된다.

4. 낙상의 원인

낙상은 중력으로 발생하는 힘에 대항하는 정위반사가 너무 느리거나 불충분할 때 발생한다. 노인들에게 낙상은 보통 만성적 장애의 누적으로 발생한다. 노인 치료에 있어 낙상은 그 자체가 실제적인 임상 문제이다. 낙상은 원인이 되는 요소들을 인식하고 치료하면 잠재적으로 예방할 수 있다. 경계를 늦추거나 주의 집중력이 낮거나, 전신 피로, 약물 복용으로 인한 진정이나 어지러움, 상황 판단력 감소로 낙상이 증가할 수 있다.

노화로 인한 형태학적 변화가 자세 유지에 필요한 시스템을 비롯한 신체 모든 시스템에서 발생한다. 노화는 안뜰 감각의 섬모세포의 유의한 소실과 일차 안뜰신경세포 감소, 대뇌겉질에서 신경세포 밀도 감소, 소뇌의 퍼킨제 세포 수 감소와 관련이 있다. 뿐만 아니라 근골격계와 하지의 건 수용기의 감각 및 운동 신경계의 퇴행성 변화와도 관련이 있다. 안뜰계는 내이의 다섯 개의 균형감각 수용체로부터 시작한다. 이 수용체는 세 개의 반고리관(전면, 수평, 후면)과 두 개의 낭(둥근 주머니반과 타원 주머니반)에 있다. 세 반고리관 각각은 다른 두 개와 수직으로 놓여 있다. 한 반고리관의 면에서 머리를 회전하면 반고리관 안에 있는 내림프액이 관의 운동을 감소시킨다. 이 액은 관 속의 감각수용기(섬모세포)를 밀어 일시적으로 섬모를 구부린다. 내이의 섬모세포가 구부러지면 자극이 신경세포를 통해 뇌로 보낸다. 이 기전은 선상에서 머리를 움직이거나 위치를 바꿀 때 약간 다르게 나타난다. 인체에서 자연스럽게 만들어진 칼슘 탄산 결정이 둥근주머니반과 타원주머니반의 섬모세포를 중력이나 머리의 이동에 대해 반응하도록 해 준다. 둥근주머니반과 타원주머니반에 있는 섬모세포가 이러한 정보를 중추신경에 전달한다. 양쪽 내이가 적절히 기능할 때, 안뜰계는 대칭적 정보를 뇌로 전달한다.

안뜰계는 감각과 운동신경 모두를 갖고 있으며, 머리의 각속도와 직선 가속도를 측정하고 중력축에 대한 머리의 상대적 위치를 찾아낸다. 주머니반의 이석(난형과 구형)이 직선 가속도와 중력의 변화를 측정하는 동안 반고리관의 팽대릉(cristae)에 의해 머리의 각속도가 측정된다. 안뜰계에서 머리의 움직임을 감지하므로 시력이나 체성감각계보다는 몸의 동요(sway)에는 덜 민감하다. 체성감각계와 시각 정보가 온전하다면 안뜰계는 COG 자세 조절에 있어서는 그 역할이 미비해 진다. 보행 중 시각과 체성감각 정보가 상충되면 안뜰계의 역할이 우세해 진다.

안뜰계에 의해 조절되는 운동기능은 근육의 활동이다. 기립 자세에서 근육의 수축을 일시적으로 유발하고 근육의 긴장도를 조절한다. 뿐만 아니라 머리의 운동 속도와 동일하게 반대 방향으로 눈을 이동하거나 모으면서 머리와 몸이 움직이는 동안 주시할 수 있게 한다. 안뜰눈반사는 머리와 몸의 예기치 못한 혼란과 목표물에 고정하는 동안 시야를 고정할 수 있다. 이것은 바깥눈근육의 핵과 목의 고유 수용기, 망막의 상(image)의 위치에 관한 안뜰눈반사의 작용으로 달성된다.

안뜰 척수반사는 몸에 대한 머리 고정과 자세 유지에 필요한 보상적인 신체 움직임을 유발한다. 이런 안뜰 척수반사에는 위치, 가속, 정위 안뜰 척수반사가 있다. 위치 반사는 지지면의 변화로 유발된다. 반고리관에 의한 가속 반사는 경사나 동요를 감지할 수 있도록 도와준다. 정위반사는 목을 똑바로 세울 수 있도록 해 주며, 목의 수용기와 축성 근육 구조물의 수축을 촉진시킨다. 중추신경계 성분인 안뜰핵 복합체(vestibular-nuclear complex)는 다리뇌(pons)에 위치하고 주요한 4개 핵과 7개의 작은 핵을 가지고 있다. 중추 안뜰핵은 말초 안뜰계와 시각, 고유 수용기, 촉각, 청각계로부터 정보를 받아들인다. 또한 안뜰핵은 소뇌, 사이뇌의 그물체와 광범위하게 연결되어 있다. 소뇌는 안뜰핵과 광범위한 상호 연결을 통해 안뜰 척수계의 작용을 조절하는 주요한 역할을 한다. 따라서 소뇌가 손상되면 심한 자세 장애를 초래한다. 피부 밑에 위치하고 있는 압력 감지기는 환경 속에서 다른 신체 부위와 접촉하는 강도를 측정하는데, 압각은 지지면에 대한 정보를 중계함으로써 균형을 유지하는데 중요한 역할을 한다.

신경계의 손상뿐만 아니라 말초신경병증을 가진 노인에게서도 낙상은 흔히 나타난다. 연구에 의하면 말초신경병증을 가진 환자가 말초신경병증이 없는 환자에 비해 20배 이상 낙상을 당하는 경향이 있다고 보고하였다. 이 연구에서의 연구 대상은 말초신경병증이 있었지만 다른 기능적으로 관련된 진단은 없었고 모두 보조 장비를 사용하지 않는 지역사회 안에서 이동하는 사람들이었다. 또한 말초신경병증을 가진 환자들이 손상된 발목 고유 수용기를 가졌고 한 발로 서서 유지하는 능력이 감소함을 나타내었다.

 노인 환자에서 발목 근력을 발달시킬 수 없음은 보행 기능장애와 한 발로 서서 유지하는 것과 자세 변화 시 원상태로 회복하는 것을 불가능하게 한다. 이것은 가벼운 증상에서 중증의 말초신경병증을 가진 환자에서 도수 근력측정에 의해 임상적으로 정상적인 근력임에도 불구하고 나타난다.

표 7-11 낙상의 위험을 증가시키는 노화로 인한 변화

보행 변화	• 보행 높이 감소, 발과 바닥과의 간격 감소 • 폭이 좁은 동요성 보행 패턴 • 더 짧은 보폭, 더 넓은 기저면 • 느린 운동(정지/시작 보행 패턴) • 질질 끄는 보행(뒤꿈치 닿기나 발끝 밀기가 없음) • 발목의 등쪽굽힘 감소
자세성 불안정	• 전 · 후, 측면으로의 체간 동요 증가 • 운동 시 중력 중심으로부터 벗어났을 때 근육을 수축하도록 각성하는 감각 수용기의 반응 감소 • 균형 혼란에 대한 주동근과 길항근의 공동–수축 • 근 약화(앞정강근, 무릎 폄근과 굽힘근, 엉덩관절 폄근과 벌림근, 몸통과 목의 폄근) • 발가락을 지나게 중력 중심을 이동하여 자세를 전방으로 구부림
시력 감소	• 눈에 들어가는 빛 감소(이차적으로 혼탁) • 백내장 • 노안(멀리 보기): 근위/원위 적응을 위해 요구되는 시간 증가 • 눈 사이 압력 증가(이차적으로 탈수증 또는 고혈압) • 색깔 인지 감소, 특히 청색–녹색 인지(백내장–빨간색과 오렌지색을 볼 수 없음) • 밝고/어두움에 대한 적응에 필요한 시간 증가 • 눈부심 증가(특히 반상 퇴행)
청력 감소	• 고주파 소리를 듣는 능력 감소 • 자동차나 자전거의 접근을 알아채지 못함 • 쉽게 놀람
촉각 감소	• 체성감각 소실 • 지지면의 변화를 알아채지 못함
인지 변화	• 환경에 대한 혼동 • 주의력 장애 • 각성 수준 감소 • 판단 부족
기립성 저혈압	• 기립 자세에서 수축기 혈압이 20mmHg 떨어짐 • 서 있을 때 머리가 어질어질한 상태로 뇌에 혈액공급이 불충분한 상태 • 압력수용기의 효율 감소
야뇨	• 방광 용적 감소 • 배뇨 신호가 늦어짐 • 실신 후 • 화장실에 가기 긴박함 • 밤에 반잠(half-asleep)이 들거나 조명이 약한 경우

표 7-12 낙상의 위험 요소

내재적 요인	외재적 요인
• 하지 근력 약화 • 약한 집는 힘 • 균형 장애 • 기능적 그리고 인지적 손상 • 시각적 손상 • 낙상의 과거력 • 보행의 손상 • 비뇨기 요실	• 과잉 투약(네 개 또는 그 이상의 처방된 약물) • 환경적 • 어두운 조명 • 느슨한 카펫

바깥쪽으로 신체를 기울인 상태에서 중심으로 돌아오는 능력에 대한 측정에서, 말초신경병증을 가진 환자들은 중심 회복에 필요한 근육 주변의 회전력을 빠르게 발달시킬 수 없었다. 그러므로 말초신경병증을 가진 환자들은 정상적인 대근육 근력에도 불구하고 빠른 보상을 위한 근육의 회전력을 발생시키는 능력이 부족하다(표 7-11).

임상적인 관찰에서는 환자에게 친숙하고 밝은 조명과 부드럽고 평탄한 표면 환경에서는 거의 넘어지지 않는다고 한다. 즉 말초신경병증이 있는 환자와 없는 사람 사이의 보행 척도의 다양성은 어려운 환경에서 두드러진다(어두운 불빛이나 불규칙한 표면). 특히 어려운 환경에 적응하는데 말초신경병증 환자들은 보폭과 보장 비율과 걸음-시간 변동성에서 큰 증가를 보였고 조절된 피실험자들에 비해 보장과 속도에서 크게 감소됨을 보여 주었다. 불규칙한 표면에서 이런 보행의 변화는 지구력에 영향을 주고 지역사회 이동성에 있어 건널목을 건널 때와 같이 불규칙한 표면에서 속도를 일정하게 유지하는 것에 영향을 줄 것이다. 요약컨대, 불규칙한 표면과 같은 환경적인 요소들은 노인들의 낙상에 매우 중요한 요소 중에 하나이며, 특히 신경계 및 말초신경병증을 가진 노인 환자에 있어서는 낙상으로 인한 이차적인 손상을 줄 수 있는 요소일 것이다(표 7-12).

5. 균형 장애와 낙상에 대한 평가

균형을 평가하는 도구의 급증은 지난 20년 동안 계속되어 왔다. 이런 도구들 중에 어떤 것은 오직 한 가지에 기반을 둔 손상만 평가하고 어떤 것은 다각적으로 평가한다. 평가 도구는 매우 기술적이고 비싼 것부터 단순하고 손쉬운 것까지 다양하다. 표 7-13은 여러 가지 도구의 검토와 그들이 평가하는 균형의 요소를 제공한다.

표 7–13 균형을 평가하기 위한 평가 도구들

자가–인식 척도	• 낙상 능률 척도(Tinetti et al. 1990, 1994b) • 수정된 낙상 능률 척도(Hill et al. 1996) • 활동–특정적 균형 신뢰 척도(Powell & Myers 1995)
감각 요소들의 측정	• 컴퓨터화 된 역동적 자세 기록도에서 감각 구성 측정(Monsell et al 1997) • 감각 통합과 균형의 임상적 측정(Shumway–Cook & Horak 1986)
운동 요소들의 측정	• 기능적 뻗기 테스트(Duncan et al. 1990) • 다양한 방향으로의 뻗기 테스트(Newton 2001) • 네 개의 사각형 걸음 측정(Dite & Temple 2002) • 안정성의 한계(El–Kashlan et al. 1998) • 운동 조절 측정(El–Kashlan et al. 1998) • 5회의 앉았다 일어서기(Csuka & McCarty 1985)
다차원의 측정	• 수행 지향적인 움직임 측정(Tinetti 1986) • 신체적 수행 척도 • Berg 균형 척도(Berg et al. 1992) • 균형 평가 시스템 측정(BESTest)(Horak et al. 2003)
보행 측정	• 제한된 시간 내 '일어서서 가기'(Podsiadlo & Richardson 1991) • 역동적 보행 지표(Shumway–Cook & Woollacott 1995) • 기능적 보행 측정(Wrisley et al. 2004) • 보행 속도

　　노인층과 일할 때 평가가 필요한 가장 중요한 영역 중의 하나는 그들의 낙상 위험이다. 비록 자가–보고(self–report) 측정은 직접적으로 손상을 측정하지 않지만, 여러 가지 자가–보고 측정은 임상의가 얼마나 안정적으로 환자가 자신을 인지하는지 결정하도록 하고, 또한 낙상의 위험에 대해 치료하고 평가하는 임상의의 능력을 촉진시킨다. 때때로 환자들은 측정에서 나타난 것보다 자신들이 더욱 안정적일 것이라고 인지할 것이다. 보통 이런 환자들은 낙상의 과거력이 있거나 그들의 균형 능력에 대한 자신감을 잃어서 그들의 활동을 감소하게 만든다. 이런 활동의 감소는 더 큰 손상과 더 큰 균형의 문제에 이르게 할지도 모른다. 균형 기능을 위한 가장 흔한 두 가지의 자가–보고 측정은 Falls Efficacy Scale과 Activities–specific Balance Confidence Scale이다. 이 두 가지의 척도는 모두 신뢰성이 높고 타당한 것으로 나타났다. Falls Efficacy Scale은 넘어진 후 일어나는 것과 걱정의 단계와 연관이 있는 것으로 나타났다. 수정된 Falls Efficacy Scale은 더 높은 기능적 활동을 통합하기 위해 발달되었다. Activities–specific Balance Confidence Scale은 신체적인 기능과 지역사회에 거주하는 노인층의 낙상과 연관이 있다. 80% 이상의 점수는 지역사회 거주 노인층과 깊은 연관이 있고, 50%와 80% 사이는 은퇴한 노인들이나 만성 질환을 가진 노인층에서 보이는 중증의 신체적 기능과 연관된다. 그리고 50% 이하의 점수는 집에서 관리를 받는 노인층의 낮은 신체적 기능과 연관이 있다.

균형의 손상은 Romberg test, Functional Reach test, Single limb Stance, Tandem stance와 같은 단일 항목 균형 도구를 사용하여 평가될 수 있다. 단일 항목 평가의 가장 큰 이점은 사용하기 쉽고 일반적으로 균형 기능의 빠른 검토 방법을 제공한다. 단일 항목 평가 사용의 단점은 이것이 단지 균형의 한 면만 평가한다는 것이다. 예를 들어 5초 이상 한 발 서기를 유지할 수 없는 것은 노인층에서 증가된 낙상 위험과 깊은 연관이 있다고 평가한다. 개인의 낙상 위험을 예측하고 균형의 여러 면을 고려하기 위해 여러 가지 측정들이 발전되었다. 다각적인 균형 측정들의 중요한 이익 중의 하나는 그들이 단일의 전반적인 점수에 통합될 수 있는 여러 가지 균형의 면을 측정한다는 것이다. 이것은 개인의 낙상 위험을 예측하는데 매우 유용하게 할 수 있지만 어떤 균형 손상이 측정에서 나타나야 하는가를 분류하는 데는 어려울지도 모른다. 전반적인 점수는 낙상 위험, 중재 전의 기능적인 바탕 그리고 중재의 효과를 수치화하는데 사용된다. 치료사는 치료할 필요가 있는 손상을 알아내기 위하여 개인 측정 항목의 수행을 관찰하거나 단일-항목 평가를 수행할 필요가 있다.

걷기는 복잡한 균형 과제이고 균형 이상을 평가하고 측정하는데 매우 기능적인 수단이다. 보행 평가는 이동 중 균형을 통합하고 균형을 측정하기 위한 환자의 능력을 측정하는 것이다. 보행을 위해 특별히 유용한 측정 도구는 Dynamic Gait Index와 Functional Gait Assessment 그리고 Timed 'Up and Go'이다. 기능적으로 환자는 거리를 안전하게 다니기 위해서는 1.22미터/초로 걸을 수 있어야 한다. 보행 속도는 환자가 6미터(20피트)를 걷는 시간을 계산하거나 이 거리에 경과된 시간으로 나누어 쉽게 계산할 수 있다.

노인층의 균형 기능의 평가는 자가-인식 측정, 손상-기준 또는 다각적인 도구들을 포함할 수 있고 평가의 목적에 의해 제시될 수 있다(예 낙상 위험 평가, 진단 또는 직접적인 중재). 평가는 운동, 감각, 근골격, 그리고 균형 이상의 바탕을 이루는 외부적 요인들을 포함해야 한다. 철저한 균형 평가는 유익한 중재로 이어진다.

6. 균형 장애와 낙상에 대한 치료

균형을 유지하기 위해 신체의 중력 중심이 지지면 중심부에 수직으로 놓여야 한다. 이것은 감각 기관으로부터 중추신경계에 유입된 정보 해석과 협응 동작을 통해 달성할 수 있다. 자동적 정위 동작이 부적절하거나 중력 중심 위치에 관한 감각 정보가 부정확한 경우 또는 두 경우 모두에서 균형 감각이 소실된다. 자세 조절은 고유 수용기나 시각, 안뜰기관 수용체로부터 정보를 받아 이루어진다. 운동기능 조절뿐만 아니라 모든 기관들이 이상이 없어야 최상의 균형 조절이 가능하다.

균형 이상의 치료는 평가에서 발견된 특정한 손상(예 관절가동 범위와 근력, 감각 등의 저하 그리고 통증, 운동 전략의 잘못된 사용 등)과 기능적인 제한에 근거를 둔다. 균형을 위해 감각 정보를 사용하기 위한 전략과 능력은 적절한 운동과 연습으로 배울 수 있다. 균형 훈련을 위해서 환자에게 그들이 필요한 균형 전략을 사용하도록 하고, 또한 환자들은 운동을 통해 그들이 배우는 과제를 일반화하는 경향이 있기 때문에, 가능하면 과제들을 기능적인 활동과 결합하도록 기회를 제공하는 것이 중요하다. 처방된 운동은 환자가 균형을 잡기 어렵게 만들어야 하므로 환자를 흔들리거나 넘어지게 만들지도 모른다. 상지의 지지는 근육 활성의 순서를 변화시키므로 그것은 상지에서 시작되어야 한다. 이런 근육 활성 순서의 변화는 만약 치료의 목표가 보조 장비 없는 독립 보행이라면 바람직하지 않다. 서기 운동에서 환자를 벽의 구석에 세워 놓고 그 앞에 의자를 놓으면 환자가 잡을 수 있는 모든 면을 제공하므로 부상의 위험을 최소화한다. 최대한의 향상을 위

표 7-14 균형 향상을 위한 치료 전략

A	중력 중심 조절을 향상시키기 위한 운동	• 안정된 바닥 위에서 느린 체중 이동으로 시작 • 상지의 활동, 기능적 활동들을 더한다. • 활동을 아래와 같이 함으로써 증진시킨다. • 중심선으로부터의 거리를 증가 • 움직임의 속도를 변화시킴 • 지지면을 좁힘 • 불안정한 표면의 사용. 예) 폼(form), 흔들판(rocker board) • 결합된 눈과 머리의 움직임 추가 • 시각의 변화: 어두운 조명, 눈 감음, 뿌연 안경의 사용.
	발목 전략의 사용을 촉진시키는 운동	• 자가 또는 외부적으로 생성된 견고한 표면 위에서의 좁고 느린 동요 • 2×4 위의 딛기(stepping), 걷기와 같은 닫힌 사슬 운동 • 선반 위 물건에 뻗기, 선 자세에서 상지 활동의 수행과 같은 기능적인 활동
B	체성감각 입력의 사용을 자극하는 운동	• 안정된 표면에서 확실한 체성감각 입력을 제공하는 동안 시각을 제한 • 눈을 가린 채 앉았다 일어서기 또는 일어섰다 앉기 • 눈과 머리를 움직이며 보행 • 시각적 환경의 혼란: 군중, 줄이 그어진 커튼, 시각적 환경의 움직임, 가상 현실
	시각적 입력의 사용을 자극하는 운동	• 확실한 시각적 단서를 제공하는 동안 체성감각 입력을 제한(뚜렷한 표식으로 안정된 시각적 단서) • 순응된 표면 또는 흔들판(rocker board)에서의 서기 또는 앉기 • 푹신한 부츠를 신고 걷기 • 시각적 고정에 대한 교육
	안뜰계 입력의 사용을 자극하는 운동	• 확실한 안뜰계의 단어를 제공하는 동안 시각과 체성감각의 제한(식별 가능한 머리의 자세) • 시각의 부재, 안정되지 않은 시각, 그리고 정확하지 않은 시각에서 불안정하거나 순응된 표면 위를 서거나 보행

해 얼마나 자주 균형 운동이 필요한지는 알 수 없다. 일반적으로 환자가 영구적인 변화를 보이기 위해서는 적어도 한 주에 4~5번의 연습이 필요하다고 보고 있다. 표 7-14는 균형 전략을 향상시키기 위한 운동의 요약을 제공한다.

노화로 인한 감각기능의 변화와 다른 계통의 병리적 이상은 환자가 균형을 위한 감각 정보를 사용하는데 어렵게 만들 수도 있다. 운동은 환자가 잘 사용하지 못하는 감각을 사용하도록 돕거나, 다른 감각으로 대체하도록 훈련하는데 도움을 줄 수 있다. 균형을 위한 감각의 입력을 사용하기 위해 개인의 능력을 최대화시키도록 하는데 사용되는 일반적인 원리는 첫째로 가능한 모든 감각 정보를 이용하여 활동을 연습하는 것이고, 그 다음 점차적으로 감각 정보를 제거하는 것이다.

보행 운동은 균형 상실에서 이차적으로 보완적인 걸음을 획득하는 과정을 통해 얻을 수 있다. 이것은 노인들의 균형 이상을 위한 훌륭한 치료 도구가 될 수 있다. 균형 기능을 향상시키기 위해 보행으로 이어질 수 있는 많은 활동들이 있다. 사물을 조작하고 지면 상태에 순응하면서, 또는 변화된 조명에서 머리를 한쪽으로 기우뚱하게 돌리고 종이비행기를 던지며 다양한 속도로 보행하는 것 등이 균형을 향상시킬 수 있다.

7-5 어지럼증

1. 원인

어지럼증(Dizziness)은 노인의 질병에서 흔하게 나타나는데 이는 심각한 기능적인 손실을 초래할 수 있다. 노인은 어지럼증의 질환으로 종종 병원을 방문하는데, 이것은 75세 이상의 노인층에서 가장 흔한 질환이고, 나이에 관계없이 외래에서 의사를 찾는 3번째 질환이다. 어지럼증은 주관적인 경험이므로 환자와 검사자가 어떤 증상에 대해 정확하게 동의하여 결정하기는 매우 어렵다. 어지럼증의 가장 흔한 원인은 약물이다. 어지럼증은 사람마다 다르게 해석되고 때론 표현하기가 어렵다. 일반적으로 환자는 현기증, 떠내려가는 느낌, 약한 두통 또는 술에 취한 느낌을 호소한다. 표 7-15는 어지럼증과 연관된 일반적인 설명이고, 환자가 그들의 증상을 의사에게 표현하기 위해 사용된다. 어지럼증을 경험하는 어떤 환자들은 안구진탕을 경험하는데 이는 외측이나 위쪽/아래쪽으로 눈의 불수의적인 진동이며, 종종 비틀리는 요소와도 연관이 된다. 안구진탕은 대개 반대 방향으로 빠르고 느린 눈의 움직임으로 확증된다.

환자는 또한 현기증(Vertigo)의 증상을 말하는데, 이는 대개 회전적인 요소로 일어나는 움직임에 대한 환상으로 정의한다. 현기증을 경험하는 환자는 자주 회전 감각을 느낀다. 현기증은 회전적, 병진적 그리고 기울어진 듯한 느낌으로 묘사되는데, 환자가 회전하는지 주변 세상이 회전하는지는 상관없으며, 두 증상을 다 현기증이라고 한다. 현기증의 감각은 때때로 소뇌의 뇌졸중과 연관

표 7-15 어지럼증과 연관된 증상들

주 증상	병력 조사 동안 평가된 증상	신체적 검사 동안 평가된 증상
비정상적인 머리 정렬	-	+
지지면 안에서 질량 중심을 조절하는데 어려움	+	+
신체를 수직으로 지향하는데 어려움	+	+
결정을 내리기 위해 가장 적합한 감각입력을 선택하는데 어려움	+	+
비정상적인 안구운동	+	+
비정상적인 움직임의 인식	+	+
신체적 컨디션의 악화	+	+
비정상적인 보행	+	+
머리의 어지러운 느낌	+	+
불균형	+	+
흐릿한 시각	+	+
이명	+	가끔
귓속이 꽉 찬 느낌	+	가끔
청각 손실	+	+
진동시(고빈도의 머리 운동 시 일어나는 시각의 환상과 같은 움직임)	+	+
혼란(특히 감각적인 정보가 풍부한 환경에서)	+	-
가벼운 두통	+	+
걱정	+	가끔
두통	+	-
피로	+	+
낙상	+	가끔
어색함	+	가끔
낙상의 두려움	+	-
목 통증	+	+

표 7-16 어지럼증의 흔한 원인들

말초적 안뜰계 장애	중추적 장애	정신적 장애	기타
− 양성 발작성 두위훈현증 − Meniere's 병 − 내림프수증 − 외림프루 − 안뜰계 신경증 − 미로염 − 양측성 안뜰계 병증	− 경부 현기증 − 안뜰 안구 기능장애 − 외상성 두부 손상 − 전측 또는 후측 하부 소뇌 뇌졸중 − 외상 후 불안 증후군 − 일시적 허혈성 발작 − 편두통 − 다발성 경화증	− 공황장애 − 광장 공포증 − 과호흡 증후군	− 낮은 혈압 − 약물 − 실신 조짐 − 부정맥 − 척추동맥 외상 − 대체적 바름 현기증 − 당뇨병 − 갑상선기능 이상 − 신장 질병 − 인체 면역결핍 바이러스 − 매독성 미로염 − Epstein−Barr 바이러스 − 뇌줄기 출혈 − Friedreich's 운동실조 − 최근의 복시(이중 시야)

될 수도 있지만, 대개 내이의 문제로 나타난다.

　어지럼증이나 현기증을 경험하는 대부분의 환자는 그들이 증상을 느끼지 못할 때조차도 그들의 활동 수준을 수정한다. 특히 낙상에 대한 두려움은 노인층에서 어지럼증이나 불균형의 증상과 관련이 있다. 이러한 개인은 특히 친숙하지 않은 환경에서의 어지럼증이나 불균형에 대한 두려움 때문에 훨씬 덜 활동적이다. 이런 비활동은 노인층에서 기능의 하향적인 감소를 시작할 수 있다.

　낙상은 어지럼증의 가장 흔한 원인인 양성 발작성 두위현훈증(Benign paroxysmal positional vertigo, BPPV)과 연관이 있다. BPPV는 개인에게 낙상을 일으킬 수 있고, 낙상에 의해 일어날 수도 있다. BPPV와 연관된 다른 질병 과정이나 상태는 당뇨병, 편두통, Meniere's disease 그리고 바이러스 감염 후 등을 포함한다. 노인 환자에서 BPPV는 시간에 걸쳐 이석의 생성에 대한 손상으로 일어날 수도 있다. BPPV는 대략 매년 15%의 재발 확률을 가지고 있는데, 처음의 발생 이후 3~4년 동안 40~50%의 확률로 증가한다. 머리 위치의 변화에 의해 어지러움을 느끼는데 대부분 아침에 누운 상태에서 바로 앉거나 밤중에 침상에서 구를 때 가장 흔하게 일어난다.

　표 7-16에서 기록된 것과 같이 어지럼증에는 수많은 원인들이 있는데, 검사 없이 원인을 결정하는 것은 불가능하다. 철저한 검사는 정확한 진단을 얻기 위해 필수적이지만, 대부분의 물리치료사들은 환자를 보기 전에 이와 같은 광범위한 일련의 과정의 혜택을 받지는 못할 것이다. 어지럼증에 대한 여러 가지 원인이나 검사들을 앎으로써 물리치료사는 환자 위탁이나 관리에 대한 적절한 임상적인 결정을 더 잘 할 수 있을 것이다.

2. 임상 증상

어지럼증은 일상생활 동작을 수행하는 환자의 능력을 극심하게 제한할 수 있다. 각 개인의 어지럼증은 특별하지만 흔한 질환으로 이행하는 움직임과 빠른 움직임에 대한 어려움이 있다. 움직임에는 구르기, 바로 눕기에서 앉기, 앉기에서 서기 그리고 특정하게 머리를 움직이는 동안 걷기와 같은 것들이 포함된다. 머리를 움직이는 동안에 서 있는 것조차도 어떤 환자에게는 증상을 증가시킬 수 있다. 머리를 움직이는 동안 걷는 것은 수행하기 가장 어려운 활동인데 이는 환자가 불안정하고 불안함을 느끼기 때문이다.

환자들은 그들의 자동적인 움직임이 시작되거나 텔레비전을 볼 때, 독서할 때 어려움을 호소한다. 또한 환자가 운전을 하거나 차에 승객으로 있을 때 어지러움을 느낄 수도 있으나 임상적으로 환자 스스로가 운전할 때는 어지러움을 덜 느낀다고 보고되었다.

어지럼증을 가진 환자의 한 가지 특징적인 증상은 광학적 흐름의 입력 때문에 약국이나 백화점의 복도를 내려가는데 어려움을 갖는 것이다. 노인층의 말초적인 시각에서 높은 대조의 색상이나 모형은 그들을 어지럽게 할 수 있다. 사람이 이동할 때 광학적 흐름은 방향적 감각을 흐리게 할 수 있고 증가된 어지러움, 오심 그리고 두통에 영향을 미칠 수 있다. 극심한 어지럼증이 있는 사람은 그들이 집 밖에서 활동하는 시간을 제한한다. 사실, 어지럼증은 광장 공포증과 우울증과도 연관이 있다. 광장 공포증이 있는 환자는 그들의 집을 떠나는 것이 편하지 않다. 이것은 환자에게 스트레스를 주는 상황이므로 어지럼증의 존재 여부를 떠나 그들의 활동에 제한을 줄 수 있다.

어지럼증이 있는 환자들은 쉽게 치료되지 않는다. 한쪽의 안뜰계 기능이상을 가진 환자는 운동프로그램으로 최선의 결과를 얻는다. 중추 안뜰계 기능이상을 가진 환자는 중추신경계와 연관된 떨림을 가지기 때문에 운동하기가 더욱 어렵다. Menier's 병 그리고 임파선 주위의 누공 같은 몇몇 떨림을 동반한 질환은 수술적으로 치료되어야만 한다. 그리고 어떤 환자들은 계속해서 이명을 경험하는데, 이명은 불능의 증상일지도 모르고 귀 속에서 우둔한 으르렁거리는 것 같거나 큰 소리로 묘사되기도 한다.

어지럼증이 있는 환자들은 명확한 외부적인 질병의 신호가 없기 때문에 그들의 증상을 가족 구성원에게 설명하는데 어려움이 있다. 가족 구성원들은 어지럼증이 신체적 그리고 심리학적으로 미치는 영향을 이해하는데 어려움이 있을 수 있고, 때때로 환자가 그 상태에 의해 극심하게 불능이 될 수도 있다는 것을 이해하지 못할 수도 있다.

3. 평가

환자의 어지럼증에 대한 과거력은 물리치료사가 최선의 개별화된 운동프로그램을 개발하는데 필수적이다. 환자에게 물어야 하는 일반적인 질문은 어지럼증의 특징, 얼마나 오랫동안 증상을 가졌는지, 첫 발생이 어떻게 묘사되는지, 무엇이 증상을 나쁘게 하고 좋게 하는지, 관련된 이(귀)과학 또는 신경계 증상이 있는지, 발생 또는 증상의 빈도 등이며 과거력 또한 중요하다. 일상생활 동작의 특징적인 활동은 증상을 악화시키는데, 이런 기능적인 증상은 치료 프로그램을 계획하는데 도움을 준다. Dizziness Handicap Inventory (DHI)는 어지럼증 때문에 징애가 있는 환자들이 그들 자신을 어떻게 인식하는지를 0부터 100까지의 점수로 제공한다. '네'의 대답은 4점, '가끔'은 2점 그리고 '아니오'는 0점이다. 최종 점수가 높을수록 어지럼증 장애는 더 높다. DHI는 환자의 향상에 대한 자가 측정이나 진전의 부족을 기록하기 위해 사용되어 왔다. 높은 DHI 점수(>60점)는 안뜰계 이상 환자들에서 보고된 낙상과 연관이 있다(표 7-17).

어지럼증의 주된 증상이 있는 환자들은 종종 항어지럼증 약물을 처방받는데, 이것은 중추신경계가 보상을 하는 능력을 감소시킬 수 있다. 대부분의 항어지럼증 약물은 중추신경계 억제제이고 균형의 기전에 손상이나 장애를 야기함으로써, 변화에 대한 중추신경계의 적응 능력을 제한할 수도 있다. 환자가 안뜰계 억제제의 복용량이 낮거나 전혀 없을 때 물리치료를 제공하는 것이 최선이다.

표 7-17 어지럼증 장애 목록[Dizziness Handicap Inventory (DHI)]

이름: Date:

지시: 이 척도의 목적은 당신이 어지럼증 때문에 경험할 수 있는 어려움을 알아내기 위함입니다. 각 질문에 '예', '아니요' 또는 '가끔'이라고 대답해 주세요. 당신의 어지럼증 증상에만 적용되는 각 질문에 대답하시오(점수: 예=4, 가끔=2, 아니요=0).

1. 위를 올려다 보면 당신의 문제가 증가합니까?   _____

2. 당신의 문제 때문에 불만족을 느끼십니까?   _____

3. 당신의 문제 때문에 회사 출장이나 여가가 제한됩니까?   _____

4. 마트의 복도 계단을 내려갈 때 당신의 문제가 증가합니까?   _____

5. 당신의 문제 때문에 침대를 오르내리는데 어려움이 있습니까?   _____

6. 저녁 식사를 하거나 영화를 볼 때, 춤을 출 때 또는 파티에 갈 때와 같은 사회적 활동에
   참여하는데 당신의 문제들이 크게 제한을 합니까?   _____

7. 당신의 문제 때문에 독서하는데 어려움이 있습니까?   _____

8. 스포츠, 춤과 같은 운동들이나 설거지 등 집안일과 같은 더욱 활발한 활동의 수행이
   당신의 문제를 증가시킵니까?   _____

9. 당신의 문제 때문에 당신은 당신과 동반하는 사람 없이 집을 떠나기가 두렵습니까?   _____

10. 당신의 문제 때문에 다른 사람들 앞에서 부끄러웠던 적이 있습니까?   _____

11. 머리를 빨리 움직이는 것이 당신의 증상을 증가시킵니까?   _____

12. 당신의 문제 때문에 높은 곳이 두렵습니까?   _____

13. 침대에 누워서 몸을 회전하는 것이 당신의 증상을 증가시킵니까? —————

14. 당신의 문제 때문에 힘든 집안일이나 정원 작업을 하는 것이 어렵습니까? —————

15. 당신의 문제 때문에 다른 사람들이 당신이 취했다고 생각하는 것이 두렵습니까? —————

16. 당신의 문제 때문에 산책하는 것이 어렵습니까? —————

17. 보도를 내려가는 것이 당신의 문제를 증가시킵니까? —————

18. 당신의 문제 때문에 집중하기 어렵습니까? —————

19. 당신의 문제 때문에 어두울 때 당신의 집에서 돌아다니기가 어렵습니까? —————

20. 당신의 문제 때문에 집에 혼자 있기가 무섭습니까? —————

21. 당신의 문제 때문에 장애를 느낍니까? —————

22. 당신의 문제가 당신의 친구나 가족 구성원들에게 스트레스를 주어 왔습니까? —————

23. 당신의 문제 때문에 우울합니까? —————

24. 당신의 문제가 당신의 직업에서나 가정에서의 책임을 방해합니까? —————

25. 몸을 앞으로 굽히면 당신의 문제가 증가합니까? —————

표 7-18 만성 어지럼증을 경험하는 노인들에게 제공되는 흔한 검사들

검사	임상의가 수행	물리치료사가 수행
칼로리 검사	+	
회전 검사: 시각의 전정–안구 반사를 독립적으로 평가하고 시각/안뜰계 상호작용을 평가할 수 있다.	+	
안구 운동의 검사: 부드러운 추적 운동, 안구의 순간적 움직임		+
역동적 시각의 명민성	+	+
주관적인 시각의 수직성	+	+
안뜰계 유발 근원성 전위(VEMPs)	+	
신경학적 검사	+	+
시각 운동 검사	+	+
전기 안진계: 칼로리 검사, 자세적 검사 그리고 안구 운동기능을 포함하는 전정–안구의 비대칭성을 검사	+	
청력도	+	
전기와우도	+	
MRI 또는 CT	+	
뇌줄기 청각 유도 전위	+	
시각 유도 전위	+	
자세도	+	+
서 있을 때와 누워 있을 때의 혈압측정	+	+

표 7-18 만성 어지럼증을 경험하는 노인들에게 제공되는 흔한 검사들(계속)

Hallpike 방법	+	+
누공 검사	+	
Romberg/tandem Romberg 검사	+	+
심전도	+	
Holter 감시	+	
경추 방사선 사진	+	
Frenzel 안경을 이용한 자세적 안구진탕 검사	+	+
생화학적 대사 평가	+	
포도당 내성 검사	+	
뇌전도	+	

CT, computed tomography (컴퓨터 단층 촬영); MRI, magnetic resonance imaging (자기공명영상)

4. 치료

어지럼증을 갖는 모든 환자가 균형 장애를 가지는 것은 아니다. 세 가지 범주의 환자가 있는데 어지럼증 환자, 균형 장애가 있는 환자 그리고 균형 장애와 어지럼증이 동시에 있는 환자이다. 각각의 이런 범주의 증상은 다르게 치료되어야 한다. 치료 프로그램은 환자의 기능적인 손실이 기초가 되어야 한다.

어지럼증의 평가 중에, 만약 환자가 낙상이 있으면 얼마나 자주 낙상을 겪는지, 낙상 때 의학적 중재를 찾아야 했는지 아닌지를 결정하는 것이 중요하다. 대체로 환자가 갑자기 그리고 예상치 못하게 바닥에 있는 것을 발견하는 것을 자주 '넘어짐(낙상)'이라고 정의한다. 빈번한 낙상(별다른 환경적인 위험 요소가 존재하지 않은 지난 6개월 동안에 2번 이상)은 크게 걱정해야 하는 이유이다. 이런 개인들은 병원에서 더 빈번하게 치료받아야 하고, 집에서는 가족들에 의해 면밀히 감시되어야 한다. 자주 넘어지는 환자는 낙상이 일어났을 때 응급 요원에게 알리는 몇몇 종류의 알람으로 혜택을 볼 수 있다.

안뜰계의 기능 손상을 가진 환자를 위한 운동프로그램에서 환자는 증상을 증가시키는 움직임을 수행하도록 요구되어질 것이다. 이 목적은 환자가 안전환 환경에서 어지러움을 느끼도록 하는 것이다. 만약 운동을 너무 빠르게 진행하면, 환자는 나빠질 수도 있고 운동 중단 후 재개하기 어려워질 수 있기 때문에 얼마나 빨리 운동프로그램을 진행해야 하는지 결정하는 것은 매우 어렵다. 쉬운 운동과 더 어려운 운동을 조합하여 환자가 최소한 그 중에 몇 개는 성공할 수 있도록 하는 것도 최선의 방법이다. 매 방문 시 5개 이하의 운동 개수를 유지하는 것이 환자가 따르는데 도움을 준다.

운동프로그램을 만들 때 환자가 운동 후, 처음에 그리고 일시적으로 나빠짐을 느낄 것이라고 환자에게 경고하는 것이 중요하다. 만약 운동이 완료된 후, 심각한 어지럼증이 20분간 지속된다면, 운동이 너무 어려운 것이므로 강도나 횟수가 수정되어야만 한다. 환자가 안전한 환경에서 가능한 한 빨리 진전될 수 있도록 하여 자신감을 회복시키는 것이 매우 중요하다. 기능적인 재훈련, 근육 강화, 눈과 머리의 운동 그리고 환자에게 어려운 과제를 수행하도록 요구하는 것은 안뜰계 기능 이상 환자를 위한 개별화된 운동프로그램의 요소이다(표 7-19).

종종 균형과 눈 운동이 동시에 제공되는데, 이는 '안전한' 위치에서 운동을 시작하는 노인 환자

표 7-19 어지럼증이 있는 환자를 위한 운동

1. 이행하는 움직임에서 어지럼증을 경험하는 환자를 위한 운동

머리의 움직임	기능적인 활동
– 바로 누운 자세	– 축회전
– 앉은 자세	– 원 그리고 8자를 그리는 걷기
– 선 자세	– 공 치기
– 걷기	– 장애물 경로
– 걸으면서 기능적인 활동의 수행	

2. 균형 운동

* 머리, 발 그리고 팔의 위치와 눈을 떴는지 감았는지를 고려	* 발꿈치 올리기
* 치료를 계획하는 데 돕기 위해 Clinical Test of Sensory Organization (감각 구성을 위한 임상적 검사)를 이용	* 벽에 대고 라켓볼치기
* 엉덩이 그리고 발목 전략	* 걷고 물건 옮기기
* 체중 이동	* 어두운 방에서 걷기
* 한 발 서기	* 짐 볼에 앉아 볼 잡기
* 앞으로 그리고 뒤로 딛기(stepping)	* 규칙적인 표면에서 걷기
* 옆으로 딛기	* 로프 점프해서 넘기
	* 발목 '고유 수용 감각' 보드

3. 안구 운동(Frenzel 안경을 쓰고 할 수 있음)

* 푹신푹신한 매트 위에 서기	* 허리 주위에 중량을 차고 체중 이동
* 공차기	* 한발로 선 상태에서 탄력 밴드 운동
* 뒤로 걷기	* 발꿈치 걷기
* 교차로 걷기	* 줄이 달린 공을 차는 동안 한 발 서기
* 앞뒤 나란히 걷기	* 버스 계단 오르기
* Romberg 검사	* 한발로 서서 머리 회전하기
* 계단 오르기	* 체중 이동을 위한 기능적 움직임(예) 골프)
* 물건을 다른 곳에 옮기기	* 경사 보드
* 알파벳 세기	발가락 걷기
* 안구-머리 운동	– '사이몬 세즈(simon says)' 게임
– 머리는 정지시키고, 눈은 사물을 따라가기	– 상가 걷기
– 사물을 따라가기 위한 사물과 머리의 동시 움직임	– 탁구

표 7-19 어지럼증이 있는 환자를 위한 운동(계속)

3. 안구 운동(Frenzel 안경을 쓰고 할 수 있음)	
안구–머리 운동 　– 카드에 집중하고 머리를 위, 아래로 움직이기 　– 팔 길이만큼의 거리로 머리와 카드를 같은 방향으로 　　움직이기 　– 왼쪽, 오른쪽을 재빨리 바라보고 사물에 집중 　– 머리는 고정한 상태에서, 눈보다 위, 눈과 비슷한 위 　　치에 있는 두 장의 카드 보기 　– 머리와 카드를 위아래로 움직이기 　– 카드를 눈 앞에 두고 카드의 왼쪽과 오른쪽을 보기	* 경사 보드 　– 회전하는 의자 돌리기– Laser tag 게임 　– 상상의 과녁 운동 　– X2 보기 게임 * 이석의 자극 　– 공 위에서 뛰기 　– 로프 점프해서 넘기 * 양성 발작성 두위훈현증(BPPV) 조치 　– Epley 방법 　– Semont 방법 　– Brandt–Daroff 운동 　– 수평적 canalith 재위치 방법(종종 Epley 방법이라고 　　불리워 짐)

와 서기, 걷기 또는 서 있는 상태에서 뻗기와 같은 더 균형 잡기를 더 어렵게 하는 상태로 진전된 노인 환자에서 시행한다.

안뜰계 재활 프로그램으로부터 혜택을 가장 많이 볼 수 있는 노인층은 한쪽의 안뜰계 기능 저하(말초적 안뜰계 이상)와 양측성 안뜰계 이상을 가진 환자이다. 물리치료에 의해 도움을 받을 수 있는 다른 환자는 두부 외상, 소뇌 위축 또는 기능 이상, 소뇌 뇌졸중과 다발성 경화증을 가진 환자를 포함한다. 양측성 이상으로 진단받은 환자들은 비록 기능적인 결과가 한쪽의 안뜰계 이상의 환자보다 덜 성공적이지만, 손상 후 1년까지는 물리치료를 통해 호전될 수 있다. 양측성 이상을 가진 환자는 자주 넓은 기저면 보행으로 걸을 수 있고, 중재 이후에 계속해서 보조 장치가 필요할지도 모른다. 중추신경계의 이상, 불안장애 그리고 중추적·말초적 안뜰계 이상이 말초 안뜰계 기능 이상을 가진 환자보다 더 치료하기 어렵다. 어지럼증을 가진 노인 환자는 재활로 도움을 받을 수 있다. 한 때 이런 환자들의 증상에 대한 향상이 개별화된 운동프로그램으로 이루어지지 않는다고 했지만 이것은 잘못된 가정인 것으로 나타났다. 운동프로그램의 중요한 요소 중의 하나는 정기적으로 환자를 처방된 운동 일정에 따르게 하는 것이다. 환자를 순응하게 할 때, 이런 환자들을 더 자주 치료하는 것이 필요할지도 모른다. 어지럼증이 있는 노인에게 가장 흔하게 추천되는 운동이 걷기 프로그램이다. 걷기는 특히 집 밖에서, 환자에게 도전을 주고 환자에게 광범위하고 다양한 시각적 자극에 노출시킨다. 그러나 어떤 노인에게 걷기 프로그램을 시작하는 것은 그들이 혼자 살고 낙상을 두려워할 수도 있기에 가능하지 않을 수도 있다.

부록 Appendix

파킨슨병 PARKINSON'S DISEASE

재활프로그램의 주요 항목

항목	프로토콜 A (단서 없이)	프로토콜 B (단서 제공)
1. 사지의 근력, 가동성, 협응성 향상을 위한 능동 분절 운동 또는 보조 가동술(굽힘, 폄, 엎침, 뒷침)	환자에게 눈을 뜨고 능동적으로 운동을 하면서 움직임 조절에 주의를 기울이도록 한다.	환자에게 프로토콜 A와 동일한 운동을 수행하도록 하되, 눈을 감고 사지의 위치를 지각하며 재인식 하도록 한다.
2. 균형 향상을 위한 운동	환자에게 반대편 상하지를 함께 폄하도록 한다(좌우를 번갈아 가며 시행). 반면 폄지 않는 상하지는 균형을 잃지 않도록 몸을 지지하도록 한다.	환자에게 프로토콜 A와 동일한 운동을 수행하도록 하되, 청각적으로 리듬(메트로놈)을 피드백하거나 시각적(거울)으로 피드백을 준다.
3. 다양한 자세에서 자세 조절을 향상시키기 위한 운동	갑작스럽게 밀었을 때, 환자가 균형을 유지하도록 한다.	환자에게 평형판 위에서 자세가 동요되는 동안 균형을 유지하면서 사지로 시각로를 추적하도록 한다.
4. 상지의 수직 및 교체 동작을 위한 운동	피드백 없이 네발기기 자세와 선 자세에서 실시	네발기기 자세에서는 시각적으로(거울) 조절하고 선 자세에서는 청각적으로 리듬(메트로놈)을 피드백
5. 평지나 평행봉에서 보행 운동	환자에게 기저면을 넓게 하고 걸음거리를 길게 하여 걸으면서, 하지를 들어 올릴 때 수의적으로 조절하도록 한다.	환자에게 마루의 보조선을 따라 걷도록 하면서 청각적으로 리듬(메트로놈)을 피드백한다.

축 가동성 운동 프로그램(Axial Mobility Exercise Program)

1주 I 단계:	관절가동 범위를 증가시키며 이완 - 바로 누운 자세 깊은 호흡 무릎 흔들기-완전히 엉덩관절 벌림(한 번에 1 다리) Bell Ringer 축을 편한 상태에서 목 회전
2주 II 단계:	등뼈 중심의 상지 사분역과 척추의 분절 운동 무릎 흔들기-Bell Ringer 결합 옆으로 누워 등뼈 회전 옆으로 누워 앞으로 및 뒤로 팔 뻗기 옆으로 누워 앞으로 및 뒤로 팔 뻗기와 함께 등뼈 회전
3주 III 단계:	골반을 안정시킨 상태에서 하지의 분리 동작과 척추의 분절 운동 바로 누운 자세에서 Wiggle 바로 누운 자세에서 Props 바로 누운 자세에서 엉덩관절 안쪽 돌림
4~5주 IV 단계:	척추와 골반의 분절 운동: 네발기기 자세 고양이와 낙타 등 네발기기 자세에서 분리된 허리뼈 폄 네발기기 자세에서 시상면에서 뒤로 흔들기 네발기기 자세에서 대각선면에서 뒤로 흔들기
6~7주 V 단계:	앉은 자세에서 골반과 척추의 분절 운동 앉은 자세에서 전방 및 후방 경사 앉은 자세에서 안정적인 기저에서 체간을 전방 굽힘 앉은 자세에서 안정적 기전에서 체간을 대각선으로 굽힘 앉은 자세에서 골반과 체간의 측방 경사 앉은 자세에서 골반 시계 운동 앉은 자세에서 턱 잡아당기기
8주 VI 단계:	지지되지 않은 자세에서 체간과 상지의 협응 동작 앉은 자세에서 체간 회전 앉은 자세에서 Bell Ringer를 하며 체간을 굽히고 폄 앉은 자세에서 대각선면에 양팔을 놓고 체간을 굽히고 폄
9~12주 VII 단계:	선 자세에서 축 운동 선 자세에서 체간 옆쪽 굽힘 선 자세에서 팔을 흔들며 체간 회전 선 자세에서 하부 몸통 분리 회전 선 자세에서 상부 몸통 분리 회전 선 자세에서 골반 경사 선 자세에서 체중을 앞과 뒤로 이동 선 자세에서 공 던지기 선 자세에서 골프 스윙 선 자세에서 공 차기
신장:	뒤넙다리근과 장딴지근 신장

Routine for:
Created by:

파킨슨 – 1 축 신전(턱 잡아당기기)

목 뒤를 늘리면서 턱을 부드럽게
잡아당긴다.

큰소리로 숫자를 세면서 그 자세를
유지한다 ___초.

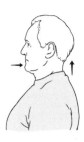

반복 횟수 ___회.
하루 몇 ___회 실시.

파킨슨 – 2 무릎 흔들기

무릎을 구부리고
발을 바닥에 붙이고,
좌우로 약 ___인치
무릎을 회전한다.

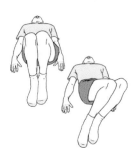

반복 횟수 ___회.
하루 몇 ___회 실시.

파킨슨 – 3 서서 흔들기

지지대를 붙잡고 한발을 다른 발 앞에
높고, 앞발과 뒷발로 체중을 이동하며
앞뒤로 흔든다 ___회.

발을 바꾸어 반대로 반복한다.

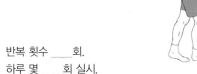

반복 횟수 ___회.
하루 몇 ___회 실시.

파킨슨 – 4 체간 회전

손을 어깨 위에 올려놓고 부드럽게
머리와 목, 체간을 가능한 한쪽 방향
으로 회전한다.

큰소리로 숫자를 세면서
그 자세를 유지한다 ___초.
반대 반향으로 반복한다.

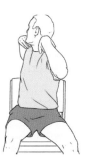

반복 횟수 ___회.
하루 몇 ___회 실시.

파킨슨 – 5 의자에서 앉았다/일어서기

의자를 붙잡고 좌석 앞쪽으로 몸을 내민다. 엉덩이 앞쪽
으로 기울인다. 한 발을
의자 가장자리 아래 밀어 놓고, 다른 발은 반걸음 앞에
놓는다. 연속적인 한동작으
로 팔로 밀면서 일어선다.

의자에 앉기는 반대로 실시
한다.

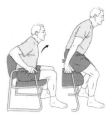

반복 횟수 ___회.
하루 몇 ___회 실시.

뇌졸중 PARKINSON'S DISEASE

요가 치료 프로그램 구성

활동	설명
교육(5~10분)	대상자에게 간단한 해부학적 구조(근골격계, 신경계, 순환계 구조)에 대해 설명하고 각 주별 주제와 관련된 요가 개념을 설명한다. 교육의 목적은 대상자가 자신의 신체와 사고 처리 과정을 좀 더 잘 이해하도록 하는데 있다.
신체 지각(10~15분)	교육자는 자신의 사고에 지각하며 몸의 다양한 부분을 의식적으로 인지하라고 대상자에게 이야기해 준다. 신체 지각의 목표는 신체 감각 및 위치와 정신 활동에 대한 지각을 촉진하는 것이다.
호흡 훈련(Pranayama)	수의적인 호흡을 교육하고 연습한다. 횡격막 호흡처럼 코고는 소리를 내며 목구멍을 부분적으로 닫으며 호흡하고, 콧구멍을 교대로 막으며 호흡한다. 호흡 훈련의 목표는 신체의 호흡감각과 호흡이 어떻게 집중력을 향상시키고 신체 분절의 동작을 향상시킬 수 있는지에 대한 지각을 촉진하는 것이다.
자세(Asana)	대상자에게 각 주별 주제에 따라 수정된 다양한 요가 자세를 교육하고 필요에 따라 실습을 보조해 준다. 자세의 목표는 신체 분절의 협응성과 유연성, 근력, 지구력, 평형성을 향상시키는 것이다.
심상/이완(10~15분)	대상자에게 심상 원고 지침에 따라 읽어 주고 마음 속으로 그림을 그리며 침묵 속에 휴식을 취하도록 한다. 심상의 목표는 이완 반응을 유도하는 것이다.
명상(5분)	대상자에게 마루 바닥이나 의자, 침대에 걸터앉아 침묵 속에서 이 자세를 유지하며 호흡 소리에 집중하도록 한다. 명상의 목적은 정신을 맑게(외적인 사고를 마음에서 깨끗이) 하는 것이다.
나눔(5분)	대상자에게 각 단계의 경험을 그림이나 언어로 표현하도록 한다. 나눔의 목적은 각 세션의 경험을 통합하고 훈련 후 일어난 신체적, 정신적, 정서적 변화에 대한 지각을 촉진하는 것이다.
주별 주제	**중심**
1주 튼튼한 기초를 세움	발목관절 유연성
2주 하지의 힘을 활성화	넙다리 근력 운동
3주 엉덩관절 개관	엉덩관절 유연성
4주 척추 정렬	자세 정렬 및 척추 유연성
5주 삶의 흐름	순환계와 정서
6주 감각 통합	에너지 경로/전신의 에너지 흐름이 요가 철학의 주요한 경로(prana-vayus)
7주 평형성 향상	자세 안정성/정신-신체 결합
8주 마음의 평화	이완과 평화

뇌혈관질환 환자를 위한 근력 운동프로그램〈연구 중심 실습〉

저항 밴드와 모래주머니 프로그램	
저항 유형	▶ 8 단계의 저항 밴드
	▶ 모래주머니(cuff weight)
운동	▶ 엉덩관절 굽힘
	▶ 무릎관절 굽힘
	▶ 무릎관절 폄
	▶ 발목관절 등쪽굽힘
	▶ 발목관절 발바닥 굽힘
강도	▶ 50% 1RM×1주
	▶ 80% 1RM×9주
반복	▶ 10
세트	▶ 3
빈도	▶ 1주일에 3회
기간	▶ 10주
진행 기준	▶ 매 2주
근력 증가	▶ 평균 42.3%
기타 프로그램 요소	▶ 준비 운동(5분): 체조, 부드러운 스트레칭, ROM
	▶ 유산소성 운동: max HR 70%의 계단 및 자전거 운동과 함께 경사지 보행
소요 시간	▶ 60분
등속성 프로그램	
저항 유형	▶ 오소트론(Orthotron) 속도 30, 60, 120 sec
운동	▶ 무릎관절 굽힘
	▶ 무릎관절 폄
강도	▶ 최대 상반 수축(reciprocal contraction)
반복	▶ 6~8
세트	▶ 3
빈도	▶ 주 3회
기간	▶ 6주
진행 기준	▶ 적용하지 않음
근력 증가	▶ 15~20%
기타 프로그램 요소	▶ 준비 운동(5분): 자전거, 15초 신장
	▶ 정리 운동: 준비 운동과 동일하게 신장
소요 시간	▶ 40분

아급성 뇌졸중 환자를 위한 운동치료에 관한 무작위 임상 실험〈중재 프로그램의 요소〉

가동 범위 및 유연성	어깨관절, 팔굽 관절, 손목관절, 손가락, 엉덩관절, 발목관절, 체간에 대한 가동 범위
근력 강화	도수 저항을 이용한 고유 수용성 신경근 촉진법(PNF) 편측 패턴 능동운동에서 해부학적 면에서 테라 밴드 운동(10회 2세트)으로 진행. 테라 밴드 운동을 상지와 하지의 모든 관절에서 실시하였다. 한 운동에서 어려움이 줄어들면 밴드의 저항을 증가시켰다.
평형성	• 계단 오르기: 계단을 앞으로 옆으로 반복해서 오르기. 손상된 하지로 오르고 손상되지 않은 하지로 내려오기, 상지 지지를 감소하며 점차 계단 높이를 올려 가며 진행 • 의자에서 일어서기: 앉은 자세에서 일어서기를 반복하며, 손을 이용하다 점차 손을 이용하지 않도록 진행하며 지면의 높이를 점차 낮춤 • 벽 운동: 벽에 서서 체간을 바로 세운 상태에서 체간 상부를 벽에 붙이고 아래로 내리고, 다시 바로 서기를 반복하며, 점차적으로 벽과의 거리를 증가 • 행진: 제자리 행진을 반복하며, 상지를 지지하다가 지지를 제거하면서 진행 • 기타: 한 발로 볼 차기, 공치기나 골프 동작을 가상 연습, 걷다가 갑자기 멈추어 돌기
상지 기능	실제 생활에서 상지의 사용이 필요한 예를 들면 주방용 조리대 청소, 장롱 열기, 접시 치우기, 수건 접기, 블라인드 내리기와 같은 협응성 증대가 중요한 과제들을 연습
지구력	고정식 자전거 타기를 30분까지 시간과 속도, 저항을 점차 증가 운동 기간은 40rpm으로 지속적으로 자전거를 20~30분까지 탈 수 있을 때까지 2~5분씩 증가시켰다. 그 다음은 인터벌 트레닝으로 좀 더 심박수를 높일 수 있도록 속도를 증가시켰다. 간격은 5분 단위로 수행하였다(예 50rpm에서 1분 실시하고, 40rpm에서 4분 실시, 50rpm에서 1분 30초 실시하고, 40rpm 3분 30초 실시. 50rpm에서 2분 실시하고, 40rpm 3분 실시). 저항은 42분 인터벌 트레이닝을 완전히 수행할 수 있을 때 저항을 증가시켰다. 증가된 저항 수준에서 지구력 훈련의 다음 단계는 40rpm으로 지속적으로 자전거를 25~30분 타는 것으로 시작하였다. 그리고 앞에서 설명한 것처럼 인터벌 트레이닝을 계속해서 진행하였다.

PNF = proprioceptive neuromuscular facilitation

Routine for:

Created by:

뇌졸중-1 앉은 자세에서 다리 펴기

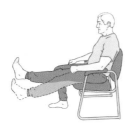

가능한 만큼 무릎을 쭉 편다. 천천히 무릎을 약간 구부리고, 다시 완전히 편다. 다른 다리를 반복한다.

반복 횟수 _____회. 하루 몇 _____회 실시.

뇌졸중-2 엉덩관절 벌림

무릎을 함께 모았다.
양쪽으로 벌리고, 다시 함께 모은다.
단 몇 인치라도 조절 가능한 범위에
서 실시한다.

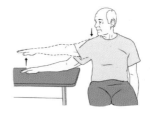

반복 횟수 _____회.
하루 몇 _____회 실시.

뇌졸중-3 옆으로 걷기

환측 다리는 건측 다리를 따라 건측
쪽 옆으로 걷는다.

필요하다면 의자를 붙잡는다.

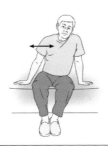

반복 횟수 _____회.
하루 몇 _____회 실시.

뇌졸중-4 상지 뻗기

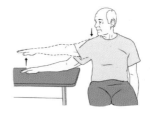

테이블 위에 팔을 편안히 놓는다.
어깨는 들지 말고 팔을 들어올린다.

반복 횟수 _____회. 하루 몇 _____회 실시.

뇌졸중-5 앉은 자세에서 손에 체중부하

손을 양옆에 평평하게
내려놓는다.

반복 횟수 _____회.
하루 몇 _____회 실시.

뇌졸중-6 벽 체중부하(상급)

환측 팔의 손을 벽에 평평하게
대고 몸통을 양측으로 회전한다.

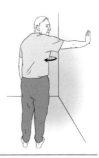

반복 횟수 _____회.
하루 몇 _____회 실시.

Routine for:
Created by:

뇌졸중-7 팔을 지지하고 운동

테이블 위에 팔을 편안히
놓는다. 어깨부터 시작해서
팔 전체를
움직인다.

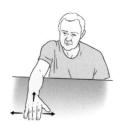

앞으로 _____회
뒤로 _____회
오른쪽으로 _____회
왼쪽으로 _____회

반복 횟수 _____회. 하루 몇 _____회 실시.

뇌졸중-8 앉은 자세 균형(최고 상급)

발을 평평하게 바닥에 대고,
상체를 가능한 만큼 한쪽으로
회전하고, 반대쪽으로 회전한다.

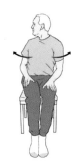

반복 횟수 _____회.
하루 몇 _____회 실시.

뇌졸중-9 상체를 앞쪽으로 체중 이동

양손을 앞쪽 의자에 놓는다.
몸을 앞쪽으로 기울이고,
다시 바로 세운다. 체중을 좀
더 환측 팔쪽으로 이동시킨다.

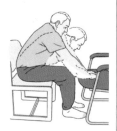

반복 횟수 _____회.
하루 몇 _____회 실시.

뇌졸중-10 비치볼 차기

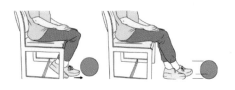

건측 다리를 환측 다리 뒤로 갈고리처럼 건다.
건측 다리로 환측 다리를 밀어 볼을 찬다.

반복 횟수 _____회. 하루 몇 _____회 실시.

균형과 낙상 BALANCE AND FALLS

어지럼증 장애 조사(Dizziness Handicap Inventory)

사용법: 본 설문지의 목적은 어지럼증이나 불안 때문에 경험하게 되는 어려움을 조사하는 것이다. 각 질문에 "예", "아니요" 또는 "때때로"로 대답해 주세요. 각 질문은 어지럼증이나 불안과 관련된 문제에 관해서만 대답해 주세요.

	항목	반응
P1.	앞으로 당신의 문제가 증가할까요?	
E2.	당신의 문제 때문에 좌절감을 느끼십니까?	
F3.	당신의 문제 때문에 사업이나 레크리에이션을 위한 여행에 제한이 있으십니까?	
P4.	슈퍼마켓 통로를 걸을 때 당신의 문제가 증가합니까?	
F5.	당신의 문제 때문에 침대 속이나 밖으로 나오는 것이 어렵습니까?	
F6.	당신의 문제가 외식이나 영화 보기, 댄싱 또는 파티와 같은 사회적 활동에 참여하는 것을 크게 제한합니까?	
F7.	당신의 문제 때문에 독서에 어려움이 있습니까?	
F8.	접시 닦기와 같은 가사나 댄싱과 스포츠와 같은 좀 더 힘든 활동을 하면 당신의 문제가 증가합니까?	
E9.	당신의 문제 때문에 아무도 없는 집에 홀로 남게 되는 것이 걱정되십니까?	
E10.	당신의 문제 때문에 다른 사람 앞에서 당황하신 적이 있으십니까?	
P11.	머리를 빨리 움직이면 당신의 문제가 증가합니까?	
F12.	당신의 문제 때문에 격렬한 가사나 정원 돌보기에 어려움이 있으십니까?	
P13.	침대에서 몸을 뒤집으면 당신의 문제가 증가합니까?	
F14.	당신의 문제 때문에 격렬한 가사나 정원 돌보기에 어려움이 있으십니까?	
E15.	당신의 문제 때문에 다른 사람들이 당신을 중독 환자로 생각할까봐 두렵습니까?	
F16.	당신의 문제 때문에 혼자 산책 가는 것이 어렵습니까?	
P17.	횡단보도를 걸을 때 당신의 문제가 증가합니까?	
E18.	당신의 문제 때문에 집중하는 것이 어렵습니까?	
F19.	당신의 문제 때문에 어두울 때 집 주위를 걷는 것이 어렵습니까?	
E20.	당신의 문제 때문에 집에 혼자 머무는 것이 두렵습니까?	
E21.	당신의 문제 때문에 장애를 느끼십니까?	
E22.	당신의 문제가 가족이나 친구 관계에 스트레스를 줍니까?	
E23.	당신의 문제 때문에 우울하십니까?	
E24.	당신의 문제가 직업이나 가사 업무에 지장을 줍니까?	
P25.	몸을 구부리면 당신의 문제가 증가합니까?	

채점 "예"라는 응답은 4점으로 채점한다./"때때로"라는 응답은 2점으로 채점한다.

"아니요"라는 응답은 0점으로 채점한다

총점 = 100. 점수가 높을수록 장애가 심각한 것이다.

Tinetti Protocol

4단계로 지지를 감소시키며 점증적으로 불안정성을 증가시키는 방법

KAT

1. 넓은 원
2. 작은 원   PSI 감소   BOS 감소
3. 교차
4. 8자 모양

BAPTS

1. 앞으로
   뒤로
2. 옆으로   폼 1   BOS 감소
3. 원   폼 1/2″ 4. 8자 모양   폼 없음

FOAM

1. 옆으로 바라보기
2. 옆으로 회전   폼 없음   BOS 감소
3. 쪼그리고 앉기   폼 1/2″   폼(1 다리) 4. 뻗기   폼 1″

점증적 저항운동

하루 2회 15~20분 실시하며 10회 완전 가동 범위로 반복할 수 있으면 저항은 증가한다.

엉덩관절	어깨관절
굽힘	굽힘
벌림	폄
폄	벌림
발목관절	어깨뼈 내림
폄(신장)	손
	퍼티(Putty)

무릎관절	팔굽 관절
굽힘	굽힘
폄	폄

베이지, 노랑, 빨강, 초록, 파랑, 검정, 회색, 금색으로 진행

균형 운동〈운동〉

I 단계	II 단계	III 단계	IV 단계
Sink Toe Stand with both hands	Sink Toe Stand with one hand	Sink Toe Stand with no hands	Standing Arm/ Leg March
One Leg Sink Stand with both hands	One Leg Sink Stand with one hand	One Leg Sink Stand with no hands	Cross Over Walk
Sink Hip Circle	Bed Walk with arms	Bed Walk with arms folded	Tandem Walk
Sitting Arms Circle	Sink Side step with one hands	Sink Side Step with one hand	Heel Toe Walk
Sitting Knee Lifts;	Sitting March	Sink Leg Cross	One Leg Sink Toe Stand
Arms to Side	Sitting Knee Lifts; Arms Across chest	Sink Leg Swing Sink Leg Lift Heel Stand	

- 적응: 앉기 또는 서기, 뻗기 균형, 누웠다 일어서기, 앉았다 일어서기와 같은 물리치료 기초 평가 또는 보행 평가에서 수행 기능이 정상 수준보다 낮을 때 실시한다.
- 빈도: 하루 두 번. 각 회마다 각 운동을 5회 또는 10회 실시한다.
- 운동 진행: 모든 대상자는 I단계에서 시작하여, 운동 매뉴얼에서 정의하고 있는 어려움 없이 모든 운동을 정확하게 수행할 수 있으면 그 다음 단계로 진행한다.

Routine for:

Created by:

균형-1 서서 옆으로 몸 기울이기

지지한 상태에서,
좌우로 체중을 기울인다.

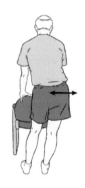

반복 횟수_____회

하루 몇 _____회 실시

균형-2 발끝으로 서기

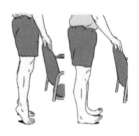

지지한 상태에서, 부드럽게 발끝으로 몸을 올리고
뒤로 움직여 발뒤꿈치를 댄다.

반복 횟수 _____회. 하루 몇 _____회 실시

균형-3 아킬레스건 신장

일직선으로 한 다리는 앞에 놓
다른 다리는 그 뒤에 놓는다.
뒤꿈치를 평평하게 유지하며
몸을 앞으로 기울인다.
큰 소리로 세면서
_____초를 유지한다.

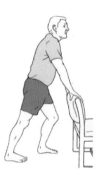

균형-4 한 다리로 서기

한 다리로 서서, 가능한 지지
없이 균형을 _____초
유지한다.
다른 다리로 반복한다.

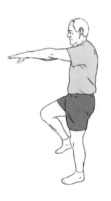

반복 횟수 _____회

하루 몇 _____회 실시

균형-5 눈 운동

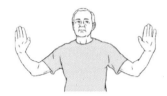

머리 앞에 양손을 펼치고 선다. 눈으로 가능한 빨리 좌우손을 번갈아 본다. 어지럽거나 메스꺼우면 중지한다.

반복 횟수 _____회. 하루 몇 _____회 실시

균형-6 그레이프바인(Grapevine)

지지한 상태에서, 한쪽 발을 다른 발 앞으로 교차시킨다. 앞발 옆으로 다시 발을 놓는다. 다른 방향으로 반복한다.

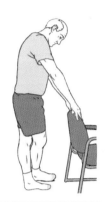

반복 횟수 _____회
하루 몇 _____회 실시

균형-7 8자 보행

팔자로 걷는 연습을 한다.
처음에는 크게 팔자를 그린다. 팔자 크기를 조금씩 줄여가며 난이도를 높인다.

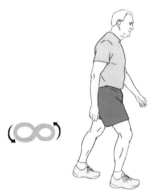

반복 횟수 _____회.
하루 몇 _____회 실시

균형-8 반 직렬로 서기

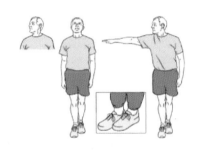

한 발의 뒤꿈치에 다른 발의 족궁을 댄다.
1. 오른쪽 바라보기 _____회
2. 왼쪽 바라보기 _____회
3. 위쪽 바라보기 _____회, 오른쪽 팔로 왼쪽, 뒤쪽으로 뻗치기

반복 횟수 _____회. 하루 몇 _____회 실시

237

스페셜 카드- 1
목표 심박수(Target Heart Rate: THR)

수분 동안 운동 후 멈추고 즉시 손목에서 10초 동안 맥박을 측정한다.
맥박표를 보고 분당 심박수를 산출하고 현재 THR에 도달하였는지 확인한다.
전체 운동 기간 동안 THR을 유지하기 위해 주기적으로 맥박을 확인한다.

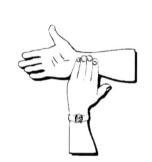

현재 목표 심박수의 범위: _____ - _____

Beats/ Beats/ 10 Sec.	= Min.
10	60
11	66
12	72
13	78
14	84
15	90
16	96
17	102
18	108
19	114
20	120
21	126
22	132
23	138
24	144
25	150

정신질환

8-1 치매

1. 우리나라 치매 현황

치매(dementia)라는 용어는 라틴어의 정신 이상을 의미하는 dementatus에서 유래한 단어로 치매는 정상적인, 자연스러운 노화 과정이 아니라 대부분의 경우 명확한 원인 질환에 의해서 발생하는 분명한 병적 상태로 기억력, 지남력, 이해력, 언어 기능, 계산 능력, 판단 능력 등의 고위 뇌기능의 손상이 만성적, 점진적으로 악화되어 일상생활 활동 수행에 지장이 초래된 상태를 말한다. 보건복지부에 따르면 2017년 7월 기준으로 65세 이상 치매 환자는 72만 5천 명으로 추산되고, 인구 고령화로 인해 2030년에는 치매 환자가 100만 명을 넘어서고, 2050년에는 271만 명에 달할 것으로 전망된다(그림 8-1).

국회 예산청의 전망을 보면 2015년 치매 환자 1인당 관리 비용은 2,033만 원, 2020년 2,234만 원, 2040년 3,255만 원, 2050년에는 3,929만 원에 이를 것으로 분석되어 치매 환자에게 들어가는 경제적, 사회적 손실이 계속 증가하고 있는 실정이다. 또한 2016년 노인 장기 요양 보험 혜택을 받은 치매 환자는 24만 1,020명이고 2조9,268억 원이 요양비로 지급되었는데 이는 전체 장기 요양 보험 재정 지출(4조4177억 원)의 절반 정도가 치매 환자에게 쓰인 셈이다.

2. 원인

치매는 위암, 폐암, 간암 등을 '악성 신생물' 또는 '암(癌)'이라고 부르는 것처럼, 다양한 원인에 의한 뇌손상이나 뇌병변으로 인지 기능 저하가 나타나는 기질성 정신장애를 통칭하는 용어이다.

치매를 유발하는 원인 질환은 내과, 신경과 및 정신과 질환 등 60~100여 가지에 이를 정도로 다양한데, 전체 치매의 절반 정도는 그 원인이 정확히 밝혀지지 않고 있다. 그러나 앞으로 치매의

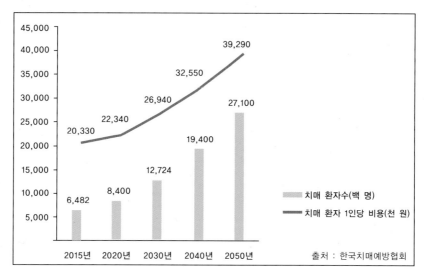

그림 8-1 치매 노인 추이

분자 생물학적 발생기전이 밝혀지면서 점점 더 그 수가 증가할 것으로 보이는데, 현재까지 밝혀진 치매의 주요 원인은 표 8-1과 같다.

3. 치매의 유형

치매의 유형 분류는 신경 병리학적 소견에 의한 분류, 원인에 따른 분류, 병변의 진행에 따른 분류가 있다. 국제 질병 분류 제 10판(ICD-10)에서는 이러한 세 가지 기준을 통합적으로 적용하여, 치매를 알츠하이머형 치매, 혈관성 치매, 기타 질병에 의한 치매, 불분명한 치매로 구분하고 있다(표 8-2).

이러한 분류 이외에 치료 가능성에 따라서 치료 가능한 치매와 치료 불가능한 치매로 분류되기도 하는데 전자는 가역성 치매, 후자는 비가역성 치매라고 부른다. 현재까지 부분적 호전까지를 포함하여 치료가 가능한 치매는 전체 치매의 20~25% 정도로 알려지고 있다.

치료 가능한 치매로는

- 약물중독, 중금속중독, 알코올중독 등의 중독성 장애
- 심혈관계 질환 및 호흡기질환, 만성 간질환, 만성 신장 질환, 전해질장애, 저혈당 및 고혈압, 갑상선 기능항진 및 저하증 등의 대사장애
- 비타민 B_{12} 결핍, 엽산 결핍 등의 결핍성 장애
- 신경매독, 결핵성 수막염, 뇌종양, 진균성 뇌염, 정상압수두증 등의 감염성 질환에 의한 치매가 있다.

표 8-1 치매의 원인성 질환

구분	원인 질환
퇴행성 뇌질환	알츠하이머병, 픽병, 파킨슨병, 헌틴톤병, 루이소체 치매, 진행성 핵상마비
뇌혈관질환	다발성 뇌경색, 열공성 뇌경색, 빈스방거병, 만성 경막하 출혈, 측두 동맥염
뇌염증 및 감염 대사장애	AIDS, 크로이츠펠트－야곱병, 헤르페스성 뇌염, 뇌막염 후유증, 신경매독, 뇌종양, 경막하혈종, 정상압뇌수종
내분비장애	간성 뇌병증, 요독증(만성신부전), 저혈당, 저산소증, 갑상선 기능저하증
결핍성 장애	비타민 B_{12} 결핍, 엽산 결핍
중독성 장애	약물중독, 알코올중독, 중금속중독(납, 망간, 수은 등), 유기 용매 중독

표 8-2 치매의 유형 분류(ICD-10)

구분	원인 질환
알츠하이머형 치매	조발성 알츠하이머형 치매, 만발성 알츠하이머형 치매, 비정형 또는 혼합형 알츠하이머형 치매, 분명하지 않은 알츠하이머형 치매
혈관성 치매	급성 혈관성 치매, 다발성 경색 혈관성 치매, 피질하 혈관성 치매, 혼합형 혈관성 치매, 기타 혈관성 치매
기타 질병에 의한 치매	픽병, 크로이츠펠트－야곱병, 헌틴턴병, 파킨슨병, HIV 감염에 의한 치매, 기타 질병으로 인한 치매
불분명한 치매	분명치 않은 치매

4. 주요 치매

1) 알츠하이머형 치매

알츠하이머형 치매는 1911년 독일의 알로이 알츠하이머 박사가 처음으로 보고한 대표적인 치매의 유형이다. 이 치매는 정상적인 기능을 수행하던 뇌세포들이 특정한 원인 없이 서서히 죽어감으로써 개인의 인지 기능은 점진적으로 감퇴하며 성격 변화, 대인 관계 위축, 사회 활동의 제한은 물론 기본적 일상생활조차 어렵게 만드는 퇴행성 치매이다. 발병 초기 단계에서는 일상생활의 수행능력이 좀 늦거나, 대화 중에 이야기의 초점을 잊어버리는 정도이기 때문에 노년기의 건망증 정도로 잘못 판단할 수 있다. 그러므로 가족이 노인이 이상하다고 생각하여 병원에 갔을 때에는 이미 2~3년 정도 경과된 경우가 많다. 치매가 진행되면서 실언, 지남력장애, 배회, 야간 착란 증세, 환상이나 망상 등의 증세가 뚜렷하게 나타나고, 말기에는 고도의 인지장애가 수반되어 자신의 이름이나 가까운 가족도 알아보지 못하고 자기 자신을 전혀 돌보지 못할 정도로 황폐화된다.

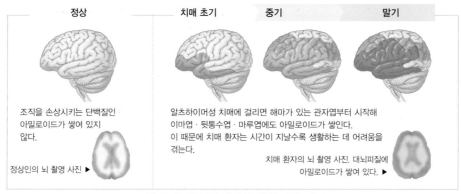

정상	치매 초기	중기	말기

조직을 손상시키는 단백질인 아밀로이드가 쌓여 있지 않다.

◀ 정상인의 뇌 촬영 사진

알츠하이머성 치매에 걸리면 해마가 있는 관자엽부터 시작해 이마엽 · 뒷통수엽 · 마루엽에도 아밀로이드가 쌓인다. 이 때문에 치매 환자는 시간이 지날수록 생활하는 데 어려움을 겪는다.

치매 환자의 뇌 촬영 사진. 대뇌피질에 아밀로이드가 쌓여 있다. ▶

그림 8-2 알츠하이머성 치매 진행 과정

2) 혈관성 치매

혈관성 치매란 뇌출혈, 뇌경색 등 뇌혈관질환이 그 원인이며, 치매 중에서 두 번째로 흔한 유형이다. 혈관성 치매는 뇌혈관질환이 누적되어 나타나는 치매를 말하는데, 고혈압, 당뇨병, 고지혈증, 심장병, 흡연, 비만 등이 있는 사람에게서 잘 나타난다. 정상적으로는 부드럽고 탄력 있는 뇌혈관이 지속되는 고혈압이나 당뇨병 등에 의해 딱딱해지고 두꺼워지며, 혈관이 좁아지거나 막히거나 터져서, 뇌의 혈액 순환이 원활하지 않아 뇌활동에 필요한 산소와 영양분이 공급되지 않게 됨으로써 나타난다. 뇌혈관 중 큰 혈관이 막히게 되면 운동장애나 언어장애가 바로 나타나고 치매가 곧바로 진행되지만, 작은 혈관들이 막히는 경우 처음에는 특별한 증상을 보이지 않지만 누적되면 다발성 경색치매가 된다.

3) 파킨슨병에 의한 치매

파킨슨병은 신경전달물질 중 도파민이 부족하여 운동 신경망이 원활하게 작동하지 못하여 생기는 운동신경 장애이다. 이 병은 원래 신체 떨림이나 손, 발, 관절의 마비, 언어장애, 신체를 움직이는 데 어려움을 보이며, 말기에는 치매로 발전되는 경우가 있다. 약물을 복용함으로써 운동장애 증상을 완화시켜 줄 수 있지만 부작용으로 환각, 망상, 일시적인 혼란 상태나 비정상적인 움직임을 보일 수 있다.

4) 픽병에 의한 치매

픽병은 수십 년에 걸쳐 인간의 능력을 점진적으로 퇴화시켜 무능력한 상태에 이르게 한다. 픽병은 뇌의 전두엽에서 발생하며, 일반적으로 40~65세 사이에 발생한다. 주된 증상은 성격 장애, 행동장애, 언어장애, 기억장애이지만 초기에는 다른 장애가 일어나기 전에 기억장애가 더 심하게 나타난다.

5) 헌틴턴병에 의한 치매

헌틴턴병은 유전성이며 몸과 정신에 영향을 주는 뇌의 퇴행으로 생기는 병이다. 일반적으로 30~50세 사이에 발병하며, 주된 증상은 지적 장애, 손발과 얼굴 근육이 불규칙적이고 비자발적으로 움직인다. 그 밖에 성격 변화, 기억장애, 말더듬, 판단력이나 정신적인 문제 등의 다른 증상도 동반된다. 헌틴턴병은 진행을 막을 수 있는 치료법이 아직 개발되지 않았지만 약물을 복용함으로써 신체 움직임과 정신병적 증상은 조절할 수 있다.

6) 알코올성 치매(코르사코프 증후군)

술을 마시지 않거나 지나치지 않는 수준으로 마시면 알코올성 치매에 걸리지 않는다. 그러나 술을 지속적으로 많이 마시면 비타민 B_1의 결핍으로 뇌손상을 일으키게 된다. 이병은 기억력이 손상되고, 그 밖에 계획을 세우고 조직하고 판단하거나 대인 관계 기술과 균형을 담당하는 곳이 가장 많이 손상된다. 술을 끊으면 알코올성 치매 증상이 좋아질 수 있으며, 비타민 B_1을 섭취하는 것도 예방에 도움이 되고 증상을 호전시킬 수 있다.

7) 크로이츠펠트–야곱병에 의한 치매

크로이츠펠트–야곱병(CJD)은 100만 명 중에 한 명 정도가 걸릴 정도로 아주 희귀한 병이다. 초기 단계에서는 기억력에 이상이 생기거나 행동이 변하고 균형 감각이 부족해진다. 이 병이 진행되면 정신증상이 나타나고, 마음대로 몸을 움직이지 못하고 실명할 수도 있으며, 악화되어 손과 다리를 사용할 수 없게 되다가 마지막에는 의식 불명이 된다.

8) 루이소체 치매

루이소체(Lewy body) 병은 호산성 세포질봉입체인 루이소체가 대뇌세포에 미만성으로 발견되는 뇌의 퇴행성 병변에 의해 일어나는 질환이다. 임상적으로 파킨슨병에서 잘 나타나는 경직과 같은 운동장애가 나타나고, 섬망이나 환시와 같은 정신병 증상이 잘 일어난다. 또한 항정신병 약물에 대한 부작용이 나타나기 때문에, 치료 시 고전적인 항정신병 약물의 사용을 어렵게 한다.

9) AIDS에 의한 치매

AIDS 환자의 반 이상에서 치매 증상을 일으킨다. 임상 증상은 서서히 시작되며 무감동, 건망증, 집중 곤란, 정신병적 증상, 보행 실조, 근육경련 등을 보인다. 신경병리학적 소견으로는 전반적인 대뇌 위축이 일어나며 백질 부위에 수초탈락, 산란성 공포와 다핵성 거대세포 등이 나타난다.

10) 중금속과 화학물질에 의한 중독성 치매

여러 가지 종류의 독성물질들이 중추신경계에 각종 장애를 일으키며, 심한 경우 뇌손상을 일으켜 치매 상태에 이르게 한다. 구리와 납 등의 중금속과 살충제, 가스, 화학물질 등이 원인이 된다.

11) 정상압 뇌수종에 의한 치매

정상압 뇌수종은 치매, 보행장애, 요실금 등의 증상을 특징으로 한다. 뇌실질은 확장되어 있으나, 뇌압 상승은 없는 경우를 말한다. 신경 외과적 수술에 의해 치매가 호전될 수 있기 때문에 조기발견이 중요하다.

12) 두부 외상에 의한 치매

두부 외상(head trauma) 후의 치매는 극심한 상태인 식물상태로부터 경미한 인지 기능장애까지 다양하다. 교통사고와 같은 단발성의 원인과 권투 선수와 같이 만성적인 두부 외상이 있으며, 주의력 결핍, 만성적 피로감, 기억력과 언어장애, 정신기능의 둔화 등을 호소한다.

13) 대사성 장애에 따른 치매

저산소증, 저혈당, 요독증, 갑상선 기능저하증, 비타민 부족(티아민, B_{12}, 엽산 등) 등에 의해 치매가 발생할 수 있다. 특히 갑상선 기능저하증과 비타민 B_{12} 부족에 의한 치매는 노년기에 비교적 많이 발생하는 것으로 알려져 있으므로 이에 대한 철저한 검사가 필요하다.

5. 치매의 단계별 임상 증상

1) 초기 단계

건망증, 경증의 기억 결핍 ,새롭거나 복합적 과제의 어려움, 무관심과 사회적 퇴보

2) 중기 단계

중증의 기억 결핍, 시간과 장소에 대한 감각상실, 언어장애, 시각 구조 장애, 행위상실증, 인격과 행동 변화, 감독이 필요, 신경학적 기능 유지

3) 후기 단계

지적 기능은 사실상 검사 불가능, 언어소통이 심각하게 제한됨, 스스로를 돌보지 못함, 방광과 장의 실금(incontinence), 과도한 반사, 원시 긴장(저하증) 증가, 굴곡 구축과 원시반사 증가

4) 말기 단계

환경인지 불가능, 침묵, 침상 생활, 관절구축, 병적반사, 간대성근경련

5) 공존하는 신경학적 장애

긴장 증가, 간질, 운동장애, 보행장애

6. 평가

1) 한국판 치매 선별 설문지(Korean Dementia Screening Questionnaire)

(1) 특징

① 초기의 치매 환자를 발견할 수 있음.

② 검사가 쉽고, 교육이 필요 없음.

③ 전화 인터뷰로도 시행할 수 있음.

④ 증상의 심한 정도를 수량화할 수 있음.

⑤ K-DSQ 점수가 6점 이상이면 치매의 가능성이 높음(민감도 79%, 특이도 80%)(표 8-3).

2) 한국판 간이정신상태검사(Korean Version of Mini-Mental State Examination: MMSE-K)

(1) 특징

① 우리나라 노인들의 인지 기능을 간편하게 측정하여 치매 유무를 판단하기 위한 치매 선별 검사이며 치매를 확진하는 수단은 아니다.

② 30점 만점으로 24점 이상을 '확정적 정상', 19점 이하를 '확정적 치매', 20~23점은 '치매 의심'으로 분류한다.

③ 대상자가 무학인 경우, 때·시간에 대한 지남력에 1점, 주의 집중 및 계산에 2점, 언어 기능에 1점 가산점을 주도록 하되 각 문항 점수에 만점을 넘지 않게 교정해야 한다(표 8-4).

3) 조기 치매 검사(Korean Mini-Mental State Examination)

(1) 특징

① 우리나라 노인들의 인지 기능을 간편하게 측정하여 치매 유무를 판단하기 위한 치매 선별 검사이며 치매를 확진하는 수단은 아니다. 주로 신경과에서 인지 기능장애의 선별 도구로 사용되고 있다.

② 총점 30점으로 조사된 점수를 그대로 합산하며 24점 이상을 정상, 20점 이상~24점 미만을 경미한 치매, 10점 이상~24점 미만을 중등도 치매, 10점 미만을 심한 치매로 구분한다(표 8-5).

표 8-3 한국판 치매 선별 설문지(KDSQ)

다음 설문지는 환자의 상태에 대해서 가장 잘 알고 있는 보호자가 작성해 주십시오.

작성자 이름 : _____ 작성자 나이 / 성별

환자와의 관계 : _____ 교육 정도: (   )학교 (졸업, 중퇴)

환자와 같이 사십니까? (예, 아니요)

같이 살지 않는다면 얼마나 자주 보십니까? 일주일에 (   )번

각 항목에 대하여, 1년 전의 환자 상태와 비교하여 현재 상태에 해당하는 곳에 동그라미를 하십시오.

	잘 모름	아니요	약간	많이
1년 전과 비교하여 환자의 기억력이 많이 떨어졌다고 생각하십니까?				
현재 환자가 보이는 증상이 치매 때문이라고 생각하십니까?				
Korean Dementia Screening Questionnaire (KDSQ-C)	해당 사항 없음	아니다 (0점)	가끔 (조금) (1점)	자주 (많이) (2점)
1. 오늘이 몇 월이고, 무슨 요일인지 잘 모른다.				
2. 자기가 놓아 둔 물건을 찾지 못한다.				
3. 같은 질문을 반복해서 한다.				
4. 약속을 하고서 잊어버린다.				
5. 물건을 가지러 갔다가 잊어버리고 그냥 온다.				
6. 물건이나 사람의 이름을 대기가 힘들어 머뭇거린다.				
7. 대화 중 내용이 이해되지 않아 반복해서 물어본다.				
8. 길을 잃거나 헤맨 적이 있다.				
9. 예전에 비해서 계산 능력이 떨어졌다. (예 물건 값이나 거스름돈 계산을 하지 못한다)				
10. 예전에 비해 성격이 변했다.				
11. 이전에 잘 다루던 기구의 사용이 서툴러졌다. (세탁기, 전기밥솥, 경운기 등)				
12. 예전에 비해 방이나 집안의 정리 정돈을 하지 못한다.				
13. 상황에 맞는 옷을 스스로 선택하여 입지 못한다.				
14. 혼자 대중교통 수단을 이용하여 목적지에 가기 힘들다 [신체적인 문제(관절염 등)로 인한 것은 제외됨].				
15. 내복이나 옷이 더러워져도 갈아입지 않으려고 한다.				

KDSQ-H	점수		
	잘 모름	아니다 (0점)	그렇다 (1점)
H1. 위의 증상들이 어느 날 갑자기 발생하였다.			
H2. 뇌졸중을 앓았던 적이 있다.			
H3. 고혈압이나 당뇨병을 앓고 있다.			
H4. 걸음걸이 이상이나, 발음장애, 손발 마비, 감각이상 등이 있었다.			
H5. 증상이 갑자기 나빠졌다 서서히 회복되고 다시 나빠짐을 반복하면서 점차 심해진다.			

KDSQ-D	잘 모름	아니다 (0점)	가끔(조금) 그렇다 (1점)	자주(많이) 그렇다 (2점)
D1. 우울한 기분이 든다(혹은 그런 이야기를 한다).				
D2. 잠을 잘 못 자거나 일찍 깬다.				
D3. 모든 일에 흥미를 잃었다.				
D4. 자신이 쓸모없다고 느낀다(혹은 그런 말을 한다).				
D5. 식욕이 떨어졌다.				

표 8-4 한국판 간이정신상태검사

이름	나이	성별(남,여)	교육(유학, 무학)	진찰권 번호

검사 일자	생년월일(음력)	생년월일(양력)

검사자

교정 점수

지남력

1. 오늘은　　　년,　　　월,　　　일,　　　요일,　　　계절
2. 당신의 주소는　　　도(특별시 혹은 직할시)

　　　군(구)　　　면(동)　　　동

　　　(여기는 어떤 곳입니까? ㉮ 교회, 식당, 학교, 시장, 가정집 등)

3. 여기는 무엇을 하는 곳입니까?(마당, 안방, 화장실, 진찰실 등)

기억 등록

4. 물건 이름 기억하기(㉮ 나무, 자동차, 모자)

기억 회상

5. 3분 내지 5분 뒤에 위의 물건 이름들을 회상

주의 집중 및 계산

6. 100-7=　　-7=　　-7=　　-7=　　-7=　　　또는 ('삼천리강산'을 거꾸로 말하기)

언어 기능

7. 물건 이름 맞추기(연필, 시계)

8. 오른손으로 종이를 집어서 반으로 접고 무릎 위에 놓기(3단계 명령)

9. 5각형 2개를 겹쳐 그리기

10. "간장, 공장, 공장장"을 따라 하기

이해 및 판단

11. "옷은 왜 빨아(세탁)서 입습니까?"라고 질문

12. "길에서 남의 주민등록증을 주었을 때 어떻게 하면 쉽게 주인에게 되돌려 줄 수 있습니까?"라고 질문

전체 점수
의식 수준: Alert, Drowsy, Stupor, Coma

표 8-5 조기 치매 검사

항목	점수	내용
Ⅰ. 시간 지남력		1. 년
		2. 월
		3. 일
		4. 요일
		5. 계절
Ⅱ. 장소 지남력		1. 나라
		2. 시/도
		3. 현재 장소 명
		4. 무엇하는 곳
		5. 몇 층
Ⅲ. 기억 등록		1. 비행기
		2. 연필
		3. 소나무
Ⅳ. 주의 집중과 계산		1. 100−7
		2. −7
		3. −7
		4. −7
		5. −7
Ⅴ. 기억 회상		1. 비행기
		2. 연필
		3. 소나무
Ⅵ. 언어		1. 이름 대기(2): 손목시계(1), 볼펜(1)
		2. 명령 시행(3): "종이를 뒤집고(1), 반으로 접은 다음(1), 저에게 주세요(1)"
		3. 따라 말하기(1): "백문이 불여일견"
		4. 읽고 그대로 하기(1): "눈을 감으세요"
		5. 쓰기(1): "오늘 기분이나 오늘 날씨에 대해서 써 보십시오."
Ⅶ. 시각적 구성		보고 그리기(1): 오각형
총점(30)		

7. 치매 검진 단계

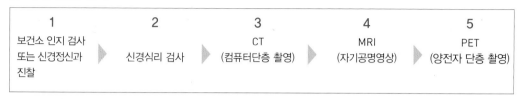

1	2	3	4	5
보건소 인지 검사 또는 신경정신과 진찰	신경심리 검사	CT (컴퓨터단층 촬영)	MRI (자기공명영상)	PET (양전자 단층 촬영)

그림 8-3 치매 검진 단계

8. 치료

목적

치매 환자에 대한 물리치료의 목적은 치매 증상의 경감만이 아니라 장애가 있더라도 상위 수준의 기능을 유지하여 남은 인생을 사람답고 알차게 살 수 있도록 도와주는 것이다. 물리치료사는 환자에게 어떤 관심이 남아 있고, 어떤 기술이 유지되고 있으며, 무엇을 즐거워하는지 등을 파악하여, 이것을 끌어내야 한다. 또 환자의 상태가 치료효과를 기대하기 어려울 만큼 심하더라도 환자를 행복하고 즐겁게 만들 수 있는 물리치료 프로그램을 꾸준히 시행하는 것이 좋다.

(1) 초기 및 중기 단계

① 기능적 능력을 향상시킬 수 있는 운동의 실시

초기 단계에서 신체적 건강을 유지하고 가능한 많은 신경 감각을 자극함으로써 기능적인 능력을 향상시키고 전반적인 안녕을 강화시킬 수 있는 걷기, 일상생활 활동, 댄스 및 각종 체조, 원예 활동 등을 실시한다(그림 8-4). 댄스와 유사한 T'ai Chi는 심혈관계를 자극하는 좋은 방법이며, 안정과 이완을 촉진하는 부가적인 이득이 있다. 유산소운동은 심혈관 기능의 개선을 유도하여 뇌의 혈류량을 증가시켜 뇌세포의 혈액공급을 유지하는 것을 도와주고 건강한 인지 기능을 유지하기 위해 필요한 산소와 영양분을 공급해 준다.

운동 습관은 인지 기능을 향상시키고 판단력 소실로 인한 낙상을 줄일 수 있다. 낮은 강도의 근력 강화, 신장, 관절가동 범위 운동은 근력과 관절의 유연성을 향상시키고, 심혈관계 상태와 지구력을 유지 또는 회복시키고, 기능적인 능력(예 보행, 이동)과 안정성을 향상시킬 수 있다.

① 호흡의 연습. 코로 숨을 들이쉬고
입으로 '하∼'하고 내쉰다.

② 머리를 전후좌우로 눕혀 보고,
마지막에 한바퀴 돌린다.

③ 어깨를 상하로 움직인다.

④ 팔을 양쪽으로 쭉 벌리고 흔들흔들
해 본다. 계속해서 앞으로 위로 해 본다.

⑤ 두 팔을 위로 올려 깍지를 끼고
그대로 크게 기지개를 켠다

⑥ 발목을 움직여 가며 바닥을
톡톡 친다.

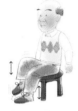

⑦ 앉은 채로 한쪽
다리를 들고 바닥을
톡톡 쳐 본다.

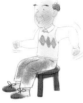

⑧ 팔을 앞뒤로 젓는다.
처음에는 천천히 걷는
것처럼 하다가 점점
달리는 것처럼 저어
본다.

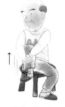

⑨ 무릎을 접는다.
가능한 한 의자보다
높게, 가슴에 닿게
끌어 붙인다.

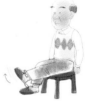

⑩ 무릎을 편다. 천천히 편
다음 움직여 본다.

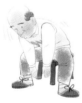

⑪ 다리를 벌리고 양쪽 무릎
사이로 인사를 한다.
균형이 안 좋은 사람은
옆에서 가슴을 집어넣는
것처럼 바꿔서 해 본다.

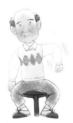

⑫ 옆구리를 들어 올린다.

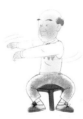

⑬ 온 몸을 돌린다.

⑭ 마지막 이완. 머리, 어깨,
가슴, 몸통 전부 힘을
빼고 '휴∼'한다.

그림 8-4 치매 환자를 위한 간단한 의자 체조

② 낙상의 예방 및 보행 훈련 실시

알츠하이머병 환자는 다음과 같은 인지 기능, 시각 그리고 보행 문제로 낙상을 증가시킬 수 있으나 보행 및 균형 프로그램을 통해 활동 감소로 나타날 수 있는 보행과 균형 문제(예 근력, 협조, 자세 소절)를 상쇄시킬 수 있다.

ㄱ. 인지 기능 문제

(가) 판단 오류, 위험인지 불능. 위험한 환경에 대한 지각 불능

(나) 잘 잊어버리거나 조정(침대 난간 사용과 같은)의 필요성을 이해하지 못하여 보조 없이 침대에서 일어나거나 욕실로 가는 것과 같은 활동을 하려 함

(다) 언어상실증과 같은 의사소통의 문제로 인해 움직이는데 필요한 도움을 요청하지 못함

(라) 지시했을 때 지팡이, 워커, 손잡이 난간과 같은 보조장치 사용을 거절하거나 잊어버림

(마) 산만, 동요, 들뜬 상태, 혼미, 망상, 환각, 과민, 불안과 같은 행동 표현이 나타나며 주의력 결핍과 인지의 악화를 초래한다.

ㄴ. 시각적인 문제

(가) 시야의 제한(말초 시각 손상. 동측반맹)

(나) 시공간 기능(자신의 위치와 환경 내 물체를 통합하고 조화시키는 능력) 감소

(다) 깊이 인지(시야에서 물체 사이의 관계와 거리를 판단하는 능력) 감소

(라) 대비 민감도(색과 밝음으로부터의 어두움을 지각하는 능력)의 소실

(마) 인식불능증(친숙한 물건과 장소의 인지 감소)

ㄷ. 알츠하이머병과 관련된 수많은 보행 및 균형 문제

(가) 고유감각(평형 상태에서 자세, 운동, 변화에 대한 인식)의 소실

㉮ 활보장 감소

㉯ 다리를 질질 끄는 것과 같은 걸음 높이 감소

(나) 조심스러운 보행, 알츠하이머 환자의 일반적인 보행 패턴은 넓은 지지면, 구부정한 자세, 짧고 질질 끄는 걸음인데, 이는 돌아서기를 할 때 뚜렷하게 나타난다. 걸음이나 발을 놓는 위치가 불확실하며, 팔을 흔들지 않고 앞으로 교차시키거나 옆면에 꼭 붙인 채로 보행한다(알츠하이머병 초기 단계에서 나타남).

(다) 결과적으로 발이 움직이기 전에 몸이 앞으로 나아가 균형 상실의 위험을 갖는다.

(라) 정상적인 자동운동이 분열된 운동 비협조로 인해 환자는 왼발을 움직이지 못하고 오른발로만 두 세 걸음을 걷게 된다(동력 중심은 완전히 벗어나게 된다).

③ 이해와 정서적인 지지를 토대로 구조화되고 보호된 환경의 제공

알츠하이머병 환자가 요양원에 입소하였을 때, 사용하던 기구를 시설에 가져와 사용하면 주위 환경과 연계하여 반응하는데 도움이 되며 매우 유용하다.

(2) 후기 및 말기 단계

치매가 진행되어 중증이 되면 지적 수준은 한 살짜리 아기 수준으로 퇴화되고 여러 가지 신경학적 증상들도 나타나며 대화도 어렵고, 문제 행동도 자주 보이며, 자발성도 결여되어 가족이나 치료자와의 대화도 적어진다.

그러나 중증 치매 환자들은 자극 받을 기회가 매우 부족하기 때문에 이들에게는 오히려 대화가 필요하며 따뜻한 관심과 세심한 관찰을 통해 개개인의 잔존 기능과 요구에 맞춰 시행할 수 있는 물리치료 프로그램이 실행되어야 한다.

① 앉아있는 시간을 늘리자

반응이 거의 없는 사람이나 누워 지내는 사람들도 보다 즐겁게 지낼 수 있도록 해야 하므로 하루 종일 침대에 누워 있을 필요는 없다. 임종이 가깝거나 전신 쇠약이 심각한 경우가 아니라면 낮에는 되도록 휠체어 등으로 옮겨 식당에서 식사하도록 하는 것이 좋다. 하루 3번 식사 전후 1~2시간씩만이라도 침대에서 벗어나게 하면, 중력을 이기고 자세를 유지하는 훈련도 되고 욕창도 잘 생기지 않는다. 또 누워있을 때에는 천장이나 벽 밖에 보이지 않지만, 앉아 있으면 시각 자극이 늘어난다. 이것만으로도 생활에 변화를 줄 수 있다.

② 관절가동 운동 및 마사지

누워 지내는 사람들 중에는 스스로 바스락거리며 손발을 조금씩이라도 움직이는 사람도 있지만 전혀 움직이지 않는 사람도 있다. 조금이라도 손발을 움직이는 사람은 구축이 잘 일어나지 않지만, 전혀 움직이지 않는 사람은 관절구축이 쉽게 일어난다. 그래서 누워 지내는 시간이 많은 환자들은 관절가동 운동 및 차가워진 발끝을 따뜻해지도록 문지르는 등 손이나 발을 마사지해 주는 것이 좋다. 운동이나 마사지하는 동안에도 환자와 계속해서 이야기를 나누도록 해야 한다. 욕창과 심폐 기능의 현저한 저하 등이 문제되기 쉬우므로 이에 대한 예방과 대책도 항상 염두에 두어 올바른 체위 변경을 통해 조절해야 한다. 심폐 기능 저하는 운동기능이 나쁠수록 심해진다. 가슴 근육군과 흉곽을 유연하게 하는 것이 중요하므로 흉곽 호흡 물리치료를 실시한다.

③ 일상생활 동작에 적극적 참여

치매가 진행되면 식사, 배설, 옷 입기, 목욕, 이동 등과 같은 일상생활 동작이 어려워진다. 이와 같은 일상생활 동작의 장해는 기억력과 지남력을 비롯한 여러 가지 인지 기능의 감퇴에 기인한 것이므로 치매의 한 증상으로 이해해야 한다. 먼저 환자가 익숙하고 안심할 수 있는 환경을 만드는 것이 중요하다. 다음으로 일상생활에서 환자가 할 수 있는 것은 가능한 직접 하도록 해야 한다. 또 의사소통을 돕거나 친구를 만들어 주는 등의 간접적인 지원도 병행해야 한다.

④ 알고 있다고 생각하고 말을 걸자

반응이 없거나 항상 누워 지내는 환자에게는 치료자의 역할도 적어질 수밖에 없다. 식당에서도 환자의 식사 시중을 들다보면 치매 환자들을 마치 그 자리에 없는 것처럼 무시한 채 치료자들끼리 이야기를 나누며 웃고 있는 모습을 종종 볼 수 있다. 그러나 반응이 없는 환자라 해도 "자 지금부터 휠체어로 옮기겠습니다", 향기 좋죠?"등과 같은 말을 건네며 도와야 한다.

⑤ 음악을 듣게 하자

반응이 없는 와상 환자에게 침대에 있는 동안 음악을 들려주는 것이 좋다. 보통 어릴 때부터 들어 익숙한 동요나 가요가 적당하지만 개인의 직업이나 자라온 과정을 고려하여 클래식이나 재즈 등 그 사람에게 특히 추억으로 남아 있는 것을 고르는 것도 좋은 방법이다.

8-2 우울증

1. 개요

우리나라에서 2014년 시행한 노인 실태 조사에 따르면 노인 우울증은 겉으로 잘 드러나지 않아 모르고 지나가는 경우가 많으나 전체 노인의 27.1% 독거노인의 41.7%가 우울증을 겪은 적이 있을 정도로 높게 나타나고 있으며 노인 우울증의 원인은 크게 사회 심리학적 요인과 생물학적 요인으로 나눌 수 있다. 우울증의 사회 심리학적 요인으로는

첫 번째로 노년기에 찾아오는 질병과 장애로 인한 건강의 상실,

두 번째로 퇴직 이후 재정적 대비의 부족으로 인한 경제적 능력의 상실,

세 번째로 배우자나 친지와의 사별, 가족과의 분리 등으로 인한 대인 관계의 상실이 있다.

노인 우울증의 생물학적 요인 중 대표적인 것으로 신경 생화학적 요인과 신경 해부학적 요인을 들 수 있으며 신경 생화학적 요인으로는 세로토닌과 같이 감정 조절에 작용하는 신경전달물질의 저하가 있고, 신경 해부학적 요인으로는 감정을 조절하는 뇌 회로 부위의 모세혈관 이상을 들 수 있다. 인간의 뇌는 뇌피질(특히 이마엽)과 피질하 영역 사이에 감정을 조절하는 뇌 회로가 존재하는데 이 회로 부위에 혈액과 영양소를 공급하는 모세혈관이 막히면 우울증에 걸리기 쉬운 상태가 된다. 대부분의 노인 우울증은 사회 심리학적 요인과 생물학적 요인들이 복합적으로 작용함으로써 발병하는 것으로 알려져 있다. 우울증으로 인한 노인들의 절망감과 무관심, 움츠림은 재활을 어렵게 하며 임상에서 물리치료사들이 자주 직면하는 문제이다.

우울증 증상

(1) 인지 증상

집중력 저하, 자신감 저하, 우유부단, 죄의식, 절망, 집중력 상실, 자살에 대한 생각

(2) 신체 증상

피로, 수면 패턴의 변화, 체중 증가 또는 감소, 눈물 많아짐, 전신 쇠약

(3) 감정 증상

슬픔, 불안, 흥분, 공포, 분노, 초조, 두근거림

2. 평가

1) 노인 우울증 척도(S-GDS)

노인 우울증 평가는 각 항목의 점수를 더 했을 때 8점 이상이면 전문가 상담이 필요하다.

표 8-6 노인 우울증 척도

	예	아니요
01. 현재의 생활에 대체적으로 만족하십니까?	☐	☐
02. 요즈음 들어 활동량이나 의욕이 많이 떨어지셨습니까?	☐	☐
03. 자신이 헛되이 살고 있다고 느끼십니까?	☐	☐
04. 생활이 지루하게 느껴질 때가 많습니까?	☐	☐
05. 평소에 기분은 상쾌한 편이십니까?	☐	☐
06. 자신에게 불길한 일이 닥칠 것 같아 불안하십니까?	☐	☐
07. 대체로 마음이 즐거운 편이십니까?	☐	☐
08. 절망적이라는 느낌이 자주 드십니까?	☐	☐
09. 바깥에 나가기 싫고 집에만 있고 싶습니까?	☐	☐
10. 비슷한 나이의 다른 노임들보다 기억력이 나쁘다고 느끼십니까?	☐	☐
11. 현재 살아 있다는 것이 즐겁게 생각되십니까?	☐	☐
12. 지금의 내 자신이 아무 쓸모없는 사람이라고 느끼십니까?	☐	☐
13. 기력이 좋은 편이십니까?	☐	☐
14. 지금 자신의 처지가 아무런 희망도 없다고 느끼십니까?	☐	☐
15. 자신이 다른 사람들의 처지보다 더 못하다고 생각하십니까?	☐	☐

총점　점/15점

출처. Jang, Y., Smal, B. J., & Haley, W. E. (2001). Cross-cultural comparability of the Geriatric Depression Scale: Comparison between older Koreans and older Americans. Aging and Mental Health, 5, 31-37.

2) 우울증 자가 진단표

표 8-7 우울증 자가 진단표

'마음의 감기' 우울증 자가 진단표(지난 2주 동안)	
1. 매사 흥미나 즐거움이 거의 없다	☐
2. 기분이 가라앉거나 우울하거나 희망이 없다고 느낀다	☐
3. 잠이 안들거나 자주 깬다 또는 잠을 너무 많이 잔다	☐
4. 피곤하거나 기운이 거의 없다	☐
5. 식욕이 줄었다 또는 너무 많이 먹는다	☐
6. 자신이 실패자라고 여겨지거나 가족을 실망시켰다고 느낀다	☐
7. 신문 읽기처럼 일상적인 일에 집중하기 어렵다	☐
8. 남이 눈치 챌 정도로 평소보다 말과 행동이 느리다 또는 너무 안절부절 못해 가만히 있을 수 없다	☐
9. 차라리 죽는 게 더 낫다고 생각하거나 어떻게든 자해를 하려고 한다	☐

※항목마다 전혀 없음(0), 며칠 동안(1), 1주일 이상(2), 거의 매일(3) 중 하나로 선택해 점수 합산

1~4점	5~9점	10~19점	20점 이상
보통	보통	보통	보통

자료 : 보건복지부

3. 치료

1) 일반적 치료 원리

노년기 우울증은 신체적 질환과 동반될 가능성이 높기 때문에 진단적 평가는 철저하고 포괄적이어야 한다. 특히 신경학적 검사, 환자의 최근 약물 복용, 광범위한 검사실 검사 등을 중점적으로 평가한다.

2) 약물치료

약물치료는 감정과 관련된 신경전달물질인 세로토닌의 농도를 정상화시켜 주는 항우울제를 주로 투여하는데, 환자들이 정신 건강 의학과에서 처방하는 약물들이 부작용이 심한 것으로 오해하여 약물 복용을 주저하는 경향이 있다. 그러나 요즈음 처방되는 약물들에 대해서는 그런 걱정을 할 필요가 없다. 특히 항우울제는 매우 안전하게 사용할 수 있는 약물이다.

3) 전기경련요법

안정성과 빠른 작용 등의 이유로 노인 우울증 환자에게 중요한 치료법이다. 노인 우울 환자는 내과 질환의 비율이 높으므로, 약물치료의 위험성을 증가시킨다. 또한 투약도 점진적으로 시작하

고 증량도 서서히 이루어지므로 증상 완화에 오랜 시간이 필요하다. 이로 인해 전신 쇠약, 자살, 탈수, 전해질 불균형 등의 위험성이 커지기 때문에 전기경련요법은 우울증 급성 치료법으로 인정받고 있다.

4) 정신치료

연약한 노인과 같은 몇몇 경우에서는 정신치료가 생물학적 치료의 보조법이나 대처법으로 선택될 수 있다. 우울증을 지속시키는 부정적 사고에 대해 환자가 알아내고 이를 수정하게 하는 인지치료와 우울증을 경감시키는 행동에 대해서는 긍정적 강화를 하고 우울증을 유발시키는 행동에 대해서는 부정적 강화를 하는 행동 치료가 있다.

5) 운동

규칙적인 운동은 스트레스와 불안을 감소시킬 수 있다. 또한 기분 상태의 개선과 함께 저하되는 건강과 계속된 고독 상태의 부정적인 결과에 대처하는 데 도움이 될 수 있다. 장기적으로는 우울증을 포함한 여러 정신적 질병의 치료에 중요한 역할을 할 수 있다. 이처럼 운동은 심리적 상태에 대해 치료의 핵심적인 부분으로 상당 부분이 권고된다. 그리고 운동은 항우울증 약물이 목표로 하는 효과를 나타내기도 한다. 운동을 하면 뇌의 일정 부위에서 노르에피네프린의 수치를 상승시키며 의욕과 경각심을 높여 주는 도파민의 수치 또한 유의하게 변화시킨다. 또한 기분과 자기 존중감 등과 연관이 있는 세로토닌도 높아지는데, 이것은 스트레스 호르몬의 일종인 코티졸의 수치를 낮추는 역할을 하고 대뇌피질과 해마 사이의 세포 연결을 활발하게 해 준다. 마지막으로 멜라토닌의 분비가 활발해져 불면증과 같은 증상의 완화를 유도하고 질 높은 수면을 할 수 있게 하므로(표8-8) 물리치료사는 운동의 유익한 효과를 기억해야 한다.

표 8-8 우울증에서의 운동 효과

우울증에서의 운동 효과
신경전달물질의 대사작용 향상
인지 기능 상승
뇌 분비 물질인 세로토닌과 노르에피네프린, 도파민의 상승
불안의 감소 및 자기 존중감 향상
멜라토닌의 생성으로 수면 유도

4. 노인 우울증 예방법

1) 매일 10분 이상 햇볕을 쬔다

기분을 조절하는 신경전달물질인 세로토닌은 햇볕을 받아야 잘 분비된다. 다른 계절보다 겨울에 더 많이 우울한 이유는 일조량이 줄어들기 때문이다.

2) 규칙적인 운동을 한다

운동은 기분을 좋게 하는 엔도르핀의 분비를 촉진한다. 또 긴장을 완화해 주고 몸을 건강하게 만들어 준다. 걷기, 달리기, 수영 등의 유산소운동을 추천한다.

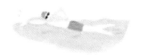

3) 담배를 끊는다

담배를 오랫동안 피운 사람은 전혀 피우지 않는 사람보다 우울증에 걸릴 위험이 두 배 높다는 연구 결과가 있다. 만병의 원인인 담배를 끊어보자.

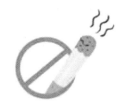

4) 가족, 친구 등과 자주 만난다

누군가와 친밀한 관계를 유지하며 사회적으로 고립되지 않는 것이 좋다. 특히 가족이나 친구 등과 자주 만나고 대화를 하다 보면 우울증 극복에 도움이 된다.

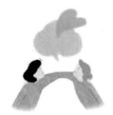

5) 웃으며 산다

웃음은 명약이라는 말이 있다. 웃을 일이 없어도 입꼬리를 올려 억지로라도 웃음을 지으면 뇌는 웃는 것으로 인식한다.

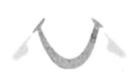

8-3 섬망

1. 개요

섬망 증후군(the syndrome of delirium)은 노인 환자에 있어서 일반적이고, 심각하며 종종 생명을 위협하지만 잘 인식되지 않기 때문에, 노인 의학의 인구에 있어서 인지의 실패(cognitive failure)를 포함하여 두 번째로 일반적인 증후군이다. 이것은 노인 환자의 수술과 입원에 있어서 가장 일반적인 좋지 못한 결과일 수도 있다. 이러한 임상적 상태를 묘사하기 위한 많은 유사어가 있을지 몰라도[예 급성 대뇌 증후군(acute brain syndrome)], 섬망은 급성 혼란 상태(acute confusional state), 대사성 뇌병증(metabolic encephalopathy), 중독(toxic) 또는 외인성 정신병(exogenous psychosis)이라고 묘사되며, DSM-IV는 선망을 인지과정(cognitive processes)에 있어서의 전반적이고 불안정한 손상과 함께 집중(attention)의 변화를 동반하는 행동 및 정신상태의 갑작스러운 변화로 정의한다.

여기에는 방해받는 정신운동활동(psychomotor activity), 지남력장애(disorientation), 생각의 장애(disordered thinking) 그리고 환경으로부터의 정보를 정확하게 처리하지 못하는 무능력(inability)이 있다. 결과적으로 기억은 손상되고 환자는 쉽게 주의가 산만해지며 지시에 따르는 것과 집중하기가 어려워진다. 행동의 변화는 정신병 증후군(psychotic symptoms)의 유무에 상관없이 금단(withdrawal)부터 흥분(agitation)까지의 범위를 갖는다. 착각(illusion)과 편집증(paranoid ideation)은 시각적 또는 청각적 자극에 대한 오해(misinterpretation)로 인해 일어난다. 수면각성 장애(sleep-wake disturbances)와 일몰증(sundowning, 늦은 오후와 초저녁에 흥분이 증가되는 것)은 일반적이다.

2. 환자의 일반적 관리

섬망 환자의 관리를 위한 일반적 원칙에는 탈수로부터 환자를 보호하기 위해 충분한 수액과 영양을 공급하는 초기 요소가 포함되어야 한다. 인지 기능을 극대화할 수 있는 고요하고 조용한 환경, 최대한의 편안함 그리고 환경적인 스트레스를 최소화하는 것이 중요하다. 지각적인 혼란을 감소시키기 위해 그림자가 없도록 불빛을 낮추는 것은 매우 좋다. 창문을 통하여 자연의 빛에 노출시키는 것이 유익하다. 자신에 대해 재정립(reorienting)시키는 것, 일어나는 일에 대한 간단하고 명백한 설명이 중요하다. 친숙한 물건들, 시계, 달력을 갖도록 하는 것은 정립(orientation)에 도움이 된다. 안경과 보청기들은 감각결손을 교정하기 위해 사용되어야 한다. 가족과 친구 같은 친숙한 사람들의 존재는 위안과 도움이 될 수 있다.

8-4 인지 기능 손상 노인의 물리치료 시 필요한 가이드

1. 물리치료사 역할

인지 기능이 손상된 환자들과 함께 일하는 물리치료사의 역할은 무엇일까? 알츠하이머의 진단은 물리치료를 위한 비용 지불을 거부하는 원인이 될 수 있다. 많은 중재인(intermediary)들은 지불 거부의 이유로 알츠하이머 환자가 학습할 수 있는 능력이 없다는 것을 들고 있다. 왜냐하면 재활은 학습으로 이루어지므로 얻어낼 수 있는 이익은 매우 적다는 것이다. 이러한 논쟁은 나름대로의 가치가 있지만 알츠하이머 환자들은 학습할 수 있다. 게다가 치료는 학습보다 효과적이다. 예를 들면, 만일 알츠하이머 질환을 가진 환자가 다리의 근육이 약화되어 낙상 위험성의 증가로 물리치료를 받을 경우, 현명한 물리치료사는 매일의 치료를 기본으로 하여 약화된 근육에 근력 강화 프로그램을 실행할 것이다. 그러므로 치료할 수 있는 기능적 쇠퇴 현상을 가진 인지 기능 손상 노인을 위한 프로그램을 디자인하고 실행하는 것이 필요하다. 가족에 대한 훈련과 교육은 어떠한 가정 재활 프로그램에도 중요하다.

2. 일반적인 가이드라인

1) 단순화

교육, 프로그램 그리고 환경을 단순화한다.

2) 설명

필요하다면 총체적으로 빈번하게 지속적으로 그리고 반복적인 설명이 이루어져야 한다.

3) 재정립

정상적인 대화를 통해 환자에게 시간, 장소 그리고 행동에 대하여 상기시킨다. 시계, 달력 및 정립에 필요한 그림들을 볼 수 있게 한다.

4) 천천히

모든 관점에서 시간을 가져야 한다. 느리게, 낮은 목소리를 사용한다.

5) 변화 금지

가능하다면 프로그램의 모든 관점에서 변화는 피해야 한다.

6) 친밀함의 촉진

가능하다면 많은 친숙한 물건들을 주위 환경에 놓는다. 훈련은 친숙한 행동을 본떠서 해야 하며, 친숙한 사람들이 방문하여 격려하도록 한다.

7) 접촉

가능하다면 많은 접촉을 통해 용기를 북돋아 준다. 조절이 힘들어지는 변화를 겪어 위로가 필요한 환자들에게 접촉을 통해 관심과 지지를 전할 수 있다.

8) 독립의 촉진

환자의 이해를 돕기 위해 지시를 명료하게 하며, 항목에 표를 붙임이 필요하다.

9) 개인의 존엄성을 존중

환자에게 이전의 성공담과 성취에 대한 이야기를 나누도록 한다. 기념적인 순간의 환자 사진을 놓는다. 겸손과 존엄성을 존중한다.

10) 가족의 교육과 지지

가족과 환자의 부정에 직면할 준비를 한다. 인지 기능 손상 환자를 위한 부가적 서비스에 대한 정보를 제공한다. 부가적 지지에 대한 주제를 자주 제기한다(가족들은 종종 도움의 제공을 거부한다). 환자의 행동이 의지에 의한 것이 아님을 강조하고 가족이 준비되었다면, 질환에 대해 다른 사람들에게 밝힐 수 있도록 도움이 되는 제안을 한다.

11) 환자의 말을 듣기

환자가 말이 안 되는 말을 하더라도 들으려고 노력한다. 가끔 명료한 상태로 말을 할 수도 있다.

허약 노인 운동

9-1 허약 노인을 위한 운동의 필요성

일상생활의 독립과 삶의 질

노인에게 근력, 지구력, 균형, 힘, 유연성, 움직임 범위의 향상은 일상생활에 필요한 계단 오르기, 의자에서 일어나기, 걷기, 휠체어 사용하기와 같은 기본적인 움직임의 영역을 유지할 수 있도록 도와준다. 아울러 노인에게 더 활동적인 삶을 가질 수 있고 삶의 질을 높일 수 있다.

1) 삶의 질

대부분의 노인들은 나이가 들어감에 따라 힘, 에너지 그리고 건강 등의 결핍으로 인해 삶의 질이 낮아지게 된다. 그러나 삶에 대한 욕구와 독립적인 일상생활에 대한 욕구는 낮아지지 않는다.

나이가 들어감에 따라 나타나는 건강 약화와 기능저하는 활동과 움직임을 줄어들게 하고, 이는 노화로 인한 신체적 문제점들의 악화를 초래하게 된다. 인체에서 대표적으로 근육과 관절의 경우 움직임이 줄어들거나 없어지게 되면 점차 그 기능이 낮아지게 된다. 그러므로 계속해서 움직여야 그 기능을 유지할 수 있다. 노인의 경우 독립적인 생활을 하여 움직임과 기능을 유지하기 위해 노력해야 한다.

2) 기능 훈련의 이로운 점

기능 훈련의 증가는 육체적인 도움뿐 만 아니라 사회적이고 경제적인 이득을 줄 수 있다. 기초적인 것들을 연습한 직후에 곧바로 이로운 점들을 얻게 되는 경험을 할 수 있을 것이다.

(1) 신체적 이점

평상시의 신체 활동은 대부분의 신체기관에 이로운 영향을 줄 수 있다. 결과적으로 건강상 문제점들과 질병들을 줄일 수 있다. 노인들의 신체 활동은 크게 세 가지의 이로운 영향을 줄 수 있다.

첫째. 심장병, 당뇨병, 암 같은 만성 질병이 확산되는 위험을 줄일 수 있다.

둘째. 고혈압, 비만, 고지혈증을 긍정적으로 조절할 수 있다.

셋째. 폐질환 또는 관절염 같은 질환을 갖고 있는 사람에게도 기능적인 능력을 향상시키고 일상생활을 독립적으로 하도록 할 수 있다.

수준 높지 않은 운동이라 하더라도 반복적이고 지속적으로 시행하게 된다면 신체에 미치는 실질적인 이점들은 매우 많다. 이러한 신체 활동은 노인성 만성 질병과 관절염 같은 질병에 특히 긍정적인 영향을 줄 수 있다. 그러므로 노인에게 만성 질환을 예방하고, 건강하고 활동적으로 살아가는데 신체 운동은 중요한 요소이다. 특히 노인의 경우 근력과 균형 능력을 향상시키기 위한 훈련은 노인들의 낙상 발생률을 줄일 수 있어서 노인을 위한 근력 증대, 균형 향상, 걷기 촉진과 같은 운동프로그램은 매우 중요하다. 전문가들은 적어도 일주일에 세 번, 노인들이 근력과 근지구력을 유지하고 향상시키는 강화 훈련 활동에 참여하는 것을 권장한다.

노인들에게 유연성을 향상시키고 유지하는 신체적 활동 역시 중요하다. 노인들의 경우 유연성 훈련의 효과가 높기 때문이다. 아주 적은 양의 유연성 훈련으로도 유연성 훈련을 하지 않은 노인에 비해 운동 효과가 크다.

만성 질환이나 장애를 가진 노인들은 중등도 정도의 신체적 활동만으로도 눈에 띄는 효과를 볼 수 있다. 특히 매일 수영하기, 수중 운동, 스트레칭과 같은 중등도의 낮은 활동은 이동이 어려운 사람에게 추천할 수 있다.

장애를 가진 경우에는 다양하면서 강도가 낮은 운동을 할 수 있다. 휠체어 운동, 가벼운 무게 들어올리기와 같은 운동이 여기에 해당한다.

이러한 정기적인 신체적 활동은 아래의 다음과 같은 이로운 효과를 얻을 수 있다.

- 사망률 감소
- 관상 동맥성 심장질환의 감소
- 결장암 위험 감사
- 고혈압 진행 위험 감소
- 비만 위험 감소
- 우울증 감소
- 삶의 질 향상, 기능 향상

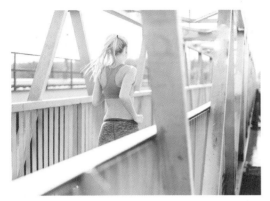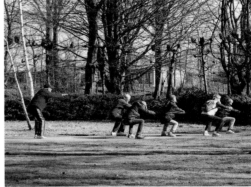

그림 9-1 운동의 이점

- 관절염 환자의 관절가동 범위 증진
- 낙상으로 인한 손상 감소
- 수면의 질 향상
- 유방암 위험 감소
- 생리 시작 이후 골 감소와 골절의 예방

(2) 신체 활동의 사회 경제적 이점

신체적 운동 프로그램에 정기적으로 참여함으로써 건강과 기능의 향상 뿐만 아니라 사회 경제적으로도 이점을 얻을 수 있다. 노인의 이동성과 기능이 향상되면 지역사회에서 사회적인 일에 더 많이 참여할 수 있게 되고, 가족들과 나들이도 할 수 있고, 누군가의 도움 없이도 일상생활을 독립적으로 수행할 수 있다. 운전, 여행, 자원봉사와 같은 활동들이 여기에 해당한다.

신체적 활동의 경제적 이점은 건강관리와 약물 중재에 들어가는 비용의 감소로 검증할 수 있다. 즉 독립적인 거주 시설보다 보조적인 거주 시설에 사는 것이 비용이 많이 들고, 보조 거주보다 요양이나 치매 노인 관리 시설에서 거주하는 것이 비용이 더 많이 든다.

(3) 지역사회의 이점

지역사회에 거주하는 노인과 요양 시설, 치매 관리 시설에 거주하는 노인에게 신체적 운동 프로그램을 제공하면 이점을 얻을 수 있다. 노인들의 건강과 기능적 움직임을 향상시키기 위한 운동프로그램을 통해 건강을 유지할 수 있다면 건강의 악화를 늦추게 되어 현재의 시설에 오래 머물 수 있게 된다. 시설의 이동으로 인한 비용의 발생을 낮출 수 있게 되고, 시설의 거주자들은 거주하는 동안 행복하게 지낼 수 있다. 정기적으로 활동에 참여하는 거주자들은 더욱 건강해지고 더욱 독립적인 생활을 하게 될 것이다. 직원 또는 보호자의 보조를 덜 필요로 하게 될 것이고, 직원들은 더욱 많은 도움을 필요로 하는 거주자에게 집중할 수 있게 된다.

9-2 허약 노인을 위한 운동의 적용

허약 노인들을 위한 운동프로그램

노인 운동에 참여하는 다양한 그룹의 요구를 충족시키기 위해서는 많은 세부 사항에 주의를 기울여야 한다. 제대로 만들어진 운동프로그램은 힘, 균형, 가동범위, 지구력을 향상시키기 위한 운동들을 포함하고 있어야 한다. 개인에게 운동프로그램을 추천하기 전에 참여자의 개별적 운동의 필요성 여부를 결정해야 한다.

1) 평가의 필요성

다음은 참여자들의 운동프로그램의 필요성 여부를 결정하기 위해 거쳐야 할 단계들이다.
- 노인의 경우 어떠한 운동프로그램에 참여하든지 의학적 과거력과 위험 요인들에 대해서 질문해야 한다.
- 물리치료 담당자 또는 건강 관리자에게 참여자의 상태에 대해서 질문해야 한다.
- 참여자의 제한 점에 대해 가족 구성원들과 이야기를 해야 한다.
- 참여자에게 그들의 의학적 상태와 제한 점에 대해 질문해야 한다.
- 참여자들의 기능적 운동을 결정하기 위하여, 노인 건강검사 매뉴얼(Senior Fitness Test Manual)(Rikli 와 Jones, 2001)을 사용한다.

향상된 부분들을 확인하고, 필요한 프로그램의 변화를 결정하기 위해 계속해서 평가를 실시하는 것도 아주 중요하다. 참여자들을 계속해서 프로그램에 참여하도록 동기 유발을 위해 향상된 점들을 확인하고, 인식시키는 것이 중요하다.

적절한 의학적 과거력과 다른 정보들을 모은 후, 사전 평가를 실시하여 참여자들의 유연성, 힘, 지구력의 기초 능력을 측정해 기록해야 한다. 이러한 측정을 통해 적절한 프로그램을 처방할 수 있도록 도움을 줄 뿐만 아니라, 프로그램 참여 전후를 비교하여 참여자의 동기를 유발시킬 수 있다.

2) 검사 실시

SFT는 고가의 장비, 전문가, 넓은 공간 그리고 많은 시간을 필요로 하지 않고 일반 시설에서 사용하기 쉽게 고안되었다. 이 검사를 완료하는데 혼자 또는 측정값을 기록하는 도우미와 함께 할 경우 약 30분이 걸린다. 그러나 숙련된 보조자가 있으면 1시간 내지 1시간 30분 동안 더 많은 사람을 측정할 수 있다.

검사를 시작하기 전에 참가자들은 스트레칭을 포함한 준비 운동을 5~8분 정도 해야 한다. 준비 운동은 지나치게 힘들지 않으면서 큰 근육군을 사용하는 운동이라면 어떠한 운동도 괜찮다. 예를 들면, 제자리 뛰기, 팔 흔들기, 앞뒤로 또는 옆으로 걷기와 같은 활동들은 근육을 준비 운동시키는 좋은 방법이다. 이와 같은 운동을 음악과 함께 한다면 참가자들이 더욱 즐거워할 것이며, 검사를 시작하기 위한 재미있는 방법이 될 수 있을 것이다. 준비 운동 이후 간단한 스트레칭을 실시해야 하고, 검사하는 동안 신전되는 근육 부위, 특히 하지의 슬와부 근육군과 상체의 어깨 근육에 특별히 관심을 가져야 한다. 검사하는 동안 사용되는 근육과 관절을 신장시키는 간단한 운동은 그림 9-2와 같다.

(1) 스트레칭을 위한 지침

지켜야 할 사항

스트레칭을 하기 전에 혈액 순환과 체온을 증가시키기 위해 준비 운동을 한다.
스트레칭은 점진적이면서 천천히 실시하고 5~10초 동안 신전 상태를 유지한다.
고통이 있어서는 안 되지만 가벼운 통증을 느낄 때까지 신장시킨다.
적어도 2회씩 스트레칭을 반복한다.

금기 사항

통증이 있는 부위는 스트레칭 하지 않는다.
스트레칭을 억지로 시키거나 갑작스럽게 움직이는 동작은 하지 않는다.

검사를 시작하기 전에 참가자들이 최선을 다할 수 있도록 격려해야 하지만, 절대로 안전하지 않다고 생각되는 범위까지 과도하게 신장하지 않도록 주의를 주어야 한다. 이와 같은 교육은 전체 참가자에게 표준화된 검사를 실시하기 위해서도 필요할 뿐만 아니라 참가자들이 자신의 안전 범위에서 편안하게 모든 항목의 검사에 최선을 다할 수 있도록 하는 것에도 필요하다.

(2) SFT 검사 항목 및 기록

검사 항목

의자에서 일어섰다 앉기 검사: 양팔을 가슴에 교차하고 30초 동안 앉았다 완전히 일어 선 횟수를 측정한다.

덤벨 들기: 여성은 2.27kg, 남성은 3.63kg의 덤벨을 한 손에 쥐고 30초 동안 완전히 팔꿈치를 폈다가 구부린 횟수를 측정한다.

2분 제자리 걷기: 2분 동안 제자리에서 각 무릎이 슬개골과 장골능 사이의 중간 지점까지 올

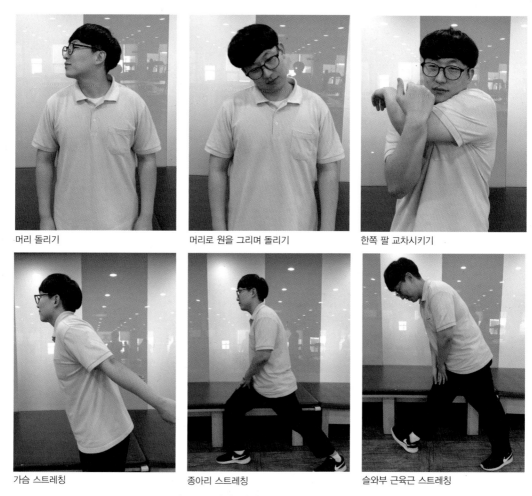

머리 돌리기	머리로 원을 그리며 돌리기	한쪽 팔 교차시키기
가슴 스트레칭	종아리 스트레칭	슬와부 근육근 스트레칭

그림 9-2 검사 전에 하는 스트레칭 운동의 예

라온 횟수를 측정한다. 득점은 우측 무릎이 지정된 높이에 이르렀을 때를 1회로 간주하여 2분 간 실시 횟수를 기록한다.

의자에 앉아 앞으로 굽히기: 의자의 앞부분에 앉은 상태로 한쪽 다리는 구부리고, 한쪽 다리는 쭉 뻗고 허리를 구부린 상태에서 손을 발쪽으로 최대한 뻗는다. 발끝을 기준으로 하여 손가락 끝이 넘어갔을 때 +로, 부족하였을 때는 −로 표시하여 cm 단위로 측정하여 기록한다.

등 뒤에서 손잡기: 한 손은 어깨 위로 한 손은 어깨 밑으로 하여 등 뒤에서 양손을 잡도록 하는데 양손의 가운데 손가락의 사이의 거리를 cm로 측정하여 기록한다. 손가락이 서로 만나지 않으면 −로 측정하고 만나면 +로 측정한다.

244cm 왕복 걷기: 의자에 앉은 상태에서 시작이라는 구령과 함께 의자에서 일어나 244cm 떨어진

콘(표시)까지 걸어갔다가 콘을 돌아 다시 와 앉는데 걸리는 시간을 초 단위로 측정하여 기록한다.

6분 걷기: 6분 동안 50m의 코스를 걸은 거리를 측정한다.

표 9-1 점수 기록 카드

점수 기록 카드: 노인 체력 검사

일시:	2018년 10월 1일									
성명:	홍 길 동		남:	√	여:		연령:	86	신장:	165cm	체중:	60kg

	검사 항목	1회	2회	비고
1	의자에서 일어섰다 앉기(회/30초)	15회	N/A	자세 유지의 어려움
2	덤벨 들기(회/30초)	10회	N/A	상체 근력 부족
3	2분 제자리 걷기(보행 횟수)	410	N/A	
4	의자에 앉아 앞으로 굽히기(약 0.5cm +/−)	+1.5cm	+2.0cm	신전 다리: 오른쪽 왼쪽
5	등 뒤에서 손 잡기(약 0.5cm +/−)	−4.5cm	−3.0cm	뒤로 넘긴 손: 오른쪽 왼쪽
6	244cm 왕복 걷기(약 0.1초 +/−)	6.5초	6.2초	
7	6분 걷기(m)		N/A	

6분 걷기 검사를 하면 2분 제자리 걷기는 생략

표 9-2 연령대별 정상 범위 점수(남성)

	60~64	65~69	70~74	75~79	80~84	85~89	90~94
의자에서 일어섰다 앉기(회)	14~19	12~18	12~17	11~17	10~15	8~14	7~12
덤벨 들기(회)	16~22	15~21	14~21	13~19	13~19	11~17	10~14
6분 걷기(m)	555~669	510~637	496~619	428~582	405~551	346~519	278~455
2분 제자리 걷기(회)	87~115	86~116	80~110	73~109	71~103	59~91	52~86
의자에 앉아 앞으로 굽히기(cm)	−2.5~+4.0	−3.0~+3.0	−3.0~+3.0	−4.0~+2.0	−5.5~+1.5	−5.5~+0.5	−6.5~+0.5
등뒤에서 손 잡기(cm)	−6.5~+0.0	−7.5~+1.0	−8.0~+1.0	−9.0~+2.0	−9.5~+2.0	−9.5~−3.0	−10.5~−4.0
244cm 왕복 걷기(초)	5.6~3.8	5.9~4.3	6.2~+4.4	7.2~4.6	7.6~5.2	8.9~5.5	10.0~6.2

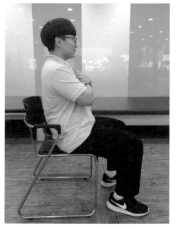

그림 9-3 의자에서 일어섰다
앉기 검사

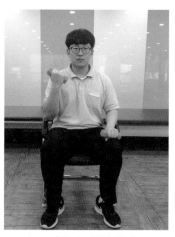

그림 9-4 덤벨 들기

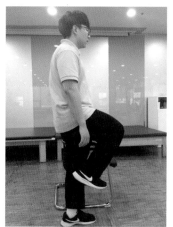

그림 9-5 제자리 걷기

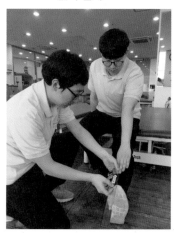

그림 9-6 의자에 앉아 앞으로
굽히기

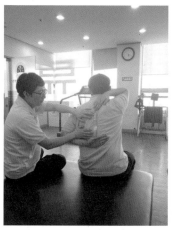

그림 9-7 등 뒤에서 손잡기

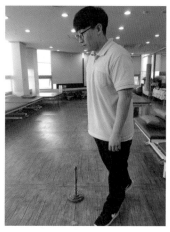

그림 9-8 244cm 왕복 걷기

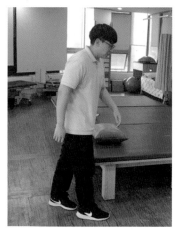

그림 9-9 6분 걷기

표 9-3 연령대별 백분위 기준 : 의자에서 일어섰다 앉기(회)(여성)　　　　　　　백분위/60-64(m)

백분위	60~64(세)	65~69(세)	70~74(세)	75~79(세)	80~84(세)	85~89(세)	90~94(세)
95	21	19	19	19	18	17	16
90	20	18	18	17	17	15	15
85	19	17	17	16	16	14	13
80	18	16	16	16	15	14	12
75	17	16	15	15	14	13	11
70	17	15	15	14	13	12	11
65	16	15	14	14	13	12	10
60	16	14	14	13	12	11	9
55	15	14	13	13	12	11	9
50	15	14	13	12	11	10	8
45	14	13	12	12	11	10	7
40	14	13	12	12	10	9	7
35	13	12	11	11	10	9	6
30	12	12	11	11	9	8	5
25	12	11	10	10	9	8	4
20	11	11	10	9	8	7	4
15	10	10	9	9	7	6	3
10	9	9	8	8	6	5	1
5	8	8	7	6	4	4	0

3) 검사 결과

SFT의 가장 중요한 점은, 수반되는 수행 평가 표준을 측정 결과 해석에 이용할 수 있다는 것이다.

표준이 되는 기준들은 미국 전역의 267개의 서로 다른 측정 장소에서 60세에서 94세까지의 7,000명의 노인들을 대상으로 한 전국 규모의 연구를 근거로 하여 개발되었다. 이 연구의 자료들은 분석된 다음 다양한 표와 그림으로 만들어져 측정 점수를 해석하는데 활용할 수 있도록 하였다.

기준 자료를 보여 주는 일반적인 방법은 백분율표를 이용하는 것이다. 백분율 기준은 개인의 성적이 동료에 비하여 어느 수준에 있는가를 보여 준다. 백분위 등급은 원 점수에 해당되는 퍼센트 아래로 떨어진 점수의 분포 내에 있는 지점을 가리킨다. 예를 들면, 62세인 여성이 '의자에서 일어섰다 앉기' 항목에서 15점을 받았다면 이 점수는 중간(50%)에 해당되며, 이는 같은 연령대 여성의 절반 정도보다는 체력이 좋고, 나머지 절반보다는 체력이 낮다는 것을 의미한다. 이것으로 연령을 5세씩 묶은 집단에서 연령과 성이 같은 다른 사람들과의 점수를 비교할 수 있다.

검사 결과들은 특히 참가자들의 요구에 맞는 프로그램을 기획하는데 도움을 줄 수 있다. 표 9-1과 같은 개인 기록카드에 점수를 기록해 두면 개인별로 어떤 체력 요인이 좋고 나쁜지를 해석하는데 도움이 되고, 다음 검사를 하여 변화 추이를 아는데 도움이 된다.

표 9-2와 9-3에서 각각의 SFT 항목에서 표준 수행 기준의 변형 도표를 볼 수 있다. 이러한 간이화 한 표들에서는 연령대를 위한 표준 범주의 점수만이 주어진다. 여기서 주어진 점수란 점수의 한 가운데 50%를 규정하는 것이다. 이러한 표들을 사용하기 위해서는 단순히 점수가 표준 범위 내에 있는지를 확인하기만 하면 된다. 72세 여성이 '의자에서 일어섰다 앉기' 점수가 12라면 이는 10-15범위 그리고 70-74세 연령대에 있으므로 이 점수는 이 연령대에서 정상적인 또는 보통으로 평가될 것이다. '의자에서 일어섰다 앉기' 점수가 9 또는 그 이하라면 70-74세 연령대에서는 정상 이하로 고려된다. 또한 제시된 범위보다 위에 있는 점수는 정상 이상으로 결정된다.

4) 목표 설정과 프로그램 기획

목표 설정은 행동 변화를 원하는 사람에게는 필수적인 단계이다. 목표 수립, 특히 기록화 된 목표들은 좋은 의도 혹은 실제로 바람직한 생각을 하도록 사람들을 변화시키는 경향이 있다. 참가자들이 목표를 설정하도록 격려하여야 한다.

(1) 운동 목적 및 장기 목표 설정

운동프로그램에 참여하는 사람들이 운동을 통해 달성하고자 하는 목표가 다양하다는 점을 예측해야 한다. 어떤 사람들은 현재의 가동성이나 활력을 유지하기 위해 운동을 할 것이고, 또 어떤 사람들은 건강상태의 관리를 위해 운동을 할 수 있다.

(2) 단기 목표 설정

장기 목표를 쉽게 달성하기 위해서는 장기 목표를 좀 더 세분화해야 한다. 단기 목표는 실질적이면서 측정 가능하고, 1주 또는 2주를 넘지 않는 구체적인 시간으로 제시되어야 한다.

(3) 잠재적인 장애물 확인과 장애물 극복 전략 계획

활동 목표를 수행하는데 발생할 수 있는 장애물을 확인하여 이런 장애물을 극복할 수 있는 전략을 미리 계획하는 것이 중요하다. 이런 장애물로는 나쁜 날씨 또는 친구나 친척의 방문, 자제력 부족 등이 있다. 목표를 설정할 때 명확한 장애물을 확인하고 그것에 대한 극복 전략을 계획해야 한다.

(4) 관찰과 재평가

신체 활동 행위를 변화시키는데 또 다른 중요한 단계는 진행 상황을 관찰하여 재평가하는 것이다. 프로그램을 참여를 장려하기 위하여 참가자들이 자신들의 목표와 계획을 친구, 가족 혹은 그들의 운동 지도자와 협의한다. 그 다음 그들이 운동을 제대로 하고 있는지 이 사람들에게 관찰해 달라고 부탁한다. 그들의 진행 과정에 관한 의문점이 있을 때 최소 1주일에 한 번은 관찰자에게 정보를 요구할 수 있다.

5) 프로그램의 적용

천천히 시작하여 점진적으로 활동 시간과 강도를 증가시켜야 한다. 대부분의 사람들은 강도나 힘의 수준이 낮은 단계에서 중간 단계로 전진하기 위해 4~6주가 필요하다. 그러나 몇몇 사람들에게는 8~12주가 걸린다. 운동의 적합성과 적응에서의 개별적인 다양성은 보통 활동의 적절한 진전을 유발한다. 일단 참여자가 운동 수준의 지속성 유지를 획득하고 나면, 더욱 향상시키기 위해 식이 요법을 다양하게 할 수 있다. 무엇보다도 활동 범주의 목적과 즐기는 것이 중요하다.

(1) 노인을 위한 운동 지침

역학 조사, 운동 과학, 의학, 그리고 행동 과학 등의 현장 연구 1,000개 이상의 과학적인 논문들에 근거한 의사 협회 보고서는 노인이 1주일 동안 거의 매일 중등도의 신체 활동에 참여하면 건강과 기능이 좋아진다고 하였다.

대부분의 노인은 하루 30-40분 동안 빨리 걷는 것과 같은 중등도의 신체 활동(주당 약 1,000칼로리 혹은 하루에 적어도 150칼로리를 소비하는 신체 활동으로 정의)이 필요하다. 의사 협회의 보고서 역시 체계적인 이점을 얻을 수 있다고 하였다. 끝으로 근력은 기능적 가동성에 매우 중요하다. 의사 협회 보고서에서 최소한 노인의 신체 활동 프로그램의 일부는 근력을 강화시키는 운동을 포함해야 한다고 제안하고 있다.

미국 스포츠 의학회가 제안한 노인을 위한 운동 지침은 노후에 바람직한 건강과 기능을 위해 노인들은 ⅰ) 걷기, 달리기, 수영, 자전거 타기와 같은 대근육의 리드미컬한 활동을 포함하는 운동 ⅱ) 운동 목적이 근력을 증가시키는 것이라면 비교적 강도가 높은 점진적 저항운동을 적어도 주당 2회 하여야 하며 ⅲ) 유연성, 평형성 그리고 민첩성을 증진시키는 신체 활동을 해야 한다. 허약하고 체력이 낮은 사람들은 유산소성 운동프로그램을 시작하기 전에 근력을 점차적으로 개선시키는 운동을 해야 한다.

(2) 일상생활 운동

사람들에게 운동을 권장할 때, 그들은 효과가 있는 운동만을 하게 된다는 것을 명심해야 한다. 대부분의 사람들은 그들이 일상생활 속에서 활동량을 늘림으로써 어렵지 않게 활동 수준과 체력을 크게 향상시킬 수 있다. 노인들에게 "많이 움직이고 가능하면 앉아 있는 시간을 줄이는 것이 체력

증진에 효과가 있다"는 것을 주지시키도록 해야 한다. 몸을 사용하면 체력을 얻게 되고 사용하지 않으면 체력을 잃게 되는 현상은 나이와 함께 점차 분명해진다. 다음은 사람들이 일상생활에서 에너지 소비를 크게 증가시킬 수 있는 방법들을 예로 들어 놓은 것이다.

- 계단을 이용한다.
- 자주 개와 함께 산책한다.
- 슈퍼마켓까지 차로 가지 않는다.
- 차고나 차를 청소한다.
- 친구 집까지 자전거를 타고 간다.
- 집안일이나 정원 일을 자주 한다.
- 손자와 자주 놀아 준다.
- 하이킹이나 춤 모임에 참가한다.
- 몸을 많이 움직이는 자원봉사를 한다.
- 공원을 멀리 걷는다.
- 신체 활동을 많이 하는 여가를 계획한다.
- 골프를 할 때 전동차 대신 카트를 끈다.
- 활동적인 취미 생활을 한다.
- 공공장소에서 쓰레기를 줍는다.

이러한 일상 활동들은 신체적인 기능과 체력을 유지하는데 도움이 되며, 평상시에 하고 있는 일상생활 이상의 활동 에너지가 실질적으로 증가한다면 체력 수준이 크게 개선될 수 있다.

(3) 프로그램화 된 운동

노인들에게 일상생활 속에서 가능한 많은 활동을 하는 것 외에 근력, 전신 지구력, 또는 유연성과 같은 모든 체력 요인을 골고루 발달시킬 수 있는 잘 구성된 신체 활동 프로그램에 참여하는 시간을 갖는다면 많은 이점을 얻을 수 있다. 잘 구성된 신체 활동 프로그램에 포함된 요인은 전신 지구력, 근력, 유연성 그리고 평형성 및 민첩성에 관한 것들이다.

① 전신 지구력

전신 지구력은 심장, 폐, 그리고 혈관의 기능을 개선시키고 보다 많은 에너지를 갖도록 도움을 준다. SFT에서 전신 지구력은 6분 걷기나 2분 제자리 걷기를 이용하여 측정하고 있다. 걷기, 조깅, 수영, 자전거 타기와 같은 대근을 리드미컬하게 운동시킴으로써 전신 지구력 점수를 극대화시킬 수 있다. 우리가 SFT에서 지구력 능력 점수가 매우 낮은 사람에게는 먼저 하체 근력 기능을 개선시키기 위하여 운동하거나 동시에 전신 지구력 운동을 권장한다.

대부분의 노인에게는 걷는 것이 그들의 전신 지구력에 기여할 뿐만 아니라 일상생활을 수행하는 데에도 중요하기 때문에 걷기는 유산소성 운동의 이상적인 형태이다.

유산소성 운동의 목표는 중등 수준의 강도에서 주당 적어도 5회, 그리고 매회 30~40분 동안 그 활동을 유지할 수 있는 운동을 할 수 있을 때까지 운동 기간, 빈도, 강도를 점진적으로 증가시키는 것이다. 대부분의 사람에게는 중등 수준의 강도란 호흡수와 맥박수가 느낄 수 있을 정도로 증가하여 약간 땀이 나는 정도를 말한다. 어떤 사람들은 중등도 강도의 정의를 위하여 "말하기 검사"를 사용한다. 이것은 중등도 수준에서 운동할 때, 말은 할 수 있어도 노래를 부를 정도는 아니라는 뜻이다. 중등 수준의 강도를 결정하는 또 다른 방법은 표 9-4의 보그의 주관적 운동 자각도(RPE)를 이용하는 것이다. RPE 스케일을 보면 중등도 강도는 12와 14 수준에 해당한다. 즉 "약간 힘들다"이다.

어떤 형태의 운동도 처음에는 천천히 시작하여 이상적인 수준까지 증가시키라고 고객에게 조언을 해주어야 한다. 연구 결과들을 보면, 유산소성 운동은 한 번에 장시간 지속하여도(예 1회에 30분), 짧은 시간을 나누어서 하여도(예 10분씩 하루에 3회) 운동 효과는 같다. 의사 협회와 미국 스포츠 의학회가 권장한 지침을 충족시키는 유산소성 운동의 양(시간)은 강도 수준에 따라 다양하게 달라질 수 있다. 표 9-5는 권장되고 있는 일일 중등 강도의 신체 활동량을 제시하고 있다. 즉 하루에 거의 150칼로리 혹은 주당 1,000칼로리를 소비하는 활동량을 말한다. 이러한 형태의 유산소성 운동 시간을 늘리면 6분 걷기나 2분 제자리 걷기와 같은 SFT 유산소성 능력의 성적이 좋아질 것이다.

표 9-4 주관적 운동 자각도(RPE)

6	아무렇지도 않다
7	매우 매우 가볍다
8	
9	매우 가볍다
10	
11	가볍다
12	
13	약간 힘들다
14	
15	힘들다
16	
17	매우 힘들다
18	
19	매우 매우 힘들다
20	

표 9-5 중등도 수준의 운동에 해당하는 활동

150칼로리를 소비하는 운동들	
• 세차 및 왁스 칠(45~60분)	• 자전거 8km 타기(30분)
• 창문이나 마루 닦기(45~60분)	• 지전거 6km 타기(15분)
• 정원 손질하기(30~45분)	• 수중 에어로빅(30분)
• 휠체어를 타고 밀기(30~40분)	• 수영(20분)
• 2,800m 걷기(35분)(20분/1,600m 속도)	• 800m 달리기(15분)(10분/1,600m)
• 3,200m 걷기(30분)(15분/1,600m 속도)	• 계단 걷기(15분)
• 나뭇잎 긁어 모으기(30분)	• 춤(30분)
• 유모차 2,000m 밀기(30분)	• 눈 치우기(15분)

② 근력

물건을 운반하거나 들어올리기, 의자나 욕조에서 일어서기, 걷기, 계단 오르기와 같은 다양한 일상 활동을 하기 위해서는 적절한 상체 및 하체의 근력을 유지할 필요가 있다. 이 SFT에서 하체 근력은 의자에서 일어섰다 앉기 항목으로 평가하였고, 상체 근력은 덤벨 들기 검사를 이용하여 측정하였다. 집안일이나 정원 일과 같은 다양한 일상 활동을 포함하여 사람의 근육에 부하를 주는 운동 형태가 근력을 유지하는데 도움을 줄 것이다.

근력은 소위 과부하의 원리를 적용하여 즉, 근육에 저항을 증가시킴으로써 향상될 수 있다. 근육에 과부하를 준다는 의미는 평상시 익숙했던 무게보다 많은 무게를 더하게 한다는 의미이다. 이것은 중량 기구 운동, 고무 밴드 운동, 팔목이나 발목에 일정 무게를 부착하는 기구, 특별한 근육군을 위해 만들어진 운동 기구 또는 자신의 체중이나 중력을 이용함으로써 가능하다.

노인들의 근력을 향상시키기 위해서 추천하는 운동 방법은 10~15회 반복을 통하여 근육에 피로를 유발시킬 수 있는 정도의 부하를 이용하여 특정한 근력을 강화시킬 수 있는 운동을 수행하는 것이다. 이두근 운동을 예로 들면, 이두근이 너무 피로하여 더 이상 운동을 지속할 수 없는 상태, 즉 15회 이상 덤벨을 들어 올릴 수는 없고, 적어도 10회는 들어 올릴 수 있는 덤벨을 선택하여 이두근의 근력은 향상될 수 있다. 그리고 근력이 향상되어(피로를 느끼지 않고 15회 이상 덤벨을 들어 올릴 수 있는 것이 가능해지면), 부하의 양을 늘려 근육이 과부하된 상태가 초기 근력 상태가 되고, 처음에 익숙했던 부하의 양보다 더 많은 부하로 운동을 할 수 있다. 이 과정은 근력 발달 프로그램을 통하여 반복된다. 즉 피로를 느끼지 않고 더 많은 부하를 15회 이상 들어 올릴 수 있는 시점까지 근력이 향상되면, 다시 보다 무거운 중량으로 바꾼다. 그리고 고무 밴드나 저항성 기구를 사용한다면 저항을 세게 늘린다.

노인들에게 권장하고 있는 근력 훈련 프로그램은 각각의 근육군이 피로를 느끼지 않고 10~15회 반복하여 적어도 1세트(2세트 정도가 적당하다)를 운동하는 것이다. 노인들에게 주요한 근육군은 하체 기능(엉덩이 신전근, 엉덩이 회내외근, 무릎 신전근, 발목 족저근과 굴곡근)과 상체 기능(이두근, 삼두근, 어깨근, 요추 신전근)을 그리고 몸통의 안정성을 위해 복근이 필요하다. 근력을 강화하는 운동은 각 근육 운동 사이에 적어도 48시간을 두고 일주일에 2번 해야 한다. 그림 9-10과 9-11은 노인들의 상체와 하체의 근력을 증가시키기 위해서 손에 들고 하는 중량, 고무 밴드, 발목에 차는 중량, 운동 기구와 자신의 체중을 이용할 수 있는 다양한 저항성 운동 형태의 예를 설명하고 있다.

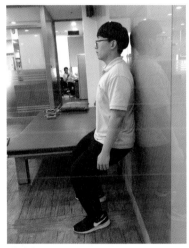

벽 밀기

벽 밀기 2

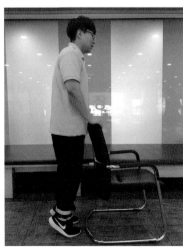

발뒤꿈치 들기

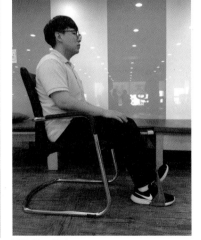

발등 위로 들기

그림 9-10 하체 근력 강화를 위한 운동의 예

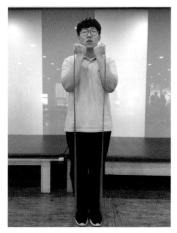

밴드 들어올리기

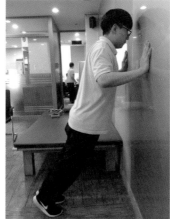

벽 밀기 1-1

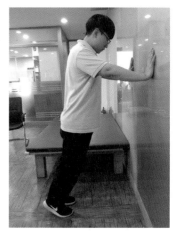

벽 밀기 2-2

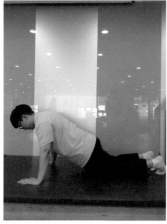

무릎대고 팔 굽혀 펴기

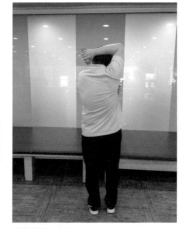

상완삼두근 펴기

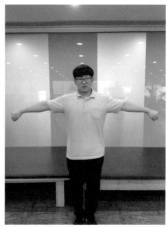

덤벨 옆으로 들기

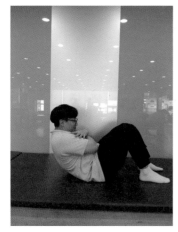

윗몸 일으키기

그림 9-11 상체 근력 강화를 위한 운동의 예

③ 유연성

유연성은 바른 자세나 손상의 위험과 허리 관련 문제들을 감소시키는데 있어 중요하다. 또한 머리를 빗거나, 외투를 입거나, 바닥에서 물건을 줍기 위해 무릎을 굽히거나 신발 끈 묶기와 같은 일상생활을 하는데 중요하다. SFT에서 하체와 상체의 유연성은 의자에 앉아 앞으로 굽히기와 등 뒤에서 손잡기 검사 항목을 이용하여 측정한다. 잘 짜여진 운동프로그램은 모든 근육과 관절 부위(발목, 무릎, 엉덩이, 등, 어깨, 몸통과 목)의 유연성 운동을 포함해야 한다. 우리는 노인들이 일상적으로 운동할 때 스트레칭을 포함시킬 것을 권장하고 있다. 유산소성 운동이나 근력 강화 운동에 참여하기 전에 가벼운 유연체조나 걷기를 통하여 근육과 관절을 먼저 워밍업하고 신체 조직의 손상을 예방하기 위해서 유연성 운동을 하는 것이 중요하다. 또한 스트레칭은 각 운동 단계 후 정리 운동 기간의 일부에 포함되어야 한다.

스트레칭 운동은 적당한 긴장이 있을 정도로 천천히 그리고 단계적인 방식으로 그러나 통증 없이 해야 한다. 각 스트레칭은 적어도 5~10초 정도 해야 하고 2~3회 반복해야 한다. 스트레칭을 할 때 갑자기 움직이거나 끊어지는 동작은 하지 말아야 하고 통증을 느낄 정도로 관절가동 범위 이상 부위까지 신전시키지 말아야 한다.

④ 평형성과 민첩성

평형성과 민첩성은 계단을 오르거나 도로 위의 장애물을 피하는 보행과 같은 수많은 일상적인 움직임, 전화 받기, 현관문 열기 또는 제시간에 버스에 타거나 내리기, 신호가 빨간불로 바뀌기 전에 횡단보도 건너가기와 같은 환경적인 위험 요소를 피하기 위해 필요한 빠른 이동을 하기 위해서 중요하다. SFT에서 동적 평형성과 민첩성은 244㎝ 왕복 걷기를 이용하여 측정한다. 평형성과 민첩성을 향상시키기 위해서는 자세 조절과 스피드(예 감각계, 운동계와 인지 능력)에 기여하는 복합적 기관의 변화를 목표로 하는 다차원적 접근이 필요하다. 만약 노인들이 유산소성 운동, 근력 운동과 유연성 운동을 같이 실시하여 그들의 운동프로그램에 구체적인 평형성 및 협응성 관련 신체 활동을 포함시킨다면, 평형성은 가장 잘 향상되고 낙상 관련 위험 요소가 감소한다고 많은 연구들의 조사 결과에서 나타나고 있다.

평형성과 민첩성을 향상하기 위해 가장 좋은 운동 형태는 다양한 형태의 감각계와 인지적 환경에서 다양한 운동을 하는 것이다. 단순한 일부터 복잡한 일까지의 범위에 있는 활동의 예는 눈 감고 또는 눈 뜨고 한 발로 서 있기, 발뒤꿈치를 엄지발가락에 닿게 하여 교차하며 걷기, 자갈이 있는 도로나 울퉁불퉁한 표면과 같은 평탄하지 않은 지면 걷기가 있고, 좀 더 복잡한 것으로는 피겨 스케이팅의 기본 종목인 춤추기와 같은 활동과 유사한 빠른 무게 이동과 협응 동작을 포함하는 활동들이 있다. 좀 더 신체 기능이 좋은 노인들을 위해서, 평형성과 협응성(예를 들면 테니스 또는 배드민턴)을 포함하는 다양한 스포츠 활동과 복잡한 음악에 맞추어 하는 운동은 평형성과 민첩성을 유지하기 위한 가장 좋은 방법이다.

10 생의 마지막

10-1 호스피스 · 완화의료

호스피스 · 완화의료

1) 호스피스 · 완화의료란?

호스피스는 라틴어의 hospes(손님과 접대하는 사람)와 hospitum(따뜻한 마음을 표현하고 접대하는 장소)의 합성어이다. 호스피스는 어원과 같이 중세기 성지 순례자나 여행자가 쉬어가는 휴식처에서 시작되었다. 그러나 현대적인 호스피스는 성 크리스토퍼에 의해 창시되어 제2차 세계대전 이후 의학적인 많은 중재 방법이 생의 마지막을 보내고 있는 사람들의 불편함을 가중시키고 편안한 죽음을 맞을 기회를 빼앗을 수 있기 때문에 이러한 사람들의 죽음을 지지하기 위한 운동으로 발전되었다. 근래에는 전통적인 의학적 치료에 호스피스 완화의료를 적절하게 안배하여 환자에게는 최적의 의학적 돌봄을 제공하고 환자와 가족의 고통을 줄이며 삶과 죽음의 질을 향상시키기는 것에 목적을 두고 있다. 즉 호스피스 정책의 중점은 '좋은 죽음'을 만드는 것이다.

우리나라에서는 2016년 「호스피스 · 완화의료 및 임종 과정에 있는 환자의 연명의료 결정에 관한 법률」을 제정하여 말기 환자 및 임종 과정에 있는 환자의 최선의 이익을 보장하고 자기 결정을 존중하여 인간으로서의 존엄과 가치를 보호할 수 있도록 하였다. 호스피스 · 완화의료란 말기 환자 또는 임종 과정에 있는 환자와 그 가족에게 통증과 증상의 완화 등을 포함한 신체적, 심리 사회적, 영적 영역에 대한 종합적인 평가와 치료를 목적으로 하는 의료를 말한다. 말기 환자란 암, 후천성 면역결핍증, 만성폐쇄성호흡기질환, 만성 간경화 및 보건복지부령으로 정하는 질환에 대하여 적극적인 치료에도 불구하고 회복의 가능성이 없고 점차 증상이 악화되어 수개월 이내에 사망할 것으로 예상되는 진단을 받은 환자를 말한다. 임종 과정에 있는 환자란 회생의 가능성이 없고, 치료에도 불구하고 회복되지 않으며, 급속도로 증상이 악화되어 사망이 임박한 상태라고 의학적 판단을 받은 사람이다.

호스피스 사업을 실시하기 위해 국공립 의료기관을 우선하여 중앙 호스피스센터(중앙센터)를 지정한다. 중앙센터는 말기 환자의 현황을 파악하고 진단, 치료 및 관리 등을 연구하고 호스피스 사업에 대한 정보나 계 수집, 분석을 실시하며, 신기술 개발과 보급, 호스피스 사업 결과 평가 등을 담당한다. 권역별 호스피스센터(권역별센터)는 호스피스를 제공하기 위해 기준을 충족하는 종합병원을 지정하여 해당 권역의 호스피스를 제공한다. 호스피스 전문기관을 설치하여 운영하려고 하는 의료기관은 시설, 인력, 장비 등의 기준을 갖추어 신청하면 입원형, 자문형, 가정형으로 구분하여 호스피스 전문기관으로 지정된다.

호스피스·완화의료는 완치를 목표로 하는 치료에 반응하지 않고 질병이 점차 진행됨으로써 수개월 내에 사망할 것으로 예상될 때 환자와 가족들이 질병의 마지막 과정과 사별 기간에 직면하는 신체적, 정신적, 사회적, 영적 문제들을 해결하기 위해 제공되는 전인적인 의료이다. 따라서 호스피스·완화의료는 단순한 시설이나 장소, 치료보다는 생명 존중 운동으로 이해해야 한다. 호스피스·완화의료는 물리치료 분야에서는 새로운 영역이다. 그러나 환자의 통증을 감소시키고 잔존 기능을 향상시키며 남은 삶의 질을 높이기 위한 치료를 제공하기 때문에 죽음을 맞이한 환자를 돕는데 중요한 역할을 한다.

2) 연명의료

모든 환자는 최선의 치료를 받고, 자신이 앓고 있는 병의 상태와 예후, 향후 본인에게 시행될 의료 행위에 대하여 분명히 알고 스스로 결정할 권리가 있다. 따라서 의료인은 환자에게 최선의 치료를 제공하고 호스피스와 연명의료 및 연명의료 중단 결정에 관하여 정확하고 자세하게 설명하며 그에 따른 환자의 결정을 존중하여야 한다. 연명의료란 임종 과정에 있는 환자에게 하는 심폐소생술, 혈액투석, 항암제 투여, 인공호흡기 착용의 의학적 시술로서 치료효과는 없이 임종 과정의 기간만을 연장하는 것을 말한다.

보건복지부는 연명의료와 연명의료 중단 등 결정의 제도적 확립을 위해 의료계·종교계·윤리계·법조계·환자 단체 위원 총 15인으로 구성된 국가호스피스 연명의료위원회를 구성하였다. 국가호스피스 연명의료위원회는 호스피스 연명의료 종합계획 및 시행계획, 기타 호스피스 연명의료와 관련된 중요 사항을 심의한다. 국립연명의료관리기관은 시스템 구축·운영, 의료기관 및 등록기관 관리·감독, 종사자 교육 등 제도 전반을 관리하는 기관이다. 의료기관윤리위원회가 설치된 의료기관에서만 연명의료결정제도에 따른 임종과정에 있는 환자 판단, 환자의사 확인, 연명의료 유보 및 중단 등을 실시할 수 있다. 사전연명의료의향서 등록기관은 사전연명의료의향서에 관한 상담, 사전연명의료의향서의 작성 및 등록 등을 실시하는 기관으로 보건소 등 지역보건의료

기관, 의료기관, 사전연명의료의향서에 관한 사업을 수행하는 비영리법인(단체), 공공기관이 그 역할을 대신할 수 있다(그림10-1).

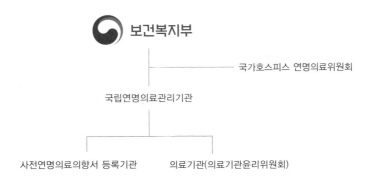

그림 10-1 연명의료 결정 관리체계(출처 : 국립연명의료관리기관)

3) 연명의료 중단 결정

연명의료 결정 제도는 연명의료를 받지 않을 수 있는 기준과 절차를 정하여 환자가 존엄하게 삶을 마무리할 수 있도록 하는 것을 돕는다. 따라서 「연명의료 결정법」의 요건을 충족하는 사람은 사전연명의료의향서와 연명의료계획서를 통해 연명의료에 관한 본인의 의사를 남겨놓을 수 있다.

사전연명의료의향서는 19세 이상, 보건복지부가 지정한 사전연명의료의향서 등록기관을 찾아가 충분한 설명을 듣고 법정 서식을 이용하여 수기로 작성하거나 국립연명의료관리기관에서 운영하는 연명의료 정보처리시스템(intra.lst.go.kr)을 통해 온라인으로 작성하면 법정 효력을 인정받는다(표 10-1). 이에 반해 연명의료계획서는 의료기관윤리위원회가 설치되어 있는 의료기관에서 말기 환자나 임종 과정에 있는 환자로 진단 또는 판단을 받은 환자의 요청에 의해 담당의사가 작성하는 서식이다(표 10-2). 이미 사전연명의료의향서나 연명의료계획서를 작성하였더라도 본인은 언제든지 그 의사를 변경하거나 철회할 수 있다.

표 10-1 사전연명의료의향서와 연명의료계획서 비교

	사전연명의료의향서	연명의료계획서
대상	19세 이상의 성인	말기 환자 또는 임종 과정에 있는 환자
작성	본인이 직접	환자의 요청에 의해 담당의사가 작성
설명 의무	상담사	담당의사
등록	보건복지부 지정 사전연명의료의향서 등록기관	의료기관윤리위원회를 등록한 의료기관

연명의료를 유보하거나 중단하기 위해서는 우선 의료기관윤리위원회가 설치된 의료기관에서 담당의사와 전문의 1인에 의해 회생의 가능성이 없고, 치료에도 불구하고 회복되지 않으며 급속도로 증상이 악화되어 사망에 임박한 상태에 있는 환자라는 판단을 받아야 한다. 그 다음 환자 또는 환자 가족이 환자에 대한 연명의료를 원치 않는다는 의사를 표시하고 담당의사(환자가 의사 표현을 할 수 있는 의학적 상태인 경우) 또는 담당의사 및 전문의 1인(환자가 의사 표현을 할 수 없는 의학적 상태인 경우)의 확인을 거쳐야 한다. 환자에 대한 시술이 더 이상 치료효과가 없다는 의학적 판단과 환자도 더 이상 치료를 원치 않는다는 요건이 동시에 갖추어지면 연명의료를 시행하지 않을 수 있다(그림 10-2).

표 10-2 연명의료계획서 작성 대상

	말기 환자	임종 과정에 있는 환자
대상 질병	암, 후천성 면역결핍증(AIDS), 만성폐쇄성호흡기 질환, 만성 간경화	질병 제한 없음
상태	적극적인 치료에도 불구하고 근원적인 회복의 가능성이 없고 점차 증상이 악화되어 수개월 이내에 사망할 것으로 예상	회생의 가능성이 없고, 치료에도 불구하고 회복되지 아니하며, 급속도로 증상이 악화되어 사망에 임박한 상태
확인	• 임상적 증상 • 다른 질병 또는 질환의 존재 여부 • 약물 투여, 시술 등에 따른 개선 정도 • 종전의 진료 경과 • 다른 진료 방법의 가능 여부를 종합적으로 고려하여 담당의사와 해당 분야 전문의 1인이 진단	담당의사와 해당 분야 전문의 1인이 판단

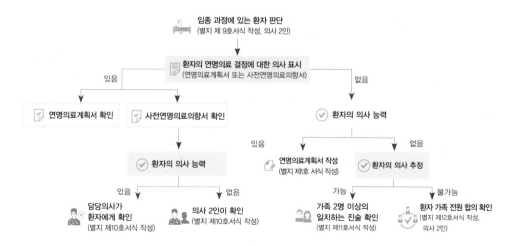

그림 10-2 연명의료 중단 절차

■ 호스피스 · 완화의료 및 임종 과정에 있는 환자의 연명의료 결정에 관한 법률 시행 규칙[별지 제6호 서식]

사전연명의료의향서

※ 색상이 어두운 부분은 작성하지 않으며, [ ]에 해당되는 곳에 √표시를 합니다.

등록번호		※ 등록번호는 등록기관에서 부여합니다.	
작성자	성명		주민등록번호
	주소		
	전화번호		
연명의료 중단 등 결정 (항목별로 선택합니다)	[ ] 심폐소생술		[ ] 인공호흡기 착용
	[ ] 혈액투석		[ ] 항암제 투여
호스피스의 이용 계획	[ ] 이용 의향이 있음		[ ] 이용 의향이 없음
사전연명의료의향서 등록기관의 설명 사항 확인	설명 사항	[ ] 연명의료의 시행 방법 및 연명의료 중단 등 결정에 대한 사항 [ ] 호스피스의 선택 및 이용에 관한 상황 [ ] 사전연명의료의향서의 효력 및 효력 상실에 관한 사항 [ ] 사전연명의료의향서의 작성 · 등록 · 보관 및 통보에 관한 사항 [ ] 사전연명의료의향서의 변경 · 철회 및 그에 따른 조치에 관한 사항 [ ] 등록기관의 폐업 · 휴업 및 지정 치수에 따른 기록의 이관에 관한 사항	
	확인	년 월 일 성명 (서명 또는 인)	
환자 사망 전 열람 허용 여부	[ ] 열람 가능	[ ] 열람 거부	[ ] 그 밖의 의견
사전연명의료의향서 보관 방법			
사전연명의료의향서 등록기관 및 상담자	기관 명칭	소재지	
	상담사 성명	전화번호	

본인은 「호스피스 · 완화의료 및 임종 과정에 있는 환자의 연명의료 결정에 관한 법률」제 12조 및 같은 법 시행 규칙 제 8조에 따라 위와 같은 내용을 직접 작성하였습니다.

작성일   년   월   일
작성자   (서명 또는 인)
등록일   년   월   일
등록자   (서명 또는 인)

유의 사항

1. 사전연명의료의향서란 「호스피스 · 완화의료 및 임종 과정에 있는 환자의 연영의료 결정에 관한 법률」제 12조에 따라 19세 이상인 사람이 자신의 연명의료 중단 등 결정 및 호스피스에 관한 의사를 직접 문서로 작성한 것을 말합니다.

2. 사전연명의료의향서를 작성하고자 하는 사람은 보건복지부장관이 지정한 사전연명의료의학서 등록기관을 통하여 직접 작성하여야 합니다.

3. 사전연명의료의향서를 작성한 사람은 언제든지 그 의사를 변경하거나 철회할 수 있으며, 이 경우 등록기관의 장은 지체없이 사전연명의료의향서를 변경하거나 등록을 말소하여야 합니다.

4. 사전연명의료의향서는 ① 본인이 직접 작성하지 아니한 경우, ② 본인의 자발적 의사에 따라 작성되지 아니한 경우, ③ 사전연명의료의향서 등록기관으로부터 「호스피스 · 완화의료 및 임종 과정에 있는 환자의 연명치료 결정에 관한 법률」제 12조 2항에 따른 설명이 제공되지 아니하거나 작성자의 확인을 받지 아니한 경우, ④ 사전연명의료의향서 작성 · 등록 후에 연명의료 계획서가 다시 작성된 경우에는 효력을 잃습니다.

5. 사전연명의료의향서에 기록된 연명의료 중단 등 결정에 대한 작성자의 의사는 향후 작성자를 진료하게 될 담당의사와 해당 분야의 전문의 1인이 동일하게 작성자를 임종 과정에 있는 환자라고 판단한 경우에만 이행될 수 있습니다.

■ 호스피스 · 완화의료 및 임종 과정에 있는 환자의 연명의료 결정에 관한 법률 시행 규칙[별지 제1호 서식]

연명의료계획서

※ 색상이 어두운 부분은 작성하지 않으며, [ ]에 해당되는 곳에 √표시를 합니다.

등록번호		※ 등록번호는 등록기관에서 부여합니다.	
환자	성명		주민등록번호
	주소		
	전화번호		
	환자 상태	[ ] 말기환자	[ ] 임종 과정에 있는 환자
담당의사	성명		면허번호
	소속 의료기관		
연명의료 중단 등 결정 (항목별로 선택합니다)	[ ] 심폐소생술		[ ] 인공호흡기 착용
	[ ] 혈액투석		[ ] 항암제 투여
호스피스의 이용 계획	[ ] 이용 의향이 있음		[ ] 이용 의향이 없음
담당의사 설명 사항 확인	설명 사항	[ ] 환자의 질병 상태와 치료 방법에 관한 사항 [ ] 연명의료의 시행 방법 및 연명의료 중단 등 결정에 관한 사항 [ ] 호스피스의 선택 및 이용에 관한 사항 [ ] 연명의료계획서의 작성 · 등록 · 보관 및 통보에 관한 사항 [ ] 연명의료계획서의 변경 철회 및 그에 따른 조치에 관한 사항 [ ] 의료기관윤리위원회 이용에 관한 사항	
	확인 방법	[ ] 서명 또는 기명 날인 년 월 일 성명 (서명 또는 인) [ ] 녹화 [ ] 녹취 ※ 법정 대리인 년 월 일 성명 (서명 또는 인) (환자가 미성년자인 경우에만 해당합니다.)	
환자 사망 전 열람 허용 여부	[ ] 열람 가능	[ ] 열람 거부	[ ] 그 밖의 의견

「호스피스 · 완화의료 및 임종 과정에 있는 환자의 연명의료 결정에 관한 법률」 제10조 및 같은 법 시행 규칙 제3조에 따라 위와 같이 연명의료계획서를 작성합니다.

년   월   일

담당의사   (서명 또는 인)

유의 사항

1. 연명의료계획서란 「호스피스 · 완화의료 및 임종 과정에 있는 환자의 연명의료 결정에 관한 법률」 제10조에 따라 말기 환자 또는 임종 과정에 있는 환자의 의사에 따라 담당의사가 환자에 대한 연명의료 중단 등 결정 및 호스피스에 관한 사항을 계획하여 문서로 작성하는 것을 말합니다.

2. 환자는 연명의료계획서의 변경 또는 철회를 언제든지 요청할 수 있으며, 담당의사는 해당 환자의 요청 사항을 반영하여야 합니다.

10-2 죽음

죽음(Death)은 "생물의 생명이 없어지는 현상"을 의미하며 임종(Dying)은 "죽음을 맞이함"을 의미한다. 죽음에 직면한 많은 환자들은 두려움, 분노와 적개심, 슬픔, 불확실성, 무력감, 외로움, 절망 등을 느낀다. 죽음과 임종에 대한 환자의 상태를 이해하고, 가족에 대한 지지 방법을 이해하는 것은 임종을 앞둔 환자에게 영적인 돌봄을 제공하고 환자의 삶에 대한 가치를 부여하기 위해 필수적이다.

1. 임종을 앞둔 환자들의 심리적인 반응

1) 두려움

죽음에 직면한 환자들은 죽음에 대한 준비가 되어 있다 할지라도 많은 두려움을 경험한다. 두려움의 원인은 환자마다 다르지만 죽음의 과정에서 어떤 일이 일어날지 알 수 없는 것에 대한 불안감과 통증이나 고통, 잘못한 일에 대한 심판이나 처벌에 대한 걱정 때문이다. 따라서 죽음의 과정에서 나타나는 신체적, 심리적, 정신적 증상과 징후에 대하여 환자와 가족에게 교육하며 임종 과정이 어떻게 일어나는지 교육하여 환자의 근심과 두려움을 완화시키도록 해야 한다.

2) 분노

다른 사람들은 미래를 지속하는데 자신은 모든 것을 포기해야 하며 남은 시간 동안 아픔으로 괴로워해야 한다는 사실에 분노를 느낀다. 환자의 분노나 적개심을 비판하거나 판단하지 말고 표현할 수 있도록 기회를 제공하고 수용하도록 한다.

3) 죄의식

자신의 병이 과거의 잘못으로 인해 발생한 것이라고 믿거나, 다른 사람에 대한 분노를 느끼면서 죄의식을 느낄 수 있다. 또한 신체적, 정서적 결함으로 수치심을 느낄 수 있기 때문에 환자에 대한 존경심을 표현하고 환자의 사생활을 최대로 보장해 준다.

4) 무력감

질병으로 인하여 독립성이 감소되고, 자율적인 결정이 불가능하며, 자신의 생활을 통제할 수 없기 때문에 외적으로 나타나는 모든 활동을 스스로 중단할 수 있다. 따라서 가능한 자신의 치료에 대한 결정권을 허용하도록 한다.

5) 절망

우울을 동반하기도 하며, 무감동, 자기 비하, 소외감을 느낀다. 현실적으로 가능한 목표를 세울 수 있도록 돕거나 작은 성공을 인정해 주고 환자가 선택 가능한 방법을 모색하여 희망을 가질 수 있도록 한다.

2. 죽음이 임박했을 때의 증후들

죽음의 과정에서 중요한 기관들의 활동이 감소되고 몸의 모든 기능을 정지하기 위한 마지막 과정이 시작된다. 이러한 과정은 질병의 원인에 따라 몇 달에서 몇 시간까지 다양하게 일어날 수 있다. 죽음에 임박했을 때 평상시의 모든 활동은 위축되며, 신체 여러 기관의 기능이 감소한다(표 10-3).

환자의 기능이 감소됨에 따라 물리치료사는 환자가 움직일 수 있도록 돕고 통증을 감소시키기 위한 치료를 한다. 임종 직후 불규칙한 호흡이나, 혈압 저하, 무반응이나 혼수 상태 등이 나타나지만 청각은 마지막까지 지속되는 감각이므로 듣는 것을 방해하지 않도록 하며 환자의 반응이 없더라도 가족이 곁에서 격려하며 사망하기 전 환자가 하고 싶은 말을 표현할 수 있도록 해야 한다. 다음은 임종 직후 나타나는 여러 가지 신체적 변화와 중재를 나타냈다.

표 10-3 임종을 나타내는 생리적 증후

계통	증상	원인
신경계통	혼수, 섬망 지남력장애 수면 시간 증가 반응 감소 불안, 환각, 환청	질병이나 기능 감소로 인한 저산소혈증, 산성증 등의 대사성 불균형, 신부전이나 간부전, 통증, 마약성 진통제에 의한 독성
근육뼈대계통	근 약화, 기능 감소, 피로	질병의 진행, 비활동
심장혈관 및 호흡계통	혈압 저하 심박동수의 변화와 불규칙성 빠른 호흡율이나 무호흡	질병 과정, 기관 부전, 화학 치료의 부작용 폐의 체액 축적으로 인한 호흡 부전
외피계통	차갑고 끈끈한 피부 팔이나 다리의 먼쪽의 푸른 색의 부종	심혈관 관류 손상 펌프 손상 근 긴장도 감소
소화계통	식욕 저하 변비 또는 설사 요실금, 사망에 가까울수록 소변량 감소	약물 부작용 마약성 진통제 변비 유발

1) 통증

죽음이 직면했을 때 통증이 급격하게 증가한다는 증거는 없다. 그러나 환자들이 자신의 통증을 표현할 수 없지만 마지막 순간까지 통증을 느낄 수 있기 때문에 환자가 반혼수 상태에 있다 할지라도 진통제를 계속 사용한다.

2) 호흡변화

내부 기관의 순환 감소로 무호흡과 과호흡이 교대로 나타난다. 이때 등받이를 올려주거나 베개 등을 받쳐주어 앉을 수 있도록 하며 호흡곤란으로 인한 불안을 동반하기 때문에 완화 조치가 취해져야 한다. 환자의 곁에서 따뜻한 목소리로 이야기하거나, 부드럽게 손을 잡아 주는 것은 불안 완화에 도움이 될 수 있다.

3) 체온

팔, 다리의 순환 감소로 손과 발이 차가워지고 피부색이 변한다. 담요나 커버 등을 사용하여 따뜻하게 해 준다.

4) 수면

신진 대사의 변화로 수면 시간이 많아지며, 의사소통이 어렵고, 반응하지 못한다. 이때 환자에게 부드럽고 자연스럽게 이야기하는 것이 바람직하며 환자가 반응하지 못한다 하더라도 정상인에게 말하는 것과 같이 이야기하는 것이 좋다.

5) 실금이나 실변

근육이 무력해짐으로 대소변 조절이 어렵다. 환자와 침상을 청결하게 한다. 피부 자극과 습기 예방을 위하여 도뇨관을 삽입한다.

6) 수분과 음식 섭취 감소

더 이상의 영양분이 필요 없고, 먹는 양이나 횟수가 줄어들며, 식욕부진이 온다. 그러나 이 단계에서 영양을 공급하는 것은 환자의 증상에 도움이 되지 못한다. 환자가 삼킴이 가능하다면 기도로 음식물이 넘어가지 않도록 주의하여 작은 얼음 조각이나 주스, 물 등을 입에 넣어 주어 입 안을 상쾌하게 해 준다. 수분의 과잉 공급은 분비물 증가, 부종, 호흡곤란과 기침, 소변 증가를 가져올 수 있다. 이 시기의 식욕 및 수분 섭취 감소에 따른 탈수는 오히려 환자에게 엔돌핀 분비를 촉진시키고 통증 감소를 가져오기 때문에 임종 전 환자를 보호하는 기능이 있다.

7) 활력징후의 변화

체온저하, 맥박 증가와 불규칙, 호흡, 혈압이 내려간다.

8) 의식저하

죽음이 임박한 환자는 대부분 의식이 희미해지고 무기력해지며, 죽기 전 몇 시간 또는 며칠 동안 반의식 상태가 되다가 무의식 상태가 된다. 일부의 경우는 마지막 순간에 의식이 명료해지는 경우가 있으며, 반의식 상태에서는 응답은 불가능하지만 곁에 있는 사람의 표현을 들을 수 있다. 환자를 만지고, 지지하고, 진정시키는 것은 환자에게 위안이 되므로 끝까지 함께하고 지지해 주어야 한다.

3. 물리치료

환자나 가족은 죽음의 과정을 겪고 있기 때문에 의료적, 정신적, 신체적 요구 상황이 개인마다 다르며 물리치료 중재는 이 욕구에 맞게 다양화되어야 한다.

초기 단계의 물리치료는 가동성에 초점을 두어 일반적인 보행훈련, 균형, 근력 강화 운동이 필요할 수 있다. 균형이나 안전을 위하여 보조 도구를 사용하고, 관절을 보호하며, 통증을 감소시키는 것은 환자의 독립성에 대한 감각을 유지시켜 기본 생활에 필요한 활동을 유지할 수 있도록 한다. 비록 환자가 침상으로 들어가는 단계가 된다하더라도 보조기나 스플린트를 사용하여 관절을 보호하여 기능을 증대시키고, 통증, 구축, 종창, 관절에 가해지는 압력 등을 예방한다.

치료적 운동은 폐활량과 지구력을 유지하는데 도움이 된다. 이 시기의 대부분의 환자는 호흡이 어려워지는 것에 대한 두려움을 가지고 있기 때문에 삶의 마지막 순간까지 호흡을 조절할 수 있도록 돕는다. 운동은 침상이나 의자, 휠체어에 편하게 앉은 자세에서 실시한다. 환자에게 선 자세를 훈련시키는 것은 누워 지내는 환자의 시야를 확장시킬 수 있다. 규칙적으로 선 자세를 훈련하는 것은 식사 시간 같이 짧은 시간이라 할지라도 가족과 동료들과 함께 앉은 자세를 취할 수 있도록 하기 때문에 환자에게 큰 의미가 될 수 있다. 또한 일부 환자는 선 자세에서 호흡하거나 식사하는 것이 더 쉬울 수도 있다.

휠체어는 환자의 이동을 돕고 에너지 소모를 적게 하기 때문에 유용하지만 만약 잘못 사용한다면 환자에게 통증이나 피로를 유발하고 손상을 야기할 수 있다. 휠체어를 사용하는 경우 압박받는 부위가 있는지 관찰하고, 중력에 대하여 의존적인 자세를 취할 경우 부종의 우려가 있기 때문에 유의한다. 환자에게 잘 맞지 않는 휠체어나 오랜 시간 앉은 자세는 척추의 뒤굽음증을 유발하여 허리 통증이 나타날 수 있으며, 호흡 시 가슴 확장을 방해하고, 복부를 압박하여 음식물 소화를 어렵게 한다.

통증 관리는 마약성 진통제와 같은 약물 치료가 많이 사용되며 일부 환자나 가족은 신념 때문에 이러한 약물을 거부하기도 한다. 일부 환자는 두통, 졸음과 같은 부작용이 있기 때문에 사용을 꺼리는 경우도 있다. 물리적 인자 치료는 열이나 냉을 적용하며, 경피 신경자극치료는 모르핀과 같이 강력한 효과는 아니지만 환자에게 유용한 치료가 될 수 있다. 관절가동 범위 운동은 통증을 조절하고, 구축을 예방하며 압박을 감소시킬 수 있다. 가족들에게 관절가동 범위 운동을 교육하여 환자의 죽음을 지켜보는 입장이 아닌 보살핌을 제공하는 참여의 기회를 줄 수 있다. 특히 임종 시기의 운동은 가족에게 운동으로 죽음을 유발할 수 있다는 오해를 불러일으킬 수 있기 때문에 물리적인 접촉은 단순화시켜야 한다.

4. 죽음에 대한 자세

자신이 죽어간다는 사실을 인정하는 것은 매우 어려운 일이다. 죽음이 임박했음을 인정하여 마음을 열고, 남은 삶을 의미 있게 보낼 수 있도록 도와야 한다. 인생에 대한 회고를 도와 용서해야 할 일이 있다면 임종을 평화롭게 맞이하기 위해 해결하도록 하며 서로 이해하고 용서하는 시간을 갖도록 한다. 또한 죽어가고 있다는 것을 가족과 가까운 친구들에게 알리고 질병을 스스로 조절할 수 없지만 자신이 받는 간호에 대해서 조절할 수 있도록 의학적인 처치에 능동적으로 대처하도록 해야 한다. 질병으로 인해 피곤하거나 무력하게 느껴질 때는 충분한 휴식을 취하며 신체의 상태를 자연스럽게 받아들일 수 있도록 돕는다. 종교나 주변에 지지해 줄 수 있는 사람을 찾아 실제적인 도움을 받도록 하며, 편지 쓰기나 비디오테이프 등을 이용하여 사랑하는 사람에게 작별을 고하면 다른 사람에게 삶에서 큰 힘이 된다는 것을 알려 준다.

References

권중돈. 노인복지론(제2개정판). 서울: 학지사. 2007.

권중돈. 노인복지론(제4개정판). 서울: 학지사. 2010.

권중돈. 노인복지론. 학지사. 2010.

김기웅, 유종인. 치매환자와 함께하는 작업요법. 한국 치매협회. 2003.

김만두, 한혜경. 현대사회복지개론. 서울: 홍익재. 1994.

김성천, 강욱모, 김혜성, 박경숙, 박능후, 박수경 등. 사회복지학개론; 원리와 실제. 서울: 학지사. 2009.

김애정, 김정혜, 김현실, 백성희, 백훈정, 윤숙례 등. 노인간호와 복지. 서울: 정담미디어. 2005.

김옥녀. 임상약리학. 수문사. 2008

김용천, 박래준, 박흥기, 윤범철, 이현옥, 장정훈 등. 노인물리치료학. 서울: 현문사. 2002.

김주희 등. 장기요양 노인간호. 군자출판사. 2005.

김태현, 김양호, 임선영. 노인복지론. 서울: 구상. 2011.

김태현. 노년학 개정판. 파주: 교문사. 2007.

노무지. 노인복지 예산의 결정요인에 관한 연구. 명지대학교 대학원 석사학위논문. 2003.

노유자 등. 한국호스피스의 현황과 전망에 관한 연구. 1996.

노유자 등. 호스피스 병동에 입원한 말기 암환자의 통증에 영향을 미치는 요인. 2001.

대한비타민 연구회편. 비타민 치료. 한솔의학. 2009

박영란. "노인 사회참여 개념에 대한 고찰", 베이비붐 세대를 위한 노인복지제도 구축 방향. 2010년 한국노년학회 춘계학술대회프로그램. 한국노년학회지. 2010.

박차상, 김옥희, 엄기욱, 이경남, 정상양, 배창진. 한국노인복지론(개정판). 서울: 학지사. 2007.

박차상, 김옥희, 엄기욱, 이경남, 정상양, 배창진. 한국노인복지론. 서울: 학지사. 2002.

보건복지가족부, 호스피스 Smart Patient 서비스 시범사업 운영 및 평가. 2010.

보건복지부 연보통계. 국민기초생활 수급통계. 2011.

보건복지부 연보통계. 기초노령연금 수급통계. 2011.

보건복지부 연보통계. 장기요양보험 수급통계. 2011.

보건복지부. 2012년 치매 유병률 조사. 조선일보. 2013. 5.3 A 37 면.

삼성생명 은퇴연구소, 2012.

서문자, 강현숙. 재활의 기능사정과 결과 측정. 정문각. 2001.

식품의약처. 노인의약품적정사용정보집. 2009.

신건희. 우리나라 노인복지정책의 현황과 전망. 한국노년학회지. 1997; 17(1):109 – 138.

양광희, 김시현, 김옥숙 등. 노인건강관리의 실제와 전망. 서울: 수문사. 2001.

양광희, 김시현, 김옥숙, 김옥현, 김춘길, 김현숙 등. 노인건강관리의 실제와 전망. 서울: 수문사. 2001.

양옥남, 김혜경, 김미숙, 정순둘. 노인복지론(제2개정판). 고양: 공동체. 2009.

양점도, 현영렬, 조미숙, 임희규, 장전순 등. 사회복지학개론. 서울: 광문각. 2008.

엄기매 등. 노인건강관리, 영문출판사. 2004.330 윤범철 등. 노인물리치료학. 현문사. 2002.

이인재, 류진석, 권문일, 김진구. 사회보장론. 서 울. 나남 출판(1999)

이인재, 류진석, 권문일, 김진구. 사회보장론. 서 울: 나남 출판. 1999.

이혜원. 노인복지론. 서울: 유풍출판사. 2000.

이희성. 고용보장정책과 고용보장법의 새로운 방향, 한양법학 제13호 p119 – 143(2002)

장인협, 최성재. 노인복지학(제2개정판). 서울: 서울대학교 출판부. 2006.

정원미, 박총순. 고령자 치매를 위한 치료적 활동. 퍼시픽 북스. 2009.

제3차 국민건강증진종합계획(National Health Plan 2020(HP 2020)), 보건복지부. 2011.

최영희, 신경림, 고성희, 공수자, 공은숙, 김명애 등. 노인과 건강. 서울: 현문사. 2006.

최일섭, 이인재. 공적부조의 이록과 실제. 서울. 집 문당 (1996)

한창완. 치매 매뉴얼 작성연구 보고서. 우송대 학교 노인복지 – 실버산업 전문인력 양성단. 2005.

현외성, 김수용, 조추용, 이은희, 윤은경. 한국노인 복지학 강론. 서울. 유풍출판사(2000)

현외성, 장필립, 홍태용, 김은자, 조추용, 김혜정 등. 노인케어론. 서울: 양서원. 2001.

통계청 통계. 2010년 생명표. 2011년

통계청 통계. 2011년 고령자 통계. 2011년

통계청 통계. 대한민국 인구 5천만명. 2012년

통계청 통계. 세계 및 한국의 인구현황. 2009년

통계청 통계. 장래가구추계 2010∼2060. 2011년

통계청 통계. 장래인구추계 시도편. 2012년

"A Multifactorial Intervention to Reduce the risk of Falling Among Elderly People Living in the Community". The New England Fournal of Medicine. Sept. 29, 1994. Vol. 331. No. 13. pp. 822 – 3.

A New Approach to Retrain Gait in Stroke Patients Through Body Weight Support and Treadmill Stimulation, Martha Visintin, Hugues Barbeau, Nicol Korner – Bitensky, and Nacy E. Mayo. Stroke 1998 29: 1122 – 1128.

Alan R Gaby Nutritional Medicine. Fritz Perlberg

Alba A, Trainor F, Ritter W, et al. A clinical disability rating for Parkinson's disease. F Chron Dis. 1968; 21:507 – 522.

Allum JH, Keshner EA, Honegger F, Pfaltz CR. Indicators of the influence a peripheral vestibular deficit has on vestibulo – spinal reflex responses controlling postural stability. Acta Otolaryngol. 1988; 106:252 – 263.

AMA Drug evaluation

Ameoff MJ. Parkinson's disease in the elderly: Current management strategies. Geriatrics. 1987; 42(7):31 – 37.

Anderson TP, Baldridge M, Ettinger MG. Quality of care for completed stroke without rehabilitation: Evaluation by assessing patient outcomes. Arch Phys Med Rehabil. 1979; 60(3):103 – 107.

Anderson TP, McClure WJ, Athelstan G, et al. Stroke rehabilitation: Evaluation of its 331

quality by assessing patient outcomes. Arch Phys Med Rehabil. 1978; 79(4):170 – 175.

Andres R, Tobin JD. Endocrine systems, in Finch, CE, Hayflick, L (eds): Handbook of the Biology of Aging. New York: Van Nostrand Reinhold; 1977.

References

Ashburn D, Ward C. Asymmetrical trunk posture, unilateral neglect and motor performance following stroke. Clin Rehab. 1994; 8(1):48 – 53.

Asmussen E. Aging and exercise, in Horvath SM, Yousef MK (eds): Environmental Physiology: Aging, Heat and Altitudev(Sec 3). New York: Elsevier, North Holland; 1980.

Baatile J, Langbein WE, Weaver F, Maloney C, Jost Ms. Effect of exercise on perceived quality of life of individuals with Parkinson's disease. Rehabil Res Dev. 2000; 37(5):529 – 534.

Banks M. Physiotherapy benefits patients with Parkinson's disease. Clin Rehab. 1989; 3:11 – 16.

Barbeau H, Visintin M. Optimal outcomes obtained with body weight support combined with treadmill training in stroke subjects. Arch Phys Med Rehabil. 2003: 84:1485 – 1465.

Bassey EJ, et al. Leg extensor power and functional performance in very old men and women. Clinical Science. 1992; 82:321 – 327.

Bassile, CC, Dean C, Boden – Albala B, Sacco R. Obstacle training programme for individuals post stroke: Feasibility study. Clin Rehab. 2003; 17:130 – 136.

Bastille JV, Gill – Body KM. A yoga – based excrcise program for people with chronic poststroke hemiparesis. Phys Ther. 2004; 84:33 – 48.

Baxter D. Clinical syndromes associated with stroke. In: Brandstater M, Basmajian JV, eds. Stroke Rehabilitation. Baltimore: Williams and Wilkins; 1987: 36 – 54.

Begbie GH. Some problems of postural sway. In: de Reuck AVS, Knight J, eds. Myotatic, Kinesthetic, and Vestibular Mechanisms. Boston: Little, Brown; 1967:80 – 92.

Berkow R, Cognitive failure: Delirium and dementia. In: Abrams WB, Beers MH, Berkow R,eds, The Merck Mannual og Geriatrics. 2ed. Whitehous Station, NJ:Merck& Co., Inc;1995: 1139 – 1146.

Berman HA, Decker MM. Changes with aging in skeletal muscle molecular forms of butyrocholinesterase and acetylcholinesterase. Fed Proc. 1985; 44:1633.

Bettes S. Depression. The common cold of the elderly. Generations. Spring 1979; 3: 5.

Bhala RP, O'Connell J, Thoppil E. Ptophobia; Phobic fear of falling and its clinical management. Phys Ther. 1982; 62(2):187 – 190.

Bischoff HA, et al. Identifying a cut – off point for normal mobility: A comparison of the 332 timed "up and go" test in community – dwelling and institutionalised elderly women. Age Aging. 2003: Be(3)315 – 320.

Black FO, Wall C, O'Leary DP. Computerized screening of the human vestibulospinal system. Ann Otol Rhinol Laryngol. 1978; 87:853 – 860.

Black PO, Kile KA, McCormick J, Rodrguez AA, Roszkowski J, Sherman J, Swiggum E, Stellberg B. Gait training efficacy using a home – based practice model in chronic hemiplegia. Arch Phys Med Rehabil. 1996; 77:801 – 805.

Blackinton MT, Summerall L, Waguespack K. Tertiary prevention in parkinson's disease: Results from a preliminary study. Neurol Rep. 2002; 26:160 – 165.

Blessed G, Tomlinson BE, Roth M. The association between quantitative measures of dementia and of senile changes in the cerebral grey matter of elderly patients. Brit F Psychiatry. 1968; 114:797 – 911.

Bohannon R, Warren M, Cogman K. Influence of shoulder position on maximum voluntary elbow flexion force in stroke patients. Occup Ther F Res. March – April 1991; 11(2):73 – 79.

Bohannon R. Consistency of muscle strength measurements in patient with stroke: examination from a different perspective. F Phys Ther Sci. 1990; 2:1 – 7.

Bohannon R. Correction of recalcitrant lateropulsion through motor relearning. Phys Ther Case Reports. 1998; 1:157 – 159.

Bohannon R. Is the measurement of muscle strength appropriate in patients wiith brain lesions? A special communication. Phys Ther. March 1989; 69(3):189 – 191.

Bohannon R. Knee extension torque in stroke patients: Comparison of measurements obtained with a hand – held and a Cybex Dynamometer. Physiother Can. November – December 1990; 42(6).

Boller F, Huff FJ, Querriera R, Kelsey S, Beyer J. Recording neurological symptom and signs in Alzheimer's disease. Am J Alzheimer's care Res. may – June 1987; 19 – 29.

Boller F, Huff FJ, Querriera R, Kelsey S, Beyer J. Recording neurological symptoms and signs in Alzheimer's disease. Am F alzheimer's Care Res. May – June 1987; 19 – 29.

Booth FW, Weeden SH, Tseng BS. Effect of aging on human skeletal muscle and motor function. Med Sci Sports Exerc. 1994; 26:556 – 560.

Bottomley JM. Gait in later life. Ortho Phys Ther Clin North Am. 2001; 10(1):131 – 149.

Bridgewater KJ, Sharpe MH. Trunk muscle training and early parkinson's disease. Physiother Theory Practice. 1997; 13:139 – 153.

Brown DA, DeBacher GA. Bicycle ergometer and electromyographic feedback for treatment of muscle imbalance in patients 333

with spastic hemiparesis. Phys Ther. 1987; 67(11):1715 – 1719.

Campbell MJ, McComas AJ, Petito F. Physiological changes in aging muscles. J Neurol Neurosurg Psychaitry. 1973; 36:174 – 182.

Carole BL, Jennifer MB. Geriatric rehabilitation, A Clinical Approach. 3rd ed. 2008.

Carr J, Shepherd R, Nordholm L, Lynne D. Investigation of a new motor assessment scale for stroke patients. Phys Ther. 1985; 65(2).

Carr J, Shepherd R. A Motor Re – Learning Programme

References

for Stroke. Rockville, MD: Aspen Publishers; 1986.

Cartee GD, Farrar RP. Muscle respiratory capacity and VO2max in identically trained young and old rats. J Appl Physiol. 1987; 63:257 – 261.

Centers for Disease Control and Prevention. Unrealized Prevention Opportunities: Reducing the Health and Economic Burden of Chronic Disease. Atlanta, GA: Centers for Disease Control and Prevention, National Center for Chronic Disease Prevention and Health Promotion; 1997.

Cliff WJ. The aortic tunica media in aging rats. Exp Mol Pathol. 1970; 13:172 – 189.

Cohen H, Kane – Wineland M, Miller LV, Hatfiled CL. Occupation and visual/vestibular interaction in vestibular rehabilitation. Otolaryngol Head Neck Surg. 1995; 112:526 – 532.

Cooper C, Evidente VG, Hentz JG, Adler CH, Caviness JN, Gwinn – Hardy K. The effect of temperature on hand function in patients with tremor. F Hand Ther. 2000; 13:276 – 288.

Davies P. Steps to Follow. 2nd ed. New York: Springer Verlag; 2000:403 – 428.

Davis J. Team management of Parkinson's disease. Am F Occup Ther. 1977; 31(5):300 – 308.

Dawson D Adams P. Current estimates from the National Health Interview Survey. United States 1986 National Center for Health Statistics. Vital Health Statistics. 1987; 10:164.

Day L, Fildes B, Gordon I, Fitzharris M, Flamer H, Lord S. Randomised factorial trial of falls prevention among older people living in their own homes. Brit Med F. July 20, 2002; 325.

De Boer AGEM, Wijker W, Speelman JD, de Haes JCJM. Quality of life in patients with Parkinson's desease: Development of a questionnaire. F Neurol Neurosurg Psychiatry. 1996; 61:70 – 74.

Dean CM, Richards CL, Moalouin F. Task – related circuit training improves performance of locomotor tasks in chronic stroke: A randomized, controlled pilot Trial. Arch Phys Med Rehabil. April 2000; 81:409 – 417.

Dobmeyer K. Delirium in elderly in mddical patients. Clin Geriatr: 1996: 4 : 43 – 68.

Doherty TJ, Brown WF. The estimated numbers and relative sizes of thenar motor 334 units as selected by multiple point stimulation in young and older adults. Muscle Nerve. 1993; 16:355 – 366.

Dornan J, Fernie GR, Holliday PJ. Visual input: Its importance in the control of postural sway. Arch Phys Med Rehabil . 1978; 59(5):586 – 591.

Double KL, et al. Topography of brain atrophy during normal aging and Alzheimer's disease. Neurobiol Aging. 1996; 17:513 – 521.

Douris P, Southard V, Varga C, Schauss W, Gennaro C, Reiss A. The effect of land and aquatic exercise on balance scores in older adults. F Geriatr Phys Ther: 2003; 26(1):043.

Downie AW, Newell DJ. Sensory nerve conduction in patients with diabetes mellitus and controls. Neurology. 1961; 11:876 – 882.

Duncan P. Functional reach: A new clinical measure of balance. F Gerontol. 85(5):529 – 531.

Duval C, Lafontaine D, Hebert J, Leroux A, Panisset M, Boucher JP. The effect of trager therapy on the level of evoked stretch response in patients with parkinson's disease and rigidity. FMPT. 2002; 25:455 – 464.

Fansler CL, et al. Effects of mental practice on balance in elderly women. Phys Ther. September 1985; 65(9):1332 – 1338.

Feigenson JS. Stroke rehabilitation: Effectiveness, benefits, and costs. Some practical considerations. Stroke. January – February 1979; 10(1):1 – 4.

Ferucci LI, Guralnik J, Marchionni N, et al. Aging and prevelence of depression. Gerontologist. October 1990; 30:314A.

Florini JF. Bilsynthesis of contractile proteins in normal and aged muscle, in Kaldor G, DiBattista WJ (eds): Aging in Muscle, vol 6. New York: Raven; 1978.

Forsyth E, Ritzline PD. An overview of the etiology, diagnosis, and treatment of Alzheimer's disease. Phys Ther : 1998; 78(12):1325 – 1331.

Forsythy E, Ritzline PD. An over view of the etiology, diagnosis, and treatment of Alzheimer's disease. Phys Ther : 1998; 78(12): 1325 – 1331.

Friedlander W, Apte RZ. Introduction to Social Welfare

(5th ed.). Englewood Cliffs, NJ: Prentice – Hall; 1980.

Furman JM, Cass SP. Benign paroxysmal positional vertigo. N Engl F Med. 1999; 341:1590 – 1596.

Furman JM. Role of posturography in the Management of vestibular patients. Ortolaryngol Head Neck Surg . 1995; 112(1):8 – 15.

Gallagher JC, et al. Epidemiology of fractures of the proximal femur in Rochester, Minnesota. Clin Orthop. 1980; 150:163 – 171.

Gillum R. Stroke in blacks. Stroke. 1988: 52 – 66.335

Glenner GG. Alzheimer's disease (senile dementia): A research update and critique with recommendations. F Am Geriatr Soc. 1982; 30(1):59 – 62.

Glenner GG. Alzheimer's disease(senile dementia) . A research update and critique with recommendation. J Am geriatr Soc. 1982; 30(1): 59 – 62.

Gottlieb D, Levine D. Unilateral neglect influences the postural adjustments after stroke. F Neurol Rehabil. 1992; 6(1):25 – 41.

Gray C, French J, Bates D. Motor recovery following acute stroke. Age Ageing. 1990; 19:179 – 194.

Greer M. Recent developments in the treatment of Parkinson's disease. Geriatrics. 1985; 40(2):34 – 41.

Grimby G, Aniansson A, Zetterberg C, Saltin B. Is there a change in relative muscle fiber composition with age? Clin Physiol. 1984; 4:189 – 194.

Hain CH. Vestibular Rehabilitation. Philadelphia: FA Davis, 1994.

Hallet M. Physiology and pathophysiology of voluntary

References

movement. In: Tyler K, Dawson D, eds. Current Neurology. Boston: Houghton – Mifflin; 1979:351 – 376.

Handford F. The Flewitt – Handford exercises for Parkinson's gait. Physiotherapy. 1986; 72(8):382.

Hauer K, Rost B, Rutschle K, Opitz H, Specht N, Bartsch P, Oster P, Schlierf G. Exercise training for rehabilitation and secondary prevention of falls in geriatric patients with a history of injurious falls. F Am Geriatric Soc. 2001; 49:10 – 20.

Henderson C, Kennard C, Crawford S, et al. Scales for rating motor impairment in Parkinson's disease: Studies of reliability and convergent validity. F Neur Psych. 1991; 54(1):18 – 24.

Hirsch MA, Toole T, Maitland CG, Rider RA. The effects of balance training in high – intensity resistance training on persons with idiopathic parkinson's disease. Arch Phys Med Rehabil. 2003; 84:1109 – 1117.

Hobeika CP. Equilibrium and balance in the elderly. Ear, Nose, Throat F. 1999; 78(8):558 – 566.

Hoehn M, Yahr M. Parkinsonism: Onset, progression and mortality. Neurology. 1967; 17(5):427 – 442.

Holloszy JO, et al. Effects of exercise on glucose tolerance and insulin resistance. ACTA Med Scand Suppl. 1986; 711:55 – 65.

Horak FB, Shupert CL. Role of the vestibular system in postural control. In: Herdman SJ, ed. Vestibular Rehabilitation. 2nd ed. Philadelphia: FA Davis;

2000:22 – 46.

Horak FB. Clinical measurement of postural control in adults. Phys Ther. 1987; 67(12):1881 – 1885.

Irion GL, Vasthare VS, Tuma RF. Age – related change in skeletal muscle blood flow in the 336 rat. J Gerontol. 1987; 42:660 – 665.

Jette A, et al. Functional recovery after hip fracture. Arch Phys Med Rehabil. 1987; 68:735 – 740.

Kauffman TL, Barr JO, Moran ML: Geriatric Rehabilitation Manual, 2nd ed, 2007.

Kelley R. Cerebral vascular disease. In: Weiner W, Goetz C, eds. Neurology for the Nonneurologists. 2nd ed. Philadelphia: Lippincott; 1989: 52 – 66.

Keshner E, Peterson B. Frequency and velocity characteristics of head, neck, and trunk during normal locomotion. Soc Neurosci Abst. 1999; 15(12):1200 – 1204.

Keshner EA, Allum JH. Plasticity in pitch sway stabilization: Normal habituation and compensation for peripheral vestibular deficits. In: Bles W, Brandt T, eds. Disorders of Posture and Gait. Amsterdam: Elsevier; 1986:289 – 298.

KIMS (대한민국 의약품 정보센터)

Kuan, Ta – Shen et al. Hemiplegic gait of stroke patients: The effects of using a Cane. Arch Phys Med Rehabil. July 1999; 80:777 – 784.

Kugelberg E. Adaptive transormation of rat soleus motor units during growth. J Neurol Sci. 1976; 27:269 – 289.

Kumar R, Metter EJ, Mehta AJ, et al. Shoulder pain in hemiplegia. Am F Phys Med. August 1990; 69(4):205 – 208.

Kunkle A, et al. Constraint – induced movement therapy for motor recovery in chronic stroke patients. Arch Phys Med Rehabil. June 1999; 80:624 – 628.

Labbe EF: Effect of consistent aerobic exercise on the psychological functioning of women. Percept Mot Skills 1988;67:919 – 925.

Laufer Y. The effect of walking aids on balance and weight – bearing patterns of patients with hemiparesis in various stance positions.P hys Ther. February 2003: 83:112 – 122.

Ledin T, et al. Effects of balance training in elderly evaluated by clinical tests and dynamic posturography. F Vestib Res. 1991; 1(2).

Lehman JF, Delateur BJ, Fowler RS, et al. Stroke: Does rehabilitation affect outcome? Arch Phys Med Rehabil. 1975; 56(9):375 – 382.

Lexell J, Taylor CC, Sjostrom M. What is the cause of ageing atrophy? Total number, size and proportion of different fiber types studies in whole vastus lateralis muscle from 15 – to 83 – year old men. J Neurol Sci. 1988; 84:275 – 294.

Lincoln NB, Erdman JA. A revalidation of the Rivermead ADL Scale for Elderly Patients with Stroke. Age Ageing 1990; 19:19 – 24.

Liston R, Mickelborough J, Harris B, Wynn Hann A,

Talls RC. Conventional physiotherapy and treadmill re – training for higher – level gait disorders in cerebrovascular disease. Age Ageing. 2000; 29:311 – 318.

Logigian MK, Samuels MA, Falconer J. Clinical 337 exercise trial for stroke patients. Arch phys Med Rehabil. August 1983; 64:364 – 367.

Marchese R, Diverio M, Zucchi F, Lentino C, Abbruzzese G. The role of sensory cues in the rehabilitation of parkinsonian patients: a comparison of two physical therapy protocols Movement Dis. 2000; 15(5):879 – 883.

Martin AD, McCulloch RG. Bone dynamics: Stress, strains, and fracture. J Sports Sci. 1987; 5:155 – 163.

McCarthy N, Hicks A, Martin J, Webber C: A longitudinal trial of weight training in the elderly : Continued improvement in 2 years. J Gernontol 1996: 52A: B425.

Mergner T, Becker W. Perception of horizontal selfrotation: Multisensory and cognitive aspects. In: Warren R, Wertheim AH, eds. Perception and Control of Self – motion. Mahwah, NJ: Lawrence Erlbaum; 1990: 219 – 224.

Michaelsen SM, Luta A, Roby – Brami A, Levin MF. Effect of trunk restraint on the recovery of reaching movements in hemiparetic patients. Stroke. 2001; 32:1875 – 1883.

Miller K, Hobeika CP, Sick S. Platform posturography as a predictor or falls. Proceedings of the

References

Association for Research in Otolaryngology. St. Petersburg. FL; 1997.

Miyai I, Fujimoto Y, Ueda Y, Yamamoto H, Nozaki S, Saito T, Kang J. Treadmill training with body—weight support: Its effect on parkinson's disease. Arch Phys Med Rehabil. 2000; 81:849–852.

Miyai I, Fujimoto Y, Yamamoto H, Ueda Y, Saito T, Nozaki S, Kang J. Long–term effect of body–weight–supported treadmill training in parkinson's disease: A randomized controlled trial. Arch Phys Med Rehabil. 2002; 83:1370–1373.

Monger C, Carr JH, Fowler V. Evaluation of a home—based exercise and training programme to improve sit to stand in patients with chronic stroke. Clin Rehab. 2002; 26:361–367.

Morioka S, Yagi F. Effects of perceptual learning exercises on standing balance using a hardness discrimination task in hemiplegic patients following stroke: A randomized controlled pilot trial. Clin Rehab. 2003; 17:600–607.

Muller V, et al. Short–term effects of behavioral treatment on movement initiation and postural control in parkinson's disease: A controlled clinical study. Movement Dis. 1997; 12(3):306–314.

Murray MP, Sepic S, Gardner G, et al. Walking patterns of men with parkinsonism. Am F Phys Med. 1978; 57(6):278–294.

murray MP, Sepic S, Gardner G, et al. Walking patterns of men with parkinsonism. Am J Phys Med. 1978: 57(6):278–294

Mutch W, Strudwick A, Sisare R, et al. Parkinson's disease: Disability, review and 338 Management. Brit Med F. 1986; 293(9):675– 677.

Nelson A. Lecture Notes. New York: Hospital for Special Surgery; September 1988.

Nieuwboer A, De Weerdt W, Dom R, Truyen M, Janssens L, Kamsma Y. The effect of a home physiotherapy program for persons with Parkinson's disease. F Rehabil Med. 2001; 33:266–272.

Olney S, Colbourne GR. Assessment and treatment of gait dysfunction in the geriatric stroke patient. Top Geriatr Rehabil. 1991; 7(1):70–78.

Overend TJ, Cunningham DA, Paterson DH, Lefcoe MS. Thigh composition in young and elderly men determined by computed tomography. Clin Physiol. 1992; 12:629– 640.

Pacchetti C, Mancini F, Aglieri R, Fundaro C, Martignoni E. Active music therapy in Parkinson's disease: An integrative method for motor and emotional rehabilitation. Psychosom Med. 2000; 62:386–393.

Paige GD. Senescense of human visual–vestibular interactions: Smooth pursuit, optokinetic, and vestibular control of eye movements with aging. Exp Brain Res. 1994; 98(3):355–372.

Palmer J, Vacc N, Epstein J: Adult in patients alcholoics: physical exercise as a treatment intervention. J Stud Alchol 1988; 49: 418– 421.

Pohl M, Rockstroh G, Ruckriem S, Mrass G, Mehrholz J. Immediate effects of speed−dependent treadmill training on gait parameters in early parkinson's disease. Arch Phys Med Rehabil. December 2003; 84.

Publish. Concord. NH 2011

Rice CL, Cunningham DA, Paterson DH, Lefcoe MS. Arm and Leg composition determined by computed tomography in young and elderly men. Clin Physiol. 1989; 9:207−220.

Robins M, Baum H. Incidents. Stroke. 1981; 12(suppl 1):45−57.

Rodriquez GM, Aruin A. The effect of shoe wedges and lifts on symmetry of stance and weight bearing in hemiparetic individuals. Arch Phys Med Rehabil. April 2002; 83:48−482.

Romberg MH. Manual of Nervous Diseases of Man London: Sydenham Society; 1853:395− 401.

Rose, D, Clark S. Can the control of bodily orientation be significantly improved in a group of older adults with a history of falls?" F am Geriatr Soc. 2000; 48:275−282.

Rosen WB, Mohs RC, davis KL. A new rating scale for Alzheimer's disease Am J Psychiatry. 1984; 141: 1256−1364.

Rosen WB, Mohs RC, Davis KL. A new rating scale for Alzheimer's disease. Am F Psychiatry. 1984; 141:1256−1364.

Rosenhall U. Degenerative patterns in the aging human vestibular neuro−epithelia. Acta Otolaryngol. 1973; 76:208−220,339

Rossini PM, Desiato MT, Caramia MD. Age−related changes of motor evoked potentials in healthy humans: Non−invasive evaluation of central and peripheral motor tracts excitability and conductivity. Brain Res. 1992; 593:14−19.

Rusin M. Stroke rehabilitation: A geropsychological perspective. Arch Phys Med Rehabil. October 1990; 71:914−920.

Ryerson S. Hemiplegia resulting from vascular insult or disease. In Umphred D, ed Neurological Rehabilitation. 4th ed. St. Louis: Mosby; 2001.

Saal JS, ed. Flexibility Training and Rehabilitation of Sports Training. Philadelphia: Hardey & Belfus; 1987.

Sackley CM. The relationship between weight− bearing asymmetry after stroke, motor function and activities of daily living. Physiother Theor Prac. 1990; 6:179−185.

Scandalis TA, Bosak A, Berliner JC, Helman LL, Wells MR. Resistance training and gait function in patients with Parkinson's disease. Am F Phys Med Rehabil. 2001; 80:38−43.

Schenkman M, Butler R. A model for multisystem evaluation treatment for individuals with Parkinson's disease. Phys Ther. 1989; 69(11):932−943.

Schenkman M, Butler R. A model for multisystem evaluation, interpretation and treatment of individuals with neurologic dysfunction. Phys Ther.

1989; 69(7):538 – 547

Schenkman M, Butler RB. A model for multisystem evaluation interpretation and treatment of individuals with neurologic dysfunction. Phys Ther. 1989; 69:538 – 547.

Schenkman M, Donovan J, Tsubota J. Management of individuals with Parkinson's disease: Rationale and case studies. Phys Ther. 1989; 69(11):944 – 955.

Schenkman M, Keysor J, Chandler J, Laub KD, MacAller H. Axial Mobility Exercise Program: An Exercise Program to Improve Functional Ability. Claude Pepper Older American's Independence Center, Durham, NC, 1994.

Schuling J, de Hann R, Lindberg M, and Groenier KH. The Frenchay Activities Index: 2. Assessment of functional status in stroke patients. Stroke. 1993; 8:1173 – 1177.

Shenkman, Margaret, et al. Exercise to improve spinal flexibility and function for people with parkinson's disease; A randomized controlled study. F Am Geriatr Soc. 1998; 46:1207 – 1216.

Shiller J, Schubert S, Lowe S. The effects of a 12 – week progressive resistance program on lower extremity strength and timed up & go measures in community – dwelling elderly: A pilot study. Geri – Notes. 2001; 8(6):12 – 20.

Shimazu H, Smith CM. Cerebellar and labyrinthine influences on singular vestibular neurons identified by natural stimuli. F Neurophysiol. 1971; 34(5):493 –

508.340

Shua – Haim JR, Sabo MR, Ross JS. Delirium in the elderly. Clin Geriatr. 1990; 7(3): 47 – 64.

Shumway – Cook A, Horak F. Assessing the influence of sensory interaction on balance: Suggestions from the field. Phys Ther. 1986; 66(10):1548 – 1550.

Spriggs D, French J, Murdy J, et al. Historical risk factors for stroke – A case controlled study. Age Ageing. 1990; 19:280 – 287.

Stalibrass C, Sissons P. Chalmers C. Randomized controlled trial of the Alexander technique for idiopathic parkinson's disease. Clin Rehab. 2002; 16:695 – 708.

Sterr A, Elbert A, Berthold I, Kobcl S, et al. Longer versus shorter daily constraint – induced movement therapy of chronic hemiparesis: An exploatory study. Ach Phys Med Rehabil. 2002; 83:1374 – 1377.

Sullivan KJ, Knowlton BJ, Dobkin BH. Step training with body weight support: Effect of treadmill speed and practice paradigms and poststroke locomotor recovery. Arch Phys Med Rehabil. 2002; 83:683 – 691.

Suzuki T. High intensity strength training improves strength and functional performance after stroke. Am F phys Med Rehabil. 2000; 79(4):369 – 376.

Svanborg A, Bergstrom G, Mellstrom D. Epindemiological Studies on Social and Medical Conditions of the Elderly. Copenhagen: World Health Organization; 1982.

Tinetti ME, Speechly M, Ginter SF. Risk factors for falls among elderly persons living in the community. N Engl F med. 1988; 319(26):1701－1707.

Tinetti ME, Williams CS. Falls, injuries due to falls, and the risk of admission to a nursing home. N Engl F Med. 1997; 337:1279－1284.

Tomlinson BE, Irving D. The numbers of limb motor neurons in the human lumbosacral cord through life. J Neurol Sci. 1977; 34:213－219.

Topp B. Towards a better understanding of Parkinson's disease. Geriatr Nurs. July－August 1987; 180－182.

Toulotte C, Fabre C, Dangremont B, Lensel G, Thevon A. Effects of physical training on the physical capacity of frail, demented patients with a history of falling; A randomised controlled trial. Age Ageing. 2003; 32:67－73.

Tripp N, Boundoures K, Dalum A, et al. Initiation of a systemic evaluation to categorize the hemiplegic patient. Phys Ther. 1991; 71(Suppl 6):57.

Trueblood PR, Walker JM, Perry J, et al. Pelvic exercise and gait in herniplegia. Phys Ther. 1989; 69(1):18－26.

Vellas BJ, Wayne SJ, Romero L, Baumgartner RN, Rubenstein LZ, Garry PJ. One－leg balance is an important predictor of injurious falls in older persons. F Am Geriatr Soc. 1997; 45:735－738,341

Viliani T, Pasquetti P, Magnolfi S, Lunardelli M, Giorgi C, Serra P, Taiti P. Effects of physical training on straightening－up process in patients with parkinson's disease. Disabil Rehabil. 1999; 21(2):68－73.

Wall C, Black FO, Hunt AE. Effects of age, sex and stimulus parameters upon vestibulo－ocular responses to sinusoidal rotation. Acta Otolaryngol. 1984; 98:270－278.

Weber PC, Cass SP. Clinical assessment of postural instability. Am F Otol. 1993; 14(5):566－569.

Webster D. Critical analysis of the disability in Parkinson's disease. Mod Treat. 1968; 5:257－282.

Weinrich M, Koch K, Garcia F, et al. Axial versus distal motor impairment in Parkinson's disease. Neurology. 1988; 38(4):540－545.

Wilson J, Smith R. The prevalence and aeitology of long－term L dopa side effects in elderly Parkinson's patients. Age Ageing. 1989; 18:11－16.

Wissel J, Ebersbach G, Gutjahr PDL, et al. Treating chronic hemiparesis with modified biofeedback. Arch Phys Med Rehabil. August 1989; 70:612－617.

Wolf SL, et al. Reducing frailty and falls in older persons: An investigation of Tai Chi and computerized balance training. F Am Geriatr Soc. May 1996; 44(5).

Wolinsky H. Long－term effects of hypertension on the rat aortic wall and their relation to concurrent aging changes. Morphological and chemical studies. Circ Res. 1972; 30:301－309.

World Population Ageing 1950－2050

Yavuser G, Ergin S. Effect of an arm sling on gait pattern in patients with hemiplegia. Arch Phys Med Rehabil. July 2002; 83:960 – 963.

Zegeer LJ. The effects of sensory changes in older persons. J Neurosci Nurs. 1986; 18:325 – 332.

참고사이트

100세 누리 http://www.100senuri.go.kr

http://www.ehaneul.go.kr/

고용노동부 http://www.moel.go.kr/

국민건강보험 http://www.nhic.or.kr

국민연금 http://www.nps.or.kr

법제처 http://www.moleg.go.kr

보건복지부 http://www.mw.go.kr

(사)대한 노인회 취업지원 본부 http://www.k60.co.kr

서울특별시 9988 어르신 포털 http://9988.seoul.go.kr

카톨릭대학교서울성모병원 호스피스완화의료센터
   http://www.cmc.cuk.ac.kr/seoul/hospice/

통계청 http://kosis.kr(국가통계포털)

한국노인인력개발원 http://www.kordi.or.kr

한국호스피스완화의료학회 http://www.hospicecare.co.kr/

INDEX